W0315602

La Grossesse POUR LES NULS

Joanne Stone, MD

Keith Eddleman, MD

Mary Duenwald

Dr Joëlle Bensimhon, gynécologue,
pour l'adaptation française

FIRST
Editions

La Grossesse pour les Nuls, nouvelle édition
Titre de l'édition originale : Pregnancy for Dummies, 3rd édition

Publié par
Wiley Publishing, Inc.
111 River Street
Hoboken, NJ 07030 – 5774
USA

Copyright © 2009 Wiley Publishing, Inc.

Pour les Nuls est une marque déposée de Wiley Publishing, Inc.
For Dummies est une marque déposée de Wiley Publishing, Inc.

© Éditions First, 2010 pour l'édition française. Publiée en accord avec Wiley Publishing, Inc.

Tous droits réservés. Toute reproduction, même partielle, du contenu, de la couverture ou des icônes, par quelque procédé que ce soit (électronique, photocopie, bande magnétique ou autre) est interdite sans autorisation par écrit des Éditions First.

Le Code de la propriété intellectuelle interdit les copies ou reproductions destinées à une utilisation collective. Toute représentation ou reproduction intégrale ou partielle faite par quelque procédé que ce soit, sans le consentement de l'Auteur ou de ses ayants cause est illicite et constitue une contrefaçon sanctionnée par les articles L335-2 et suivants du Code de la propriété intellectuelle.

ISBN 978-2-7540-1429-8
Dépôt légal : 1er trimestre 2010

Traduction : Géraldine Masson
Production : Emmanuelle Clément
Mise en page : Patrick Leleux
Imprimé en France par Hérissey à Évreux (Eure)

Éditions First
60, rue Mazarine
75006 Paris – France
e-mail : firstinfo@efirst.com
Site internet : www.pourlesnuls.fr

Sommaire

Deuxième partie : La grossesse : une pièce en trois actes 67

LES INFORMATIONS FOURNIES DANS CET OUVRAGE DE REFERENCE NE REMPLACENT EN AUCUN CAS LES CONSEILS OU LE TRAITEMENT D'UN EXPERT. ELLES VOUS AIDERONT SIMPLEMENT A FAIRE DES CHOIX ECLAIRES. PARCE QUE CHAQUE INDIVIDU EST UNIQUE, IL APPARTIENT AU MEDECIN D'EFFECTUER UN DIAGNOSTIC ET DE SUPERVISER LES TRAITEMENTS POUR CHAQUE PROBLEME DE SANTE. SI UN INDIVIDU SUIVI PAR UN MEDECIN REÇOIT DES CONSEILS CONTRAIRES AUX INFORMATIONS FOURNIES DANS CET OUVRAGE DE REFERENCE, LES CONSEILS DU MEDECIN DEVRONT ETRE RESPECTES, CAR ILS SE BASENT SUR LES CARACTERISTIQUES UNIQUES DE CET INDIVIDU.

Introduction

La Grossesse pour les Nuls est bien sûr un titre en forme de boutade car les couples sont aujourd'hui loin d'être nuls et sont parfaitement capables de comprendre des informations médicales complexes si elles sont expliquées clairement. Notre objectif était d'écrire un guide complet et scientifiquement correct sur l'une des expériences les plus marquantes de la vie : la grossesse. La collection *pour les Nuls* est connue pour ses ouvrages précis et fiables, mais aussi faciles à lire. Elle nous a paru particulièrement indiquée pour présenter des informations médicales sur la grossesse tout en préservant le ton chaleureux et humoristique qui nous semblait indissociable de cette période de la vie.

À propos de ce livre

Notre expérience auprès des milliers de femmes que nous avons suivies au Mount Sinai Medical Center de New York nous a appris que les futurs parents s'intéressent à tout ce qui touche la grossesse, de la formation du cœur du fœtus, à la possibilité ou non de manger des sushi ou de se teindre les cheveux pour la maman. Nous avons par conséquent essayé de répondre ici à de nombreuses questions souvent entendues. Dans le cas des sujets polémiques, nous avons apporté des réponses fondées sur des données médicales vérifiées. Nous nous sommes efforcés de ne pas répondre de manière partiale ou de ne pas fournir uniquement la réponse qui nous semblait la moins risquée, mais de toujours donner des éléments médicaux. Il n'existe parfois pas de données fiables pour affirmer que telle ou telle chose présente ou non un danger et nous l'avons toujours signalé.

Nos patientes arrivent souvent affolées par la lecture d'informations périmées, non fondées ou partielles (par exemple, vous pouvez tout à fait manger du thon frais lorsque vous êtes enceinte, de même que des fruits et des légumes frais, sans redouter d'avoir ingéré trop de toxines). Souvent, les livres consacrés à la grossesse adoptent un ton alarmiste ou présentent les informations hors contexte. Les femmes enceintes sont déjà naturellement inquiètes au sujet de ce qu'elles peuvent ou ne peuvent pas faire ou manger. Nous avons donc souhaité replacer toutes nos données en perspective afin de ne pas alarmer inutilement les futures mamans. La grossesse doit se vivre dans la joie ! Nous nous sommes voulus rassurants à chaque fois que c'était possible, en évitant d'accroître encore l'inquiétude que ressentent déjà si souvent les futures mamans.

Nous savons également que les futurs parents veulent connaître aussi les aspects médicaux de la grossesse. À quel moment se forme le cœur du fœtus ? Et ses doigts ? Quelles analyses sanguines faut-il faire et pourquoi ? Comment décèle-t-on les éventuels problèmes ? Nous avons essayé de rédiger un livre médical destiné à un public profane. Nous respectons le désir des parents de s'informer le plus possible sur la grossesse et nous pensons qu'ils trouveront ici des informations médicales compréhensibles, agréables à lire et même drôles parfois.

Nous sommes des gynécologues obstétriciens spécialisés dans la médecine materno-fœtale (grossesses à risques) et nous donnons également des cours sur la grossesse et les soins prénataux. Nous avons donc une certaine expérience en la matière ! Nous avons en outre sollicité les conseils de nos collègues pédiatres, médecins classiques ou anesthésistes par exemple. Dans nombre de cas, nous avons effectué des recherches approfondies pour vérifier que nous disposions des dernières études disponibles. Mary Duenwald nous a par ailleurs considérablement aidés à rendre notre texte parfaitement compréhensible pour des lecteurs non spécialistes. En outre, étant elle-même maman de jumeaux, Mary nous a souvent donné son point de vue sur certains aspects de la grossesse.

Cet ouvrage a été spécialement conçu pour être consulté au fil des mois de votre grossesse. Vous avez certainement envie d'en savoir plus tout de suite et de tout lire en une fois, mais si vous le souhaitez, vous pouvez aussi l'aborder trimestre par trimestre. Vous pouvez aussi l'ouvrir à un chapitre précis si vous rencontrez un problème particulier.

Nous espérons qu'il vous accompagnera pendant toute votre grossesse. Peut-être certaines informations vous conduiront-elles à poser des questions à votre médecin auxquelles vous n'auriez pas pensé avant. Il n'existe jamais une seule réponse à telle ou telle question, et vous constaterez sans doute que votre médecin ne partage pas notre avis sur bien des points. C'est tout à fait normal (nous n'étions souvent pas d'accord entre nous non plus !). Ce livre vous apportera des informations fondamentales, mais elles n'ont pas valeur de paroles d'évangile ! En outre, la plupart s'appliquent aux grossesses d'une manière générale, mais la vôtre comporte certainement des caractéristiques bien particulières dont il faut tenir compte.

Conventions utilisées dans le livre

Connaître les conventions que nous avons adoptées dans ce livre pourra vous en faciliter la lecture.

Nous avons essayé de respecter le fait que les bébés peuvent voir le jour dans de nombreuses situations différentes, même si le schéma du couple traditionnel (homme et femme) reste largement majoritaire. Nous avons voulu tenir compte aussi des familles monoparentales, des couples homosexuels ou des mères porteuses. Les informations que nous donnons peuvent concerner tous les cas de figure.

Nous savons par ailleurs que les femmes ne consultent pas uniquement un gynécologue pendant leur grossesse (voir le chapitre 2 pour une présentation des différents professionnels susceptibles de suivre une femme enceinte et de l'accompagner jusqu'à la naissance du bébé). C'est pourquoi nous parlons la plupart du temps de « médecin » ou de « praticien », sauf lorsqu'il s'avérait nécessaire de citer un spécialiste en particulier.

Ce que vous pouvez ne pas lire

Les paragraphes signalés par l'icône « Info médicale » comprennent des données approfondies, généralement scientifiques et techniques. S'ils ne vous intéressent pas particulièrement, vous pouvez les laisser de côté sans craindre de manquer un élément capital. Vous aurez déjà largement de quoi lire avec les autres parties !

Nos hypothèses de départ

Avant de commencer l'écriture de ce livre, nous avons défini quelques principes de base sur vous et vos besoins :

- Vous êtes une femme envisageant d'être enceinte, souhaitant avoir un bébé ou déjà enceinte.
- Vous êtes le partenaire de la future maman.
- Vous connaissez et aimez une femme enceinte ou qui souhaite l'être.
- Vous voulez en savoir plus sur la grossesse sans pour autant devenir un(e) pro de ce sujet.

Si vous vous reconnaissez dans l'une de ces catégories, bravo, vous avez choisi le bon livre !

Organisation du livre

Les parties et les chapitres de ce livre suivent chronologiquement le déroulement de la grossesse, mais il n'est en aucun cas obligatoire de les lire dans l'ordre. Vous pouvez ouvrir le livre au hasard, choisir un sujet qui vous intéresse plus particulièrement dans le sommaire ou le lire en entier. Nous vous présentons ci-après les différentes parties.

Première partie - La feuille de route

Certes, il arrive encore que les femmes se retrouvent enceintes par accident. Pour la plupart toutefois, la grossesse est aujourd'hui un choix. Une consultation « préconceptionnelle » est aujourd'hui préconisée par l'ANAES. S'il est déjà trop tard pour vous de passer par cette étape, cette partie vous expliquera ce qui va se produire dès les premiers jours et les premières semaines de grossesse. Vous saurez tout également sur les visites prénatales et aurez un premier aperçu de ce qui vous attend au cours des neuf prochains mois.

Deuxième partie - La grossesse : une pièce en trois actes

Comme toutes les bonnes histoires, la grossesse possède un début, un milieu et une fin, appelés dans ce cas des trimestres ! La manière dont vous vous sentez et les soins dont vous avez besoin évoluent au fil des mois. Vous découvrirez ici les caractéristiques de chacun des trimestres et vous suivrez votre grosssesse semaine après semaine.

Troisième partie - Le grand jour : travail, accouchement et rétablissement

Ces neuf mois d'attente se terminent en apothéose par la naissance du bébé. Beaucoup de choses se produisent alors en un laps de temps assez court et votre accouchement vous laissera sûrement un souvenir inoubliable ! Cette partie présente le déroulement classique du travail, de l'accouchement et du rétablissement, ainsi que quelques variantes de ce scénario de base.

Quatrième partie - Cas particuliers

Cette partie répertorie les différents motifs d'inquiétude que peuvent avoir les jeunes parents, de la manière d'annoncer l'arrivée du nouveau bébé aux autres enfants aux problèmes de santé qui peuvent se poser pendant la grossesse.

L'idéal serait évidemment que nous n'ayons pas à parler des problèmes qui peuvent survenir pendant une grossesse. Toutes les femmes devraient pouvoir vivre une grossesse sans complication. D'un autre côté, la plupart des difficultés peuvent se résoudre facilement si elles sont traitées correctement et dans les temps. C'est la raison pour laquelle nous vous proposons ces informations, afin que vous sachiez comment réagir. C'est la partie à consulter en priorité si vous pensez avoir des difficultés particulières, qu'elles soient bénignes ou plus graves.

Cinquième partie - La partie des dix

Cette partie figure dans tous les livres de la collection pour les Nuls. Nous n'étions pas certains au départ de ce qu'elle allait comprendre, mais finalement, nous étions bien contents de pouvoir récapituler ainsi les différents aspects de la grossesse. Vous découvrirez en quelques points les étapes de la croissance de votre bébé, ainsi que quelques clichés d'échographie. Nous vous suggerons 10 recettes adaptées à l'alimentation de la femme enceinte. Nous expliquerons 10 méthodes de préparation à l'accouchement : de la méthode classique au chant prénatal.

Annexe

Des adresses utiles vous permettrons d'obtenir des informations si vous avez des questions personnelles à développer.

Les icônes utilisées dans ce livre

Comme dans tous les livres de cette collection, vous verrez dans la marge des icônes pour vous guider dans votre lecture. Voici leur signification :

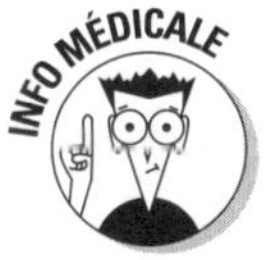

Les explications médicales sont ici un peu plus pointues que d'habitude. Elles n'en sont pas pour autant difficiles à comprendre, juste plus détaillées.

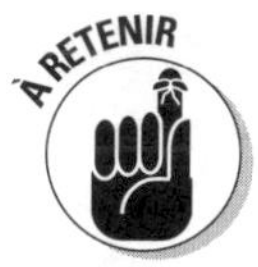

Cette icône vous signale un point qui mérite particulièrement votre attention et que nous vous conseillons de garder à l'esprit.

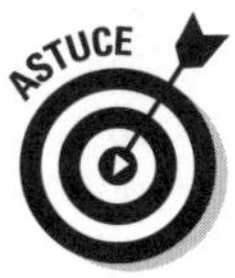

Nous vous donnons ici des conseils sur la manière de réagir face aux petits désagréments ou difficultés plus graves de la grossesse.

Nous évitons toujours d'être inutilement alarmistes, mais il n'en reste pas moins que les femmes enceintes doivent éviter certaines situations. Nous les signalons avec cette icône.

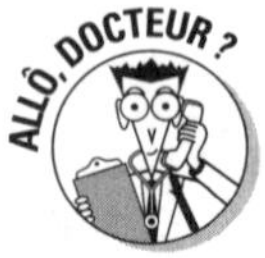

Vous noterez ou ressentirez beaucoup de choses pendant votre grossesse pour lesquelles vous vous demanderez s'il est nécessaire d'en parler à votre médecin. Lorsque la réponse est oui, vous verrez cette icône

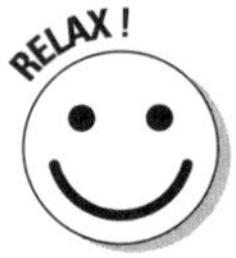

La grossesse suscite de nombreuses inquiétudes, ce qui est parfaitement normal. Certaines femmes vivent toutefois constamment dans l'angoisse sans raison réelle. Cette icône (utilisée beaucoup plus fréquemment que les autres !) vous signalera tous les cas pour lesquels il n'y a pas lieu de s'inquiéter.

Et maintenant ?

Si vous êtes particulièrement méthodique, commencez au chapitre 1 et lisez tout d'une traite jusqu'à l'Annexe. Sinon, jetez un œil au sommaire pour repérer les sujets qui vous intéressent en priorité. N'hésitez pas à corner les pages, à ajouter vos commentaires en marge, bref à faire de ce livre le vôtre ! Amusez-vous bien et surtout, bonne grossesse !

Première partie

La feuille de route

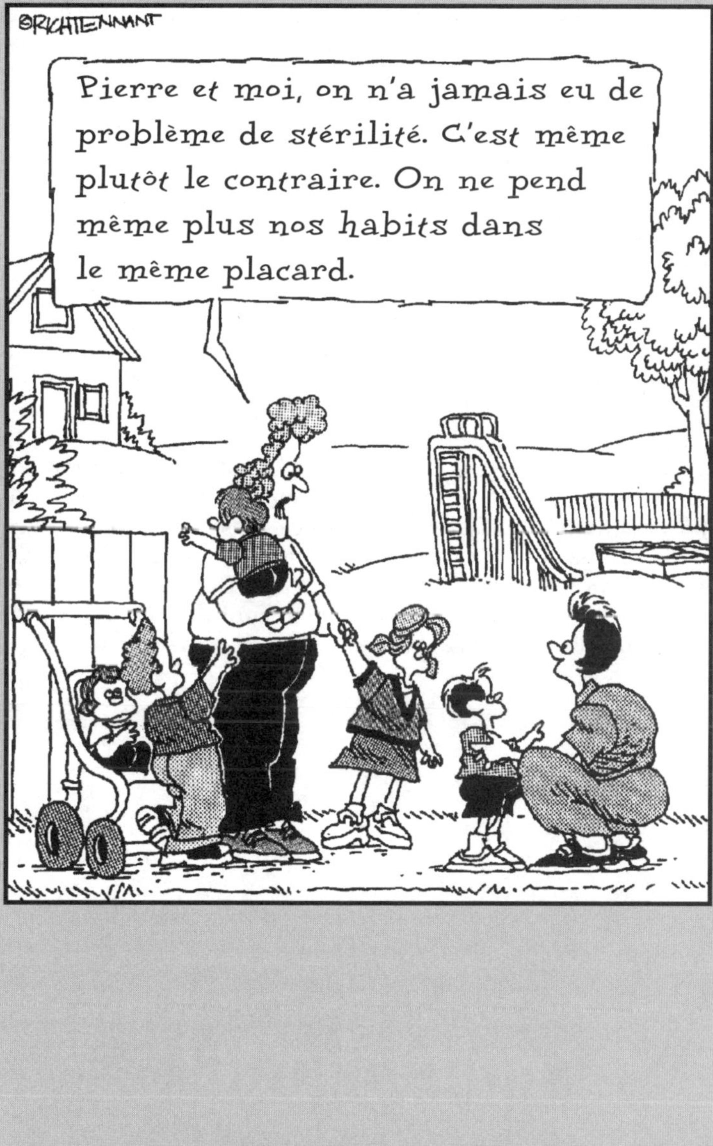
©RICHTENNANT
Pierre et moi, on n'a jamais eu de problème de stérilité. C'est même plutôt le contraire. On ne pend même plus nos habits dans le même placard.

Dans cette partie...

« Je ne suis pas sûre d'être prête. » Que vous songiez depuis longtemps ou non à avoir un enfant, cette réflexion est des plus normales. Vous réalisez soudain que votre corps va connaître de profondes transformations afin de pouvoir accueillir un bébé. Vous ne le sentez peut-être pas encore, mais il est assez facile de s'y préparer. Dans l'idéal, consultez un médecin quelques mois avant la conception. Même si vous n'en êtes pas encore à ce stade, cette partie vous proposera quelques pistes à suivre pour que les neuf mois suivants se passent au mieux.

Chapitre 1

Avant d'être enceinte

Dans ce chapitre :

- Contrôler votre santé et vos antécédents familiaux
- Préparer votre corps à la grossesse
- Le B-A BA de la conception

Félicitations ! Si vous êtes déjà enceinte, vous allez vivre l'une des aventures les plus passionnantes de votre vie. Vous allez connaître au cours des quelque douze prochains mois de grands bouleversements et un bonheur extraordinaire. Si vous envisagez d'être enceinte, vous êtes certainement impatiente, mais aussi un peu inquiète.

Si vous en êtes encore au stade des projets, ce chapitre vous aidera à vous préparer au mieux pour la grossesse, en commençant notamment par une visite médicale et en vérifiant vos antécédents familiaux et votre propre passé médical. Vous saurez ainsi si votre grossesse pourra se dérouler dans des conditions optimales ou s'il vaut mieux que vous preniez ou perdiez un peu de poids, que vous amélioriez votre alimentation, que vous arrêtiez de fumer ou de prendre des médicaments qui pourraient nuire au bébé. Nous vous donnons aussi quelques conseils simples sur la conception et abordons succinctement la stérilité.

Préparation à la grossesse : la visite d'avant conception

Au moment où vous découvrirez que vous êtes enceinte, l'embryon, âgé de deux semaines environ, connaîtra déjà de grandes transformations. Le cœur et le cerveau commencent à se former dès la deuxième et la troisième semaine. Votre état général et votre hygiène de vie peuvent influencer le développement de ces organes vitaux et il est important de préparer votre corps à la grossesse.

Prenez donc rendez-vous chez votre médecin pour une visite d'avant conception afin de vérifier que tout fonctionne bien !

Cette visite peut parfois s'effectuer au cours d'une consultation gynécologique de contrôle. Signalez à votre gynécologue que vous souhaitez avoir un bébé afin qu'il vous prescrive les examens préliminaires. Si vous n'avez pas de rendez-vous gynécologique de prévu, contactez votre médecin directement pour une visite préconceptionnelle et allez-y si possible avec le futur père. Vous pourrez ainsi tous deux faire part de vos antécédents médicaux et vous préparer au mieux à cette aventure.

Ne vous inquiétez pas si vous êtes déjà enceinte et que vous n'avez pas passé de visite d'avant conception ! Votre médecin abordera ces questions lors de la première visite prénatale, que nous présentons au chapitre 5.

Vos antécédents familiaux et médicaux

La visite d'avant conception permet au médecin de repérer d'éventuels problèmes, avant même que vous soyez enceinte, afin que vous et votre bébé restiez ensuite en bonne santé. Un grand nombre de facteurs sont pris en compte. Le médecin vous interrogera ainsi certainement sur les points suivants :

- **Grossesses précédentes et passé gynécologique** : la manière dont se sont déroulées vos éventuelles grossesses précédentes peut permettre au médecin de décider de la façon d'envisager celle à venir. Il vous demandera de décrire précisément vos grossesses antérieures, les éventuelles fausses couches ou accouchements avant terme, les naissances multiples, toutes situations susceptibles de se reproduire. Savoir que vous avez rencontré des problèmes dans le passé (hypertension ou accouchement avant terme, par exemple) aidera votre médecin à vous préparer au mieux. Votre passé gynécologique s'avère tout aussi important. Tous ces éléments, intervention chirurgicale au niveau de l'utérus ou du col de l'utérus, cycles irréguliers, etc., peuvent en effet avoir une incidence sur votre future grossesse.
- **Histoire familiale** : vos antécédents familiaux peuvent attirer l'attention du médecin sur d'éventuels risques susceptibles de compliquer votre grossesse ou le développement du bébé. Il est indispensable d'en parler avec lui afin de pouvoir, avant la conception, prendre des mesures pour diminuer le risque que certains troubles héréditaires, telles les anomalies du tube neural (spina bifida, par exemple), ne nuisent à votre grossesse (voir à ce sujet l'encadré « L'importance de l'acide folique », plus loin). Nous présentons plus en détail dans le chapitre 8 les différents risques génétiques et les différents examens existant en la matière.

Si vous devez avoir recours à un don de sperme ou d'ovule, n'oubliez pas que le passé génétique du donneur est aussi important que celui des parents biologiques. Essayez par conséquent d'obtenir le plus de renseignements possibles à ce sujet.

- **Racines familiales** : le médecin vous posera peut être des questions sur l'histoire de vos parents, de vos grands-parents, voire de vos ancêtres au sens large. N'y voyez aucune curiosité déplacée ! Différents problèmes héréditaires concernent davantage certains groupes de population que d'autres. S'ils sont dépistés à l'avance, votre partenaire et vous serez informés à temps et pourrez effectuer tous les examens et contrôles nécessaires (voir le chapitre 5).

Évaluer votre état de santé actuel

La plupart des femmes qui envisagent une grossesse sont en parfaite santé et ne souffrent d'aucun problème susceptible d'influer sur leur futur bébé. La visite d'avant conception n'en demeure pas moins utile pour établir une feuille de route et savoir comment vous pouvez optimiser vos chances de vivre une grossesse sans complication. Vous découvrirez ainsi quel est votre poids idéal, les exercices physiques que vous pouvez effectuer et les vitamines, enrichies notamment en acide folique, que vous pouvez commencer à prendre.

Certaines femmes souffrent toutefois de problèmes médicaux risquant de perturber leur grossesse. Le médecin vérifiera alors dans ce cas certains éléments précis. Par exemple, si vous êtes diabétique, il est important de parvenir à stabiliser votre taux de glycémie avant la conception et de le surveiller ensuite pendant toute la grossesse. Si vous avez tendance à souffrir d'hypertension, il faudra également la stabiliser dans la mesure du possible avant la conception car plusieurs essais de traitement s'avèrent souvent nécessaires. Quels que soient vos problèmes (l'épilepsie, par exemple), le médecin contrôlera votre état de santé et ajustera éventuellement votre traitement. Dans certains cas, comme un lupus érythémateux disséminé, il vous encouragera plutôt à attendre que les symptômes aient disparu pour être enceinte.

Le médecin vous demandera par ailleurs si vous fumez, si vous consommez de l'alcool ou des drogues. Répondez en toute sincérité, il ne vous jugera pas ! Ces pratiques risquent de nuire au bébé et il est préférable d'y renoncer avant d'être enceinte. Votre médecin pourra ainsi vous conseiller le cas échéant sur des méthodes de substitution ou d'arrêt et vous orienter éventuellement vers un soutien psychologique.

Vous évoquerez aussi les traitements médicaux que vous suivez peut-être ou les médicaments que vous pouvez prendre sans ordonnance, votre régime alimentaire et l'exercice physique que vous pratiquez. Prenez-vous des vitamines ? Êtes-vous souvent au régime ? Êtes-vous végétarienne ? Faites-vous du sport régulièrement ? N'hésitez pas à aborder toutes ces questions avec votre médecin.

Enfin, si vous n'avez pas eu d'examen gynécologique ni de frottis depuis 2 ans, votre médecin vous recommandera certainement d'en faire un par sécurité.

À RETENIR

L'importance de l'acide folique

Votre mère n'a sans doute jamais entendu parler de l'acide folique lorsqu'elle vous attendait, mais il est prescrit depuis une dizaine d'années à toutes les femmes enceintes. En 1991, une étude médicale britannique a montré que l'acide folique (ou folates, un nutriment de la famille de la vitamine B) permettait de prévenir les anomalies du tube neural (*spina-bifida*). Elles avaient ainsi été évitées chez 80 % de femmes ayant déjà eu un enfant atteint de cette pathologie. D'autres études ont ensuite révélé que, d'une manière générale, chez les femmes consommant suffisamment d'acide folique, le risque d'avoir un enfant atteint de spina-bifida ou d'anencéphalie (absence de voûte crânienne) diminuait de 50 à 70 %.

Aujourd'hui, on recommande aux femmes envisageant une grossesse une supplémentation en acide folique de 0,4 mg par jour, à partir de 30 jours avant la conception au moins. Plus vous commencez tôt, plus votre organisme dispose des nutriments nécessaires lors de la formation du tube neural. Votre médecin prescrira 3 mg d'acide folique dès l'arrêt de votre contraception ou dès que vous souhaitez une grossesse. Si votre famille présente des cas d'anomalies de ce type, et d'autant plus si vous avez déjà eu un enfant souffrant de cette maladie, il convient de prendre dix fois la quantité recommandée de folates par jour (4 mg).

On trouve l'acide folique surtout dans les légumes verts, les légumineuses et le foie, mais pour couvrir tous vos besoins, il faut prévoir une supplémentation d'au moins 0,3 mg par jour.

Questions les plus fréquentes

La visite d'avant conception vous permettra de poser à votre médecin toutes les questions qui vous tracassent. Nous passons ici en revue les plus fréquentes, sur le poids, les médicaments, les vaccins et l'arrêt de la contraception.

Atteindre son poids idéal

S'il y a bien une chose dont la plupart des femmes pourraient se passer, c'est d'une nouvelle raison de s'inquiéter de leur poids ! Il est toutefois indéniable qu'une grossesse se passe mieux lorsque les femmes ne sont ni trop fortes ni trop maigres. Celles qui souffrent d'un surpoids présentent un risque plus élevé que la normale de devenir diabétiques ou d'avoir de l'hypertension pendant leur grossesse et de devoir subir une césarienne. Celles s'avérant trop maigres risquent pour leur part d'avoir un bébé trop petit. Une insuffisance de poids peut retarder la survenue d'une grossesse.

ASTUCE

Essayez de parvenir à un poids normal avant d'être enceinte. Il est absolument inconcevable d'essayer de maigrir après la conception et ce même si vous souffrez d'un excès de poids. De même, s'il vous manque quelques kilos, vous aurez sûrement du mal à les prendre lorsque le bébé commencera à se développer. (Reportez-vous au chapitre 4 pour davantage de renseignement sur le poids.)

Prendre des médicaments

Bon nombre de médicaments (sur ordonnance ou en vente libre) sont sans danger pour la femme enceinte. Certains peuvent néanmoins nuire au développement du fœtus. Informez votre médecin de tous les médicaments que vous prenez, même irrégulièrement. Il pourra certainement remplacer ceux qui présentent un risque. Signalons en outre qu'il faut parfois un certain temps pour trouver le dosage qui vous convient le mieux et limite au maximum les effets secondaires.

Les molécules et les médicaments suivants ne présentent en général pas de danger pendant la grossesse :

- Acyclovir
- Antiémétiques (de la famille phénothiazine, par exemple)
- Antihistaminiques (doxylamine, par exemple)
- Aspirine à faibles doses
- Tranquillisants peu puissants (méprobamate, chlordiazepoxide ou fluoxetine, par exemple)
- Paracétamol
- Pénicilline, céphalexine, érythromycine et plusieurs autres antibiotiques
- Zidovudine

Voici par ailleurs quelques informations sur les médicaments que prennent souvent les femmes avant d'être enceintes :

- **Pilule contraceptive** : certaines femmes tombent enceintes alors qu'elles prennent la pilule (à la suite d'un oubli, par exemple) et redoutent que leur bébé souffre de problèmes de développement. Il n'a jamais été prouvé que les contraceptifs oraux risquaient de nuire au fœtus. Il naît de 2 à 3 % d'enfants présentant des malformations et les femmes sous contraceptif oral ne représentent en aucun cas un risque plus élevé.
- **Ibuprofène (Motrin, Advil)** : la prise occasionnelle de ces anti-inflammatoires non stéroïdiens pendant la grossesse est possible et ne cause pas de problème au fœtus. Il faut toutefois éviter de les prendre régulièrement (surtout au cours du dernier trimestre de la grossesse) car ils peuvent avoir une incidence sur les plaquettes et les vaisseaux sanguins du fœtus.
- **Vitamine A** : cette vitamine et certains dérivés peuvent provoquer des fausses couches ou des anomalies graves s'ils sont présents en trop grande quantité dans votre sang. Or l'organisme mettant plusieurs mois à éliminer totalement cette vitamine, mieux vaut interrompre tout traitement en contenant (comme le Roicutane ou isotretinoïde ou médicament équivalent anti-acnéique) au moins un mois avant la conception. Les avis divergent en ce qui concerne l'éventuelle toxicité pour le fœtus des crèmes à base de vitamine A (les crèmes anti-âge, par exemple), aussi n'hésitez pas à en parler à votre médecin.

  Certaines femmes suivant un régime végétarien ou souffrant d'une carence vitaminique prennent une supplémentation en vitamine A. La prise maximale autorisée pendant la grossesse est de 5 000 unités internationales par jour (ce n'est toutefois qu'à partir de 10 000 unités internationales que la dose commence à présenter un danger). Les complexes vitaminés, y compris ceux destinés aux femmes enceintes, ne contiennent généralement pas plus de 5 000 unités internationales de vitamine A.

  Si vous vous contentez de prendre des vitamines classiques, vous ne risquez aucun surdosage en vitamine A, car il paraît quasiment impossible de dépasser les 10 000 unités internationales sans supplémentation.
- **Anticoagulants** : les femmes qui présentent un risque de développer des caillots sanguins ou qui ont une valve cardiaque doivent prendre des anticoagulants, tels que la coumadine. Ces médicaments peuvent entraîner des fausses couches, des retards de croissance, des problèmes sanguins ou des malformations du fœtus s'ils sont pris pendant la grossesse. Consultez votre médecin à ce sujet afin qu'il vous prescrive un médicament sans danger pour le bébé.
- **Médicaments contre l'hypertension** : bien que la plupart ne présentent pas de danger pendant la grossesse, certains peuvent être risqués et mieux vaut en parler avec votre médecin (voir le chapitre 17 à ce sujet).

- **Anticonvulsivants** : certains des médicaments prescrits dans le traitement de l'épilepsie s'avèrent moins nocifs que d'autres. N'interrompez pas de vous-même ce type de traitement (les crises peuvent se révéler plus dangereuses pour vous et le bébé que les médicaments eux-mêmes), mais parlez-en avec votre médecin (voir le chapitre 17 à ce sujet).
- **Tétracycline** : pris au cours des derniers mois de la grossesse, cet antibiotique risque de jaunir l'émail des dents de votre bébé.
- **Antidépresseurs** : beaucoup (comme le Prozac®) ont fait l'objet d'études approfondies et sont réputés sans danger lors d'une grossesse. Avant la conception, voyez avec votre médecin si vous pourrez ensuite poursuivre votre traitement en cours
- **Bupropion** : (par exemple le Zyban®) utilisé pour l'aide au sevrage tabagique. Les études chez la femme enceinte n'étant pas totalement établies, il est déconseillé de l'utiliser pendant la grossesse.

Les produits naturels

Beaucoup de femmes préfèrent soigner les maux bénins par la phytothérapie ou d'autres types de médecine naturelle. Certaines ne présentent aucun danger en cas de grossesse, mais il faut rappeler que très peu d'études sont réalisées. Ainsi, le millepertuis, fréquemment utilisé dans les cas de dépression, de troubles du sommeil ou d'infections virales, peut avoir des interactions avec d'autres médicaments et son innocuité pendant la grossesse n'est pas formellement attestée.

Il convient d'éviter de prendre certaines plantes pendant la grossesse, car elles peuvent provoquer des contractions, voire une fausse couche. C'est le cas notamment de l'armoise, du cohosh bleu, de la tanaisie, du cohosh noir, du genet à balai, de l'hydraste du Canada, des baies de genièvre, de l'essence de menthe pouliot, de la rue, du gui et de l'arbre au poivre.

L'importance des vaccins et de l'immunité

Nous sommes immunisés contre de nombreuses infections, parce que nous les avons contractées (la plupart d'entre nous sommes ainsi immunisés contre la varicelle parce que nous l'avons attrapée dans l'enfance et notre système immunitaire est désormais capable de produire des anticorps pour résister à ce virus) ou parce que nous avons été vaccinés (on nous a inoculé une substance permettant à notre organisme de lutter contre le germe correspondant).

Prenons l'exemple de la rubéole. Pour savoir si vous êtes immunisée contre cette maladie, le médecin vous prescrit une analyse de sang afin de rechercher les anticorps correspondants. S'ils ne sont pas présents, il vous recommandera certainement de vous faire vacciner au moins deux à trois mois avant la conception. Sachez toutefois que si vous ne pouvez respecter ce laps de temps, vous ne devriez pas rencontrer de difficultés pendant votre grossesse. Aucun cas d'enfant souffrant de problèmes liés à une vaccination contre la rubéole effectuée en début de grossesse n'a jamais été répertorié. La plupart des vaccins, y compris celui contre la grippe, sont sans danger pour la femme enceinte. Voir le tableau 1.1 ci-après pour davantage d'informations à ce sujet.

La plupart d'entre nous sommes immunisés contre la rougeole, les oreillons, la polio et la diphtérie. Il est par conséquent probable que le médecin ne contrôle pas systématiquement la présence de ces anticorps, d'autant que ces maladies ne présentent en général pas de risque pour le bébé. Ce n'est en revanche pas le cas de la varicelle : le fœtus risque en effet de contracter la maladie si la mère est touchée. Il faudra dans certains cas particuliers envisager une éventuelle vaccination si vous savez que nous n'avez pas eu cette maladie. A discuter avec votre médecin.

Il est préférable que vous soyez à jour en ce qui concerne la vaccination contre la coqueluche. Le risque serait de la transmettre au bébé avant que lui même soit vacciné (vers 3 mois). Il faudra également vérifier que les personnes qui gardent votre bébé (grand-parents, nounou) soient vaccinés contre la coqueluche.

Enfin, faites-vous faire un test de dépistage du sida avant la conception si vous pensez avoir été exposée au virus HIV. Si vous êtes infectée, certains médicaments permettront de réduire les risques que votre bébé le soit aussi.

Tableau 1.1 Innocuité ou non des vaccins pendant la grossesse

Maladie	*Risque du vaccin pour le fœtus*	*Immunisation*	*Commentaires*
Choléra	Pas confirmé		
Hépatite A	Pas confirmé	OK si haut risque d'exposition	
Hépatite B	Pas confirmé	OK	Utilisé avec des immunoglobulines en cas de forte exposition au virus, vaccination du nouveau-né
Grippe	Pas confirmé	OK	
HPV	Non confirmé maispeu de données	Si grossesse en cours de vaccination arrêter celle-ci	Les injections suivantes seront faites après l'accouchement

Maladie	*Risque pour le fœtus*	*Immunisation*	*Commentaires*
Oreillons	Pas confirmé	Non	Vaccination après l'accouchement
Peste	Pas confirmé	Vaccin en cas d'exposition	
Pneumocoque	Pas confirmé	Si haut risque	
Poliomyélite	Pas confirmé	En cas d'exposition uniquement	Lors de voyages dans les régions endémiques
Rougeole	Pas confirmé	Non	Vaccination après l'accouchement
Rubéole	Pas confirmé	Non	Vaccination après l'accouchement
Rage	Inconnu	Mêmes indications que pour les autres femmes	Traitement au cas par cas
Variole	Risque de fausse couche	Non	Vaccination uniquement en cas d'urgence ou d'infection fœtal
Tétanos et diphtérie	Pas confirmé	OK, sauf en cas d'absence de rappel depuis dix an	
Typhoïde	Pas confirmé	Uniquement en cas d'exposition continue ou de voyage dans une zone endémique	
Varicelle	Pas confirmé	Immunoglobulines recommandées aux femmes non immunisées, ainsi qu'au nouveau-né ; le vaccin disponible depuis peu n'a pas encore fait l'objet d'études approfondies en ce qui concerne son innocuité pour la femme enceinte	
Fièvre jaune	Inconnu	Non	Uniquement en cas d'exposition

Arrêt de la contraception

Combien de temps après avoir arrêté de prendre un contraceptif serez-vous enceinte ? Tout dépend d'abord du contraceptif utilisé. Les contraceptifs locaux (préservatifs, diaphragmes et spermicides) ne feront plus effet dès lors que vous ne les emploierez plus : vous êtes féconde immédiatement. En ce qui concerne les contraceptifs hormonaux (la pilule, d'une manière générale). Habituellement, l'ovulation reprend rapidement après l'arrêt du contraceptif, d'autres devront attendre de trois mois à un an pour retrouver des cycles réguliers.

Impossible donc de savoir précisément combien de temps vous devrez patienter après avoir arrêté votre moyen de contraception pour être enceinte. Si vous êtes Miss Féconde, vous réussirez peut-être dès la première tentative ! Souvenez-vous toutefois que si vos cycles ne sont pas redevenus réguliers, vous n'avez peut-être pas d'ovulation chaque mois et il est d'autant plus difficile de prévoir le moment où vous serez enceinte. (Rien ne vous empêche d'essayer en tout cas !) De même, si vous tombez enceinte alors que vos cycles sont irréguliers, c'est une échographie qui permettra de déterminer précisément la date de la conception et, par conséquent, la date présumée de l'accouchement.

Si vous portez un stérilet, vous pouvez être enceinte dès que vous l'avez fait retirer. Il faut signaler que certaines femmes tombent enceintes alors qu'elles ont un stérilet. Dans ce cas, le médecin décidera de le retirer dans la mesure du possible, car il existe sinon un risque de fausse couche, de grossesse ectopique (en dehors de l'utérus) ou d'accouchement avant terme.

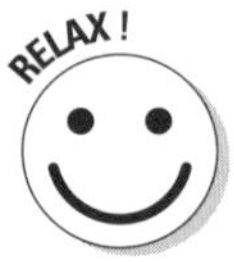

Tomber enceinte avec un stérilet n'entraîne pas de risques particuliers de malformation pour le fœtus.

Rencontre du spermatozoïde et de l'ovule : le moment propice est précieux

Malgré le titre de ce livre, nous allons partir du principe que vous avez au moins une petite idée de la façon dont se passe la conception ! Ce qu'ignorent en revanche la plupart des gens, c'est la manière de rendre le processus plus efficace afin d'augmenter les chances d'obtenir une grossesse dès qu'on le souhaite. Commençons donc par parler un peu de l'ovulation (libération de l'ovule par l'ovaire), qui se produit à chaque cycle (en principe une fois par mois).

Une fois expulsé par l'ovaire, l'ovule passe environ deux jours dans les trompes de Fallope, puis descend dans l'utérus (voir figure 1.1). Dans la plupart des cas, vous pouvez être enceinte si l'ovule est fécondé dans les 24 heures suivant sa libération, alors qu'il se trouve dans la trompe. L'embryon peut alors se nicher dans la paroi de l'utérus. Pour que vous tombiez rapidement enceinte, il faut donc que les spermatozoïdes rencontrent l'ovule le plus tôt possible après l'ovulation (dans l'idéal, 12 à 24 heures plus tard).

Le mieux est en fait d'avoir un rapport sexuel 12 heures avant l'ovulation. Les spermatozoïdes pourront ainsi féconder l'ovule dès qu'il sera expulsé. Ils survivent en général dans l'appareil génital féminin de 24 à 48 heures. Des fécondations ont déjà eu lieu avec des spermatozoïdes émis depuis sept jours. Ne comptez pas être enceinte dès votre premier essai. Vous avez en moyenne de 15 à 25 % de chances par mois d'être fécondée. Près de la moitié des couples attendent un enfant au bout de quatre mois, les trois-quarts, au bout de six mois, et 85 % au bout d'un an. Après deux ans, le taux de réussite est de près de 93 %. Si vous ne parvenez pas à tomber enceinte après plus d'un an de tentatives, il est conseillé de consulter un médecin qui vous prescrira quelques examens.

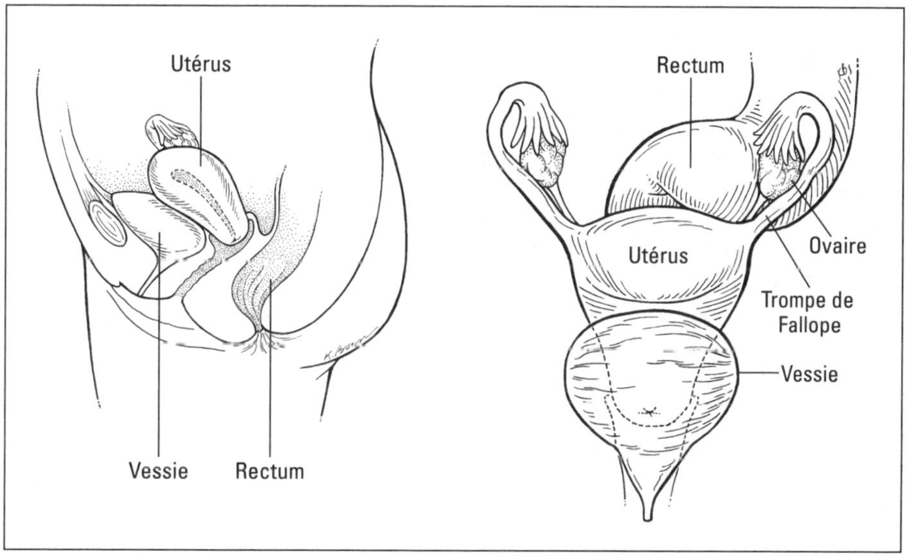

Figure 1.1 : Vue générale de l'appareil reproductif féminin

Déterminer la date de l'ovulation

Quand a donc lieu l'ovulation ? En général, 14 jours avant le premier jour des règles suivantes. Soit, pour un cycle de 28 jours, 14 jours après le premier jour de vos règles précédentes. Si vous avez un cycle de 32 jours, l'ovulation se produit certainement vers le 18e jour du cycle. (Un cycle commence le premier jour des règles.) Pour être sûre d'être fécondée, ayez plusieurs rapports sexuels autour de la date présumée de l'ovulation, en commençant 5 jours avant et en continuant de 2 à 3 jours après. À quelle fréquence, vous demandez-vous ? Une fois tous les deux jours suffit probablement, mais ne vous privez pas de faire l'amour tous les jours si vous en avez envie !

On a pensé à une époque que le fait d'avoir des rapports sexuels tous les jours risquait de diminuer la qualité du sperme et de réduire la fertilité. D'après les études médicales réalisées ces dernières années, cela ne concerne en fait que les hommes dont le sperme contient de toute façon un nombre de spermatozoïdes inférieur à la normale.

À quel moment consulter en cas d'infertilité

Les couples attendant de plus en plus longtemps pour avoir un enfant, l'infertilité devient un problème de plus en plus fréquent. Un couple sur dix âgé de plus de 30 ans rencontre ainsi des difficultés à concevoir un enfant. Et à partir de 35 ans, c'est un couple sur cinq. L'âge ne pose toutefois pas toujours un problème. Ainsi, certaines femmes tombent enceintes même après 50 ans. (D'après le Livre Guiness des Records, la femme la plus âgée à avoir eu un enfant avait 57 ans). Ces cas restent néanmoins exceptionnels : les grossesses naturelles chez les femmes d'une cinquantaine d'années sont rares. À quel moment faut-il consulter ? D'une manière générale, si vous essayez en vain d'être enceinte depuis six mois à un an. Si vous avez déjà eu des fausses couches ou des difficultés à avoir un enfant, si vous avez plus de 35 ans ou si vous savez que le sperme de votre partenaire comprend un faible nombre de spermatozoïdes, il est préférable de ne pas attendre aussi longtemps. Quoi qu'il en soit, gardez confiance ! Les techniques reproductives se perfectionnent (et donnent des résultats de plus en plus concluants) d'année en année. Les couples peuvent en essayer différents types, au nom plus ou moins barbare, – stimulation ovarienne, insémination intra-utérine, injection de sperme intracytoplasmique, recours au don de sperme ou d'ovocytes, fécondation in vitro – en fonction des causes d'infertilité. Toutes ces méthodes accroissent aujourd'hui considérablement les chances d'avoir un enfant. Si vous vous inquiétez de ne pas tomber enceinte rapidement, commencez par en parler avec votre médecin habituel, qui vous orientera éventuellement vers un spécialiste.

Notez votre température

Certaines femmes parviennent à déterminer plus précisément leur période d'ovulation en prenant leur température, qui augmente lors de l'ovulation. Il faut dans ce cas prendre votre température tous les matins avant de vous lever. Elle est en général à son plus bas niveau lorsque l'hypophyse produit l'hormone lutéinisante (LH), à l'origine de l'ovulation. Deux jours après le pic de LH, la température augmente de manière significative, de 0,4 à 1 degré au-dessus de la plus basse, et reste élevée jusqu'aux règles. Si vous êtes enceinte, elle reste élevée. Les pharmacies et parapharmacies vendent des thermomètres à affichage electronique et qui sonnent.

Une augmentation de la température signifie que l'ovulation s'est déjà produite. Établir une courbe des températures ne permet donc pas de déterminer la date de l'ovulation, mais sert plutôt à indiquer le moment où l'ovulation a lieu au cours du cycle. Ces chiffres sont parfois difficiles à interpréter car toutes les femmes ne réagissent pas de la même façon : certaines ne constatent jamais de baisse notable, d'autres ne voient jamais d'augmentation significative.

Test d'ovulation

Les tests d'ovulation, à utiliser chez soi, analysent le taux de LH dans l'urine et permettent ainsi de repérer le pic de sécrétion de cette hormone. Contrairement à la courbe des températures, ces tests peuvent permettre de prévoir à quel moment aura lieu l'ovulation dans le cycle. Un test positif indique en effet la date à laquelle se produit l'ovulation. Ils sont en général précis et fiables. Ils reviennent toutefois assez chers, surtout si vous devez en utiliser plusieurs pour déterminer la date de l'ovulation.

Des tests salivaires existent à l'étranger, mais leur mise en vente sur le marché français n'a pas encore été autorisée. Certaines femmes sentent parfaitement leur ovulation grâce à la glaire cervicale qui devient abondante.

En effet, au moment de l'ovulation, le col de l'utérus secrète de façon abondante une substance qui ressemble à du « blanc d'œuf ». Cette glaire cervicale facilite la remontée des spermatozoïdes vers l'utérus.

Se préparer efficacement (et en s'amusant)

Dans la plupart des cas, il est simplement recommandé aux futurs parents de se détendre et de profiter de cette période. Ne vous inquiétez pas s'il ne se passe rien immédiatement. Nous conseillons souvent à nos patients d'arrêter leur contraception quelques mois avant la période à laquelle ils voudraient vraiment avoir un enfant. Ils peuvent ainsi faire l'amour l'esprit tranquille, sans se demander chaque mois s'ils ont « réussi » ! Et ils ont parfois la surprise d'attendre un enfant plus tôt que prévu !

Voici quelques conseils pour accroître vos chances d'avoir un enfant :

- Si vous fumez (tabac ou joints), c'est le moment d'arrêter !
- N'utilisez pas de lubrifiant pendant les rapports sexuels, car ils contiennent parfois des spermicides. Essayez plutôt l'huile d'olive ou une autre huile végétale.
- Limitez votre consommation de caféine. Au-delà de trois tasses de café par jour, vous risquez de diminuer vos chances.
- Essayez d'éviter de penser à chaque instant que vous souhaitez un bébé !
- Si vous êtes en surpoids, essayez de maigrir, faire du sport ou consulter une dietéticienne qui vous indiquera la marche à suivre.

Chapitre 2

Je crois que je suis enceinte

Dans ce chapitre :

- Les signes annonciateurs
- Le test de grossesse
- Le praticien le plus adapté
- La date présumée de l'accouchement

Cette fois, ça y est : vous pensez que vous êtes enceinte ! Ou alors vous espérez l'être très bientôt. En tout cas, vous vous demandez quels sont les signes à observer dans les premières semaines qui vous permettront d'être sûre très vite. Dans ce chapitre, nous passons en revue les signes observés le plus fréquemment dans les premières semaines et nous vous donnons quelques conseils sur les tests de grossesse et la manière d'entamer cette nouvelle période au mieux.

Les premiers signes de grossesse

Imaginons qu'un embryon se soit niché dans la paroi de votre utérus. Comment et quand allez-vous le découvrir ? La plupart du temps, vous commencez par ne plus avoir vos règles. Votre corps émet en outre de nombreux autres signaux, parfois avant même que vous constatiez que vous n'avez plus vos règles, qui vont s'accentuer au fil des semaines.

- **Chéri, j'ai du retard !** Vous remarquez que vous avez un retard de règles. Si vous faites un test de grossesse à ce moment-là, il est probable qu'il soit positif (voyez la partie suivante « Test, 1, 2, 3, partez ! » à ce sujet). Vous constaterez peut-être tout de même un léger écoulement sanguin pendant un jour ou deux, correspondant au saignement d'implantation qui suit immédiatement la conception, lorsque l'embryon se fixe dans l'utérus.

- **Vous vous découvrez de nouvelles envies et aversions alimentaires**. Tout ce que vous avez entendu sur les envies des femmes enceintes est vrai ! Vous pouvez soudain rêver d'un plat de pâtes et détester des aliments que vous adoriez jusqu'à présent. On ne sait pas exactement comment expliquer ces changements, mais on suppose qu'ils sont en partie une réaction naturelle de votre organisme, destinée à vous inciter à rechercher les aliments dont vous avez besoin. Si vous avez des envies de pommes de terre, de pain ou d'autres aliments bien nourrissants, c'est peut-être parce que vous avez besoin dès maintenant d'emmagasiner de l'énergie pour les mois de grossesse à venir. Vous pouvez aussi avoir beaucoup plus soif que d'habitude : votre corps réclame davantage de liquide pour produire plus de sang et d'autres fluides. Vous avez envie de fenouil ? Vous manquez d'acide folique (vitamine B12).
- **Vos seins grossissent et deviennent douloureux**. Ne vous étonnez pas si vos seins grossissent dès le début de la grossesse. Cette transformation est d'ailleurs l'un des tous premiers signes que vous allez sûrement remarquer. Elle s'explique par l'augmentation du taux d'œstrogène et de progestérone dès les premiers jours de la grossesse.
- **Une certaine somnolence peut vous donner l'impression d'une fatigue difficile à gérer :** c'est encore la progestérone ! Patience, cette somnolence s'estompe après 2 mois.

Test, 1, 2, 3, partez !

Alors, enceinte ou pas enceinte ? Aujourd'hui, plus besoin d'aller chez le médecin pour être sûre, vous pouvez acheter un test de grossesse à faire chez vous. Il s'agit d'un test urinaire, qui donne simplement un résultat positif ou négatif. Le médecin pourra ensuite confirmer ce résultat avec une analyse de sang.

À domicile

Vous avez un retard de règles de quelques jours ou avez remarqué l'un des autres signes de grossesse et vous voudriez savoir rapidement si vous êtes enceinte ? Il vous suffit d'aller à la pharmacie et d'acheter un test de grossesse. Très simples à utiliser, ils détectent la présence dans les urines de l'hormone gonadotrophine chorionique (hCG), produite par le placenta. Moins précis que les analyses sanguines pratiquées en laboratoire, ils peuvent néanmoins indiquer un résultat positif assez rapidement (dès le premier jour de retard des règles, soit environ deux semaines après la conception). Vous pouvez faire ce test à n'importe quel moment de la journée.

À RETENIR

Ces tests ne sont pas d'une fiabilité totale. Si malgré vos symptômes apparents de grossesse, le résultat est négatif, refaites un test une semaine plus tard ou prenez rendez-vous chez votre médecin.

L'histoire de Joanne

Environ deux ans après la naissance de ma première fille, je me suis retrouvée un jour au supermarché pour acheter à tout prix des légumes et du ketchup. Je voulais absolument me préparer une sorte de jolie ratatouille rouge et verte ! J'en avais tellement envie que ça me paraissait le plus naturel du monde ! Ce n'est que plus tard, une fois mon envie satisfaite, que je me suis souvenue que j'avais déjà eu exactement ce même type d'envie, pendant ma première grossesse. Rien ne laissait supposer que j'étais de nouveau enceinte, je n'avais même pas encore de retard de règles. Quand même, le lendemain matin, j'ai fait un test. Et bien sûr, il était positif !

Chez le médecin

Même si votre test urinaire est positif, le médecin souhaitera procéder à des analyses complémentaires pour confirmer ce résultat. Il vous prescrira soit une nouvelle analyse d'urine, soit une analyse de sang.

L'analyse de sang est destinée à détecter également la présence de l'hCG. Elle est qualitative (résultat positif ou négatif) ou quantitative (dosage de l'hCG dans le sang). Le type d'analyse que vous prescrira le médecin dépendra de votre passé, de vos symptômes et de sa propre préférence. Une analyse de sang peut être positive alors même que le test urinaire était négatif.

Le praticien qui vous convient le mieux

Le choix du praticien qui va s'occuper de vous (et du bébé) pendant toute la grossesse ne s'effectue pas à la légère. Vous allez connaître d'importantes transformations, tant physiques que psychologiques, et il est essentiel que vous choisissiez un praticien en qui vous avez toute confiance et dont vous partagez l'approche médicale.

Les différentes options possibles

Sages-femmes, gynécologues-obstétriciens, spécialistes de la maternité, etc. Les professionnels ne manquent pas ! Il faut surtout qu'il s'agisse de quelqu'un avec qui vous vous sentirez à l'aise. Voici les caractéristiques des quatre principaux types de praticiens :

- **Gynécologue-obstétricien** : il a suivi une formation spécialisée en matière de grossesse, d'accouchement et de santé féminine.
- **Spécialiste en gynécologie médicale** : votre gynécologue habituel pourra suivre votre grossesse et vous indiquera un lieu (hôpital ou clinique) pour l'accouchement ou à partir du sixième mois, ou plus tôt si une complication survient pendant la grossesse.
- **Médecin de famille** : c'est le généraliste qui vous suit habituellement, il pourra vous orienter vers un obstétricien ou un autre spécialiste en cas de complication.
- **Sage-femme** : elle effectue les accouchements et travaille généralement avec un autre praticien, elle vous orientera également vers un spécialiste si nécessaire.

ASTUCE

Ma grossesse est-elle à risques ?

Difficile de répondre avec précision à cette question, surtout en début de grossesse. Cependant, certains facteurs peuvent effectivement entraîner des risques plus importants :

- Diabète
- Hypertension
- Lupus
- Troubles hématologiques
- Troubles cardiaques, rénaux ou du foie
- Grossesse multiple
- Accouchement avant terme lors d'une grossesse précédente
- Vous avez déjà un enfant présentant des malformations
- Fausses couches dans le passé
- Forme anormale de l'utérus
- Épilepsie
- Certaines infections
- Saignement
- âge supérieur à 40 ans

Rappelons que les médecins de famille et les sages-femmes ne sont en général pas équipés pour suivre les grossesses à risques. Si vous êtes dans l'un des cas cités ci-dessus, mieux vaut consulter un spécialiste.

Les questions à se poser avant de choisir

ASTUCE

Avant d'opter pour tel ou tel praticien, posez-vous les questions suivantes :

- **Est-ce que je me sens en confiance et à l'aise avec cette personne ?** Il est important que vous fassiez confiance à votre praticien, mais aussi à toutes les personnes avec lesquelles il travaille. Est-ce que vous pourriez par exemple leur poser facilement une question ou leur faire part de vos inquiétudes ? Voyez aussi si sa méthode correspond à vos attentes.

  Certaines femmes préfèrent une approche peu médicalisée, tandis que d'autres voudront pouvoir faire tous les examens possibles. Vos antécédents médicaux et votre passé gynécologique peuvent aussi conditionner votre décision.

- **Par combien de praticiens serai-je suivie ?** Vous pouvez choisir un médecin qui travaille en collaboration avec plusieurs confrères. Vous verrez chacun des médecins à tour de rôle de façon à bien les connaître et à vous sentir bien avec eux, puisque c'est l'un d'eux qui effectuera l'accouchement. Dans la pratique, vous aurez sûrement davantage d'affinités avec un ou deux d'entre eux, ce qui est parfaitement normal. Si votre médecin travaille seul, il vous dira qui s'occuperait de l'accouchement s'il ne pouvait le faire lui-même.

  Pensez à demander au médecin qui vous pouvez appeler en cas d'urgence ou en dehors des heures de consultation habituelles (le soir et le week-end, par exemple).

- **Comment est la maternité ?** Si votre grossesse se déroule sans problème, vous pouvez accoucher dans n'importe quelle maternité. S'il existe un risque de complications, renseignez-vous sur l'équipement spécialisé de la maternité. Les maternités de niveau 2 ont un service de néonatalité, celles de niveau 3 sont équipées d'un service de réanimation néonatale. Peut-elle accueillir par exemple les prématurés ? Vous pouvez aussi vérifier les points suivants :

  - Un anesthésiste est-il présent 24 h/24 ou peut-il être sur place rapidement en cas d'urgence ?
  - Pourrez-vous avoir une péridurale ? Dans le cas contraire (ou si vous-même ne le souhaitez pas), quelles sont les options proposées par la maternité pour contrôler les douleurs de l'accouchement ?
  - Pourrez-vous garder votre bébé auprès de vous après l'accouchement ?

- **Accoucherai-je à l'hôpital ou en clinique privée ?** A l'hôpital tous les frais seront pris en charge à 100 % par la sécurité sociale, sauf la chambre particulière, le téléphone, la télévision qui seront à votre charge. Les cliniques sont soit conventionnées, soit agrées. Pour les cliniques conventionnées les dépassements d'honoraires seront à votre charge. Lorsque la clinique est agrée, la sécurité sociale rembourse un forfait. Dans les deux cas, votre mutuelle peut compléter les frais supplémentaires.

Choisir sa maternité : 3 niveaux

- niveau I : prend en charge les accouchements à bas risque.
- niveau II : elles ont un service de néonatalité.
- niveau III : équipée d'un service de réanimation néonatal.

Calcul de la date de l'accouchement

Seule une femme sur vingt accouche à la date prévue. Pour la plupart, l'accouchement a lieu de trois semaines avant à une semaines après. Il n'en reste pas moins important d'essayer de déterminer précisément cette date afin notamment que les différents examens prévus pendant la grossesse se déroulent à la bonne période. Le médecin peut également vérifier plus facilement si le bébé se développe normalement.

La grossesse dure en moyenne 40 semaines (280 jours) à partir du premier jour des dernières règles. La date présumée de l'accouchement peut être calculée à partir de la date à laquelle ont commencé vos dernières règles. Si vos cycles sont de 28 jours, vous pouvez retirer trois mois à partir de cette date et ajouter sept jours. Par exemple, si vos dernières règles ont commencé un 3 juin, la date présumée de l'accouchement sera le 10 mars (vous retirez 3 mois et ajoutez 7 jours).

Ne vous inquiétez pas si vos cycles ne font pas 28 jours, il existe d'autres manières de déterminer la date présumée de l'accouchement. Si vous avez une courbe de températures et avez repéré la date de l'ovulation, vous pouvez retrouver la date de la conception et le calcul de la date de l'accouchement est alors particulièrement simple. Il suffit d'ajouter 266 jours à la date de conception. Si vous ne connaissez ni la date de vos dernières règles, ni celle de la conception une échographie réalisée au cours du premier trimestre aidera à préciser la date présumée de l'accouchement.

Il faut savoir que pour la sécurité sociale une grossesse dure 41 semaines d'Amenorrhée. Cette date est importante car elle permet de calculer votre congés de maternité -pré et post-natal.

L'échographie pratiquée au premier trimestre permet de définir la date présumée de l'accouchement plus précisément que celle du deuxième ou du troisième trimestre.

Semaines ou mois ?

On pense généralement qu'une grossesse dure 9 mois, mais en fait, 41 semaines font un peu plus... La durée est plus proche de 10 mois lunaires (pour les Japonais, la grossesse dure d'ailleurs 10 mois), plus longue en tout cas que 9 mois classiques de 30 ou 31 jours. C'est pourquoi les médecins parlent souvent en semaines.

Si vous commencez à compter à partir du premier jour de vos dernières règles, vous démarrez en fait deux semaines avant la date de la conception. Lorsque le médecin vous annonce que vous êtes enceinte de 12 semaines, le fœtus n'est donc âgé que de 10 semaines !

ASTUCE

Des calendriers permettent de connaître rapidement la date théorique de l'accouchement : il vous suffit d'y repérer la date de vos dernières règles et vous voyez juste en dessous la date présumée de votre accouchement.

Si vous connaissez la date de la conception, ajoutez 9 mois pleins à cette date et vous trouverez la date d'accouchement prévue pour la sécurité sociale

Et le papa dans tout ça ?

La femme joue certes un rôle crucial pendant la grossesse, mais d'un point de vue biologique, elle n'est pas seule en cause. Vous, le papa, jouez un rôle essentiel aussi dès la conception. L'ADN du sperme constitue en effet la moitié de l'ADN du bébé et détermine son sexe. Si le spermatozoïde porte un chromosome X, ce sera une fille, s'il porte un chromosome Y, ce sera un garçon (l'ovule comprend toujours un chromosome X).

Votre contribution ne s'arrête évidemment pas là. Le soutien que vous allez apporter à la mère pendant toute la grossesse s'avère au moins aussi important. C'est une période de profondes transformations physiques pour la future maman, mais aussi de grands bouleversements psychologiques pour le couple, le moment du passage vers le statut de parents. Il est essentiel d'en prendre conscience afin d'accepter pleinement cette nouvelle situation et d'assumer votre rôle le mieux possible. Vous pourrez ainsi aider votre compagne à mieux vivre sa grossesse. Toutes les études montrent que la présence attentive du père facilite la grossesse, le travail et l'accouchement.

La nouvelle

« Chéri, je crois que je suis enceinte ! » Voilà, c'est votre tour d'entendre cette petite phrase que des milliers d'hommes ont entendue avant vous et vous ressentez une joie immense. Enfin, peut-être pas tout à fait... Vous éprouvez sans doute aussi une certaine inquiétude, peut-être même redoutez-vous ce qui va désormais se passer. Ne vous inquiétez pas, c'est parfaitement normal ! Vous vous demandez également de quelle manière va évoluer votre relation avec votre compagne et comment sera votre vie de père. Vous craignez peut-être de ne pas pouvoir subvenir aux besoins de votre enfant ou de ne pas savoir être un bon père. Sachez que votre compagne éprouve certainement les mêmes interrogations et s'inquiète sûrement un peu de son côté aussi. N'hésitez pas à en parler ensemble.

La natalité en France

En 2008, 828 404 nouveaux bébés ont été enregistrés en France, soit une hausse de 1,2 % par rapport à l'année 2007.

Le taux de fécondité est de 2,07 enfants par femme. Le meilleur d'Europe. Bravo !

L'âge moyen des femmes qui accouchent est de 29,9 ans (en 1970, il était de 24 ans !) L'âge des mères qui accouchent s'étale entre 15 et 48 ans.

Le premier enfant naît chez une mère âgée d'un peu moins de 30 ans, le deuxième après 30 ans.

Le délai moyen pour concevoir un enfant est de 7 mois. Sur 100 couples qui désirent un enfant, 25 obtiennent une grossesse au cours du premier mois. Sur les 75 autres qui réessayent le mois suivant, 25 % obtiennent une grossesse, etc.

La stérilité augmente avec l'âge : le risque de ne pas parvenir à obtenir une grossesse sans aide médicale n'est que de 20 % à 35 ans. Il passe à 40 % à 40 ans.

Chapitre 3

La grossesse au quotidien

Dans ce chapitre :

- La visite prénatale
- Les transformations physiques
- Les médicaments sans danger
- L'effet de l'alcool et du tabac sur le fœtus
- Un nouveau mode de vie
- Enceinte au travail

Bien que vous soyez enceinte et que votre corps ait déjà commencé à se transformer, votre vie quotidienne se poursuit. Devrez-vous changer votre mode de vie pour que votre grossesse se déroule le plus facilement possible ? De nombreux éléments entrent en ligne de compte : votre travail, le stress auquel vous êtes habituellement confrontée, les médicaments que vous prenez, si vous fumez ou consommez de l'alcool régulièrement et les différents actes du quotidien, comme aller chez le dentiste ou chez le coiffeur. Si vous êtes en bonne santé, vous vous apercevrez rapidement que, d'une manière générale, votre vie va continuer comme avant.

À RETENIR

Tous les thèmes que nous abordons ici peuvent bien sûr être discutés avec votre médecin. Dans ce chapitre et dans le suivant, nous vous présentons dans les grandes lignes la manière dont va s'organiser votre vie pendant la grossesse. En adaptant dès le début vos habitudes et votre mode de vie à votre nouvel état, vous vivrez certainement beaucoup plus facilement toute cette période. Par exemple, plus vous adopterez tôt une hygiène de vie appropriée (régime et exercices physiques, notamment), mieux vous vous porterez (voir le chapitre 4 à ce sujet).

Planifier les visites prénatales

Prenez rendez-vous avec votre médecin dès que vous savez que vous êtes enceinte. Indiquez le cas échéant si vous avez effectué une visite d'avant conception (voir le chapitre 1), si vous prenez ou non des compléments vitaminés et de l'acide folique, par exemple.

Sept visites médicales plus une consultation (l'anesthésie) sont prévues pendant la grossesse. Une femme enceinte doit donc être examinée tous les mois à partir du 3e mois. Votre médecin vous fixera les rendez-vous et vous indiquera le planning des examens à faire : prises de sang, échographies, analyses d'urine.

Prévoyez d'emblée un rendez-vous après l'échographie de la 12e semaine d'aménorhée. Votre médecin vous remettra la déclaration de grossesse que vous adresserez à la caisse d'Allocation Familiale (CAF) et à la caisse Primaire d'Assurance Maladie (CPAM) (pour connaître les caisses dont vous dépendez rendez-vous sur les sites internets indiqués en annexe).

A quoi sert la déclaration de grossesse ?

- A partir du moment où la CPAM vous à enregistrée comme future maman, vos frais médicaux sont pris en charge à 100 % jusqu'à la visite des suites de couches. Vous recevrez un calendrier personnalisé des examens que vous aurez à faire.
- Vous recevrez des indemnités journalières pendant le congé pré et post natal.
- La CAF vous enverra une carte de priorité qui vous permettra d'être prioritaire dans les transports en commun, et aux guichets des services publics.
- La CAF vous accorde des prestations sous certaines conditions de revenus.

Si votre grossesse s'annonce difficile ou si elle est considérée comme étant « à risques » (voir les facteurs de risques présentés au chapitre 2), votre médecin souhaitera sans doute vous voir plus souvent.

À RETENIR

Le calendrier des visites peut bien sûr varier. Si vous partez en vacances ou avez un empêchement, appelez votre médecin pour modifier la date d'un rendez-vous. Si vous ne rencontrez pas de problème particulier, cela ne posera pas de difficultés. Cependant, certains examens devant être effectués à des dates précises (voir le chapitre 8 pour davantage de détails), assurez-vous que vous les respecterez bien.

Les visites prénatales diffèrent selon les besoins particuliers des femmes et les habitudes des médecins. Il faudra dans certains cas pratiquer des analyses ou des examens précis. D'une manière générale, les visites prénatales se dérouleront de la manière suivante :

- **Vérification du poids et de la tension artérielle**. Pour davantage d'informations sur le poids, reportez-vous au chapitre 4.

- **Analyse d'urine**. Pour détecter la présence d'albumine ou de glucose, signes d'un risque de pré-éclampsie ou de diabète (voir les chapitres 15 et 16). Les analyses d'urine peuvent aussi révéler une infection urinaire.
- **Mesure de la hauteur utérine à partir de la 14e ou 16e semaine**. Avec un ruban de couturière, le médecin mesure l'utérus de façon à évaluer la croissance du bébé et à vérifier que vous possédez suffisamment de liquide amniotique.

  Le médecin mesure la distance entre l'os du pubis et le fond de l'utérus. À partir de la 20e semaine, la hauteur en centimètres équivaut approximativement au nombre de semaines de grossesse. Le plus souvent la mesure de la hauteur utérine est représentée par le nombre de mois de grossesse multiplié par 4. Exemple : à 5 mois de grossesse, la hauteur utérine est à 4 x 5 = 20 cm.
- **Remarque** : Cette mesure n'apportera pas d'informations très fiables sur le bébé dans le cas de femmes attendant des jumeaux ou présentant un fibromyome (l'utérus est alors plus grand que la normale) ou encore souffrant d'un fort surpoids (il peut être difficile de repérer le fond de l'utérus).

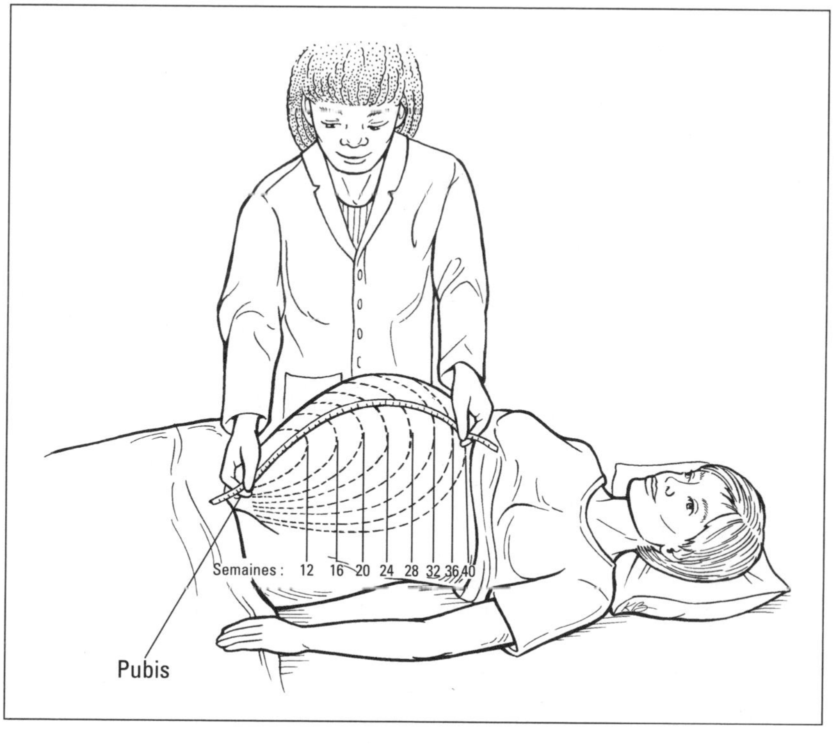

Figure 3.1 : Le médecin mesure la hauteur utérine afin de vérifier la croissance du bébé.

- **Écoute des bruits du cœur du bébé**. Les battements cardiaques du bébé sont généralement de 120 à 160 par minute. Le médecin les vérifie la plupart du temps à l'aide d'un appareil à ultrasons (qui donne l'impression d'entendre un cheval au galop !). On les détecte parfois dès la 8e ou la 9e semaine, mais ils deviennent parfaitement audibles à partir de 10-12 semaines. Avant la généralisation des appareils à ultrasons, les médecins utilisait un fœtoscope, qui permettait d'entendre les bruits du cœur à partir de la 20e semaine environ. On perçoit aussi les mouvements du cœur à l'échographie, à partir de la 6e semaine.
- **En France,** le médecin pratique un toucher vaginal pour vérifier quele col de l'utérus est bien fermé, ainsi que sa position, sa longueur et sa tonicité.

Les transformations physiques

Votre corps va se transformer tout au long de la grossesse. Vous connaîtrez des sautes d'humeur ou des périodes d'anxiété ou bien vous souffrirez peut-être de crampes dans les jambes. Vous aurez certainement déjà ressenti ces troubles avant d'être enceinte, mais sans doute pas avec la même intensité. Nous les avons répertoriés dans les parties suivantes afin que vous puissiez vous y préparer. Nous vous conseillons de les faire lire aussi à vos proches pour qu'ils sachent comment réagir.

Les sautes d'humeur

Comme vous l'avez sans doute déjà constaté (si vous souffrez du syndrome prémenstruel, par exemple), les hormones peuvent entraîner des variations d'humeur. Le changement hormonal accompagnant la grossesse étant particulièrement marqué, il n'est par conséquent guère surprenant qu'il provoque des sautes d'humeur, qui peuvent en outre être accentuées par la fatigue. Vous allez par ailleurs certainement vous poser des questions sur la santé du bébé, vous demander si vous serez une bonne mère, tous sujets qui risqueront de vous inquiéter et de causer des états d'âme.

À RETENIR

Vous n'êtes pas la seule dans ce cas ! Ces changements d'humeur sont liés à la grossesse et toutes les femmes enceintes les connaissent, alors inutile de vous culpabiliser ! Vos proches et vos amis le comprendront.

Ces variations d'humeur sont souvent plus marquées pendant le premier trimestre, période où votre corps s'adapte progressivement à votre nouvel état. Vous serez peut-être soudain hypersensible, au point par exemple de pleurer à chaudes larmes devant un banal feuilleton télévisé. Ou bien le moindre incident ou la plus petite contrariété vous plongera dans une grande angoisse ou dans une colère noire. Ne vous inquiétez pas : vous êtes enceinte ! Respirez profondément, allez faire un tour et détendez-vous. Ces émotions disparaissent souvent aussi vite qu'elles étaient apparues.

Les crampes

Très fréquentes pendant la grossesse, les crampes deviennent toutefois moins fréquentes au fil des mois.

On ne sait pas très bien ce qui les provoque. On avait avancé qu'elles pouvaient être dues à un manque de calcium ou de magnésium et suggéré une supplémentation médicamenteuse pour y remédier, mais les éventuels bienfaits de ces médicaments n'ont pas été démontrés. Selon certains médecins, les crampes pourraient provenir de troubles circulatoires, qui s'accentuent lorsque l'on reste immobile et pourraient expliquer pourquoi les crampes sont plus violentes la nuit. Il suffit souvent de bien étirer la jambe et le pied pour que la crampe s'atténue.

ASTUCE

- Faire des étirements des pieds et des jambes matin et soir.
- Faire quelques pas suffit parfois aussi à soulager la douleur. Les massages permettent souvent de l'atténuer également, c'est le moment d'en profiter !

Les sécrétions vaginales

Les sécrétions vaginales deviennent plus abondantes pendant toute la grossesse. Elles sont généralement fluides, blanches et sans odeur et nécessitent parfois de porter un protège-slip en permanence. Évitez en tout cas les douches vaginales car elles risqueraient de détruire la flore bactérienne qui vous protège des infections.

ALLÔ, DOCTEUR ?

Consultez le médecin si vous avez des pertes brunes, jaunes, verdâtres ou malodorantes. (Vous pouvez évaluer vous-même le caractère d'urgence de ce trouble, inutile sans doute d'appeler le médecin au milieu de la nuit pour ça !)

Vous n'êtes pas à l'abri d'une infection vaginale. En raison de votre taux élevé d'œstrogènes, vous pouvez développer plus facilement des mycoses. Elles provoquent des pertes dont l'aspect évoque le lait caillé, ainsi que parfois des démangeaisons. Les crèmes vaginales, sans risque pour le fœtus, les soignent en quelques jours. Certains ovules ont été testés sans risque chez la femme enceinte.

Les maux de dos

Les femmes enceintes se plaignent régulièrement de maux de dos, particulièrement en fin de grossesse. Ils s'expliquent notamment par le déplacement de votre centre de gravité, ainsi que par l'accentuation de votre cambrure au fur et à mesure de la croissance du bébé. Pour vous soulager, surélevez vos jambes quand vous le pouvez, réchauffez les points douloureux et prenez éventuellement du paracétamol. Les femmes nous interrogent souvent sur l'utilité des gaines : il existe des ceintures abdominales spécialement adaptées qui apportent un soulagement non négligeable, en particulier pour les femmes qui font de la station debout.

Certaines femmes souffrent d'une douleur qui irradie vers la fesse, l'arrière de la cuisse et parfois jusqu'au pied. C'est une sciatique, qui correspond à une compression du nerf sciatique (qui part du bas du dos et descend jusqu'au pied). On peut soulager une sciatique légère en s'allongeant, en prenant des bains chauds ou en appliquant des compresses chaudes sur les points douloureux. Dans les cas plus prononcés, il faut un repos allongé prolongé et des exercices spéciaux, voire des massages par un kinésithérapeute ou une séance d'ostéopathie.

ATTENTION !

Les douleurs dans le bas du dos annoncent parfois un accouchement avant terme. Elles ressemblent dans ce cas davantage à des crampes et sont spasmodiques au lieu d'irradier en permanence.

Le stress

Beaucoup de femmes se demandent si le stress a une incidence sur leur grossesse. Il est difficile de répondre, car le stress est finalement un concept plutôt subjectif. Nous savons tous le reconnaître, mais nous le gérons chacun à notre manière et nous le percevons par conséquent de différentes façons. Le stress chronique (qui se répète chaque jour) peut accroître le taux des hormones de stress présentes dans le sang. Pour certains médecins, un taux particulièrement élevé peut entraîner un accouchement avant terme ou des troubles artériels pendant la grossesse, mais cela n'a pas vraiment été démontré.

À RETENIR

Pendant votre grossesse, il est important que vous preniez soin de vous et que vous vous sentiez bien. Vous avez certainement une façon bien à vous de vous détendre, vous faire masser, aller au cinéma, voir des amis, prendre un bain ou une douche ou simplement vous asseoir dans un bon fauteuil. Prenez le temps de vous accorder ces moments de plaisir et de détente.

Effets des médicaments, de l'alcool et des drogues sur le bébé

L'alcool, les drogues et certains médicaments traversent le placenta et pénètrent dans l'organisme du bébé. Certaines de ces substances s'avèrent parfaitement inoffensives, mais d'autres peuvent provoquer des troubles. Les parties suivantes présentent celles que vous pouvez utiliser sans risque et celles qu'il faut éviter pour préserver la santé de votre bébé.

Médicaments

Vous aurez certainement quelques maux de tête ou brûlures d'estomac pendant toutes ces semaines. La question de savoir quels médicaments vous pouvez prendre va donc certainement se poser. Bon nombre de femmes préfèrent s'en passer totalement, de peur de nuire à leur bébé, mais la plupart des médicaments en vente libre (et une grande partie de ceux vendus sur ordonnance) ne posent pas de problème. Renseignez-vous auprès de votre médecin lors de la première visite prénatale. Parlez-lui des médicaments en vente libre et de ceux qui vont été éventuellement prescrits par un autre praticien. De même, si vous consultez plus tard un nouveau médecin, informez-le de votre état afin qu'il puisse adapter son traitement en conséquence.

ATTENTION !

Ne modifiez pas la posologie d'un traitement en cours et ne l'arrêtez pas sans en parler avant avec votre médecin.

Beaucoup de médicaments portent la mention « Contre-indiqué aux femmes enceintes » parce qu'ils n'ont pas été testés spécifiquement sur des femmes enceintes. Elle ne signifie pas forcément qu'ils entraînent des effets secondaires particuliers ni que vous ne pouvez pas les prendre. Dans tous les cas, demandez conseil à votre médecin (et ne vous étonnez pas si les avis divergent entre plusieurs praticiens !).

À RETENIR

Certains troubles de santé, comme l'hypertension, s'avèrent plus nocifs pour le fœtus que les médicaments nécessaires pour les soigner. Un simple mal de tête, s'il suffit à gêner votre attention lorsque vous conduisez par exemple, peut aussi se révéler plus dangereux que la prise d'un comprimé de paracétamol (qui ne présente pas de risque aux doses préconisées). Nous constatons souvent que les femmes souffrent inutilement. Ces maux courants peuvent être traités efficacement par des médicaments absolument sans risque pour le bébé.

Nous indiquons au chapitre 1 bon nombre des médicaments qui ne présentent en général aucun danger pour les femmes enceintes, ainsi que ceux qui risquent de provoquer des malformations ou d'entraîner des retards de croissance ou de développement (médicaments tératogènes).

Ne vous alarmez pas outre mesure si vous preniez des médicaments tératogènes avant de savoir que vous étiez enceinte (ou d'apprendre qu'ils présentaient un risque) : selon la posologie et la période des prises, beaucoup sont sans danger. Certains peuvent entraîner des complications au premier trimestre, mais se révéler totalement inoffensifs au troisième ou inversement. Peu de molécules s'avèrent en fait tératogènes pour les hommes et celles qui le sont ne provoquent pas systématiquement des malformations. Parlez-en à votre médecin et demandez-lui le cas échéant quels examens vous pouvez pratiquer pour vérifier le bon développement de votre bébé.

Nous vous indiquerons en annexes un site internet, le CRAT (Centre de Référence sur les Agents Tératogène) accessible au public. Vous pouvez l'interroger en cas de doute en indiquant bien les dates de prise par rapport à la grossesse, le nom des médicaments, les posologies.

Tabac

Vous n'êtes plus sans savoir que le tabac nuit à la santé et accroît notamment le risque de cancer du poumon, d'emphysème et de maladies cardiovasculaires. Pendant la grossesse, il nuit également à la santé du bébé.

Le monoxyde de carbone contenu dans la fumée de cigarette diminue la quantité d'oxygène reçue par le fœtus et la nicotine passe également dans le sang. Les femmes qui fument courent un risque accru de mettre au monde un enfant d'un poids inférieur à la normale, ce qui peut entraîner des complications médicales. Les bébés nés de fumeuses pèsent de 200 à 300 g de moins que les autres (selon que la mère fume beaucoup ou non).

Le tabac accroît par ailleurs le risque de fausse couche, d'accouchement avant terme, de placenta praevia, (voir chapitre 15), de décollement du placenta (voir chapitre 15) ou de mort subite du nourrisson.

Il peut s'avérer très difficile d'arrêter totalement de fumer. N'oubliez pas en tout cas que la simple diminution de votre consommation de tabac sera déjà bénéfique pour votre bébé (et pour vous-même bien sûr).

Si vous arrêtez de fumer au cours du premier trimestre, vous pouvez être rassurée : il est fort probable que votre bébé soit d'un poids normal à la naissance.

Si vous décidez d'utiliser des substituts nicotiniques (patchs, chewing-gums ou autres), rappelez-vous que la nicotine de ces produits sera aussi absorbée par votre organisme (et celui du bébé). Le monoxyde de carbone et les autres éléments toxiques de la fumée de cigarette seront en tout cas éliminés. Soulignons que la quantité de nicotine absorbée est plus élevée avec les patchs (qui restent en place en continu) qu'avec les chewing-gums.

Les médicaments prescrits pour favoriser l'arrêt du tabac (comme le Zyban) n'ont pas fait l'objet d'études approfondies sur les femmes enceintes. Chez les grosses fumeuses, ils pourraient toutefois présenter plus d'avantages que d'inconvénients.

Alcool

Les enfants nés de femmes intoxiquées à l'alcool peuvent subir le syndrome d'alcoolisme fœtal, qui regroupe divers troubles et malformations (retard de croissance, malformations cardiaques ou pulmonaires, retard intellectuel). Il n'a toutefois pas été clairement défini de seuil au-dessous duquel la consommation d'alcool demeure inoffensive pour le fœtus. Pour cette raison aujourd'hui nous préconisons « zéro alcool » pendant la grossesse. Des études ont montré qu'un alcoolisme chronique ou une consommation excessive ponctuelle peuvent avoir des conséquences graves pour le bébé, mais aucune n'a jusqu'à présent indiqué qu'un verre de vin de temps en temps pouvait lui nuire. En tout état de cause, évitez de boire de l'alcool pendant le premier trimestre, période de formation des organes du bébé.

Si vous estimez consommer une quantité excessive d'alcool, n'hésitez pas à en parler à votre médecin. Il pourra mieux évaluer les risques encourus par le fœtus et vous proposera le cas échéant un suivi ou une prise en charge médicale adaptée.

Alcool et grossesse...

Les questions à ce sujet sont nombreuses. En voici quelques-unes qui reviennent fréquemment.

Q : Pendant mes vacances aux Antilles, j'ai bu pas mal de punch. Je ne savais pas encore que j'étais enceinte. Est-ce que cela va poser un problème à mon bébé ?

R : Rien ne prouve qu'une consommation excessive très ponctuelle peut être néfaste pour le fœtus. Maintenant que vous savez que vous êtes enceinte, évitez de boire de l'alcool.

Q : Les alcools forts sont-ils plus nocifs que le vin ou la bière ?

R : Tous sont considérés comme étant à risque. Une canette de bière, un verre de vin ou un cocktail à base d'alcool et de tonique contiennent à peu près la même quantité d'alcool. Aucun n'est vraiment pire que l'autre.

Q : Mon médecin m'a dit que je pouvais boire un verre de vin après mon amniocentèse. Qu'en pensez-vous ?

R : L'alcool a un effet tocolytique, c'est-à-dire qu'il détend l'utérus. Après une amniocentèse, certaines femmes ressentent des crampes utérines. Dans ce cas, certains médecins autorisent un verre de vin.

Drogues

Les effets de la consommation de drogues sur le fœtus ont donné lieu à de nombreuses études. Elles peuvent toutefois entraîner une certaine confusion, car elles n'établissent généralement pas de distinction entre les différents types de « consommateurs » ni les drogues consommées. Le mode de vie de la mère doit également être pris en considération. Les facteurs de risques se cumulent pendant la grossesse : la malnutrition, les maladies sexuellement transmissibles (hépatites B et C) la forte consommation de tabac augmentent les complications pour le foetus.

Voici une présentation sommaire des différentes drogues et de leurs conséquences sur le fœtus :

- **Haschich** : bien que les avis soient partagés, il semble que les femmes prenant du haschich pendant la grossesse courent un risque plus élevé d'accoucher avant terme ou de mettre au monde un enfant d'un poids inférieur à la normale. Les leucémies et les cancers de l'enfant sont plus élevés quand la mère a consommé du haschich pendant la grossesse.
- **Cocaïne et crack** : la cocaïne peut provoquer de l'hypertension, un infarctus, voire la mort brutale. Elle accroît les risques de retard de croissance ou de troubles cardiaques du bébé, d'accouchement prématuré, de décollement du placenta (voir le chapitre 16). Le risque de malformations est également accru. Enfin, les risques de mort subite du nourrisson et de troubles neurologiques et du comportement après la naissance sont élevés.
- **Narcotiques et opiacés (héroïne, méthadone, codéine, Demerol et morphine)** : la consommation de ces substances peut entraîner des problèmes de développement du fœtus, un accouchement avant terme, voire la mort du bébé. À la naissance, le nouveau-né va en outre souffrir d'un état de manque (susceptible d'entraîner la mort). Les femmes droguées peuvent entreprendre un programme de désintoxication pendant la grossesse afin de limiter les effets de ces drogues sur le bébé.

  Il faut bien différencier ici la prise ponctuelle d'un narcotique dans le cadre d'un traitement médicamenteux. Si vous devez par exemple subir une intervention chirurgicale ou des soins dentaires douloureux, vous pouvez prendre sans danger ce type de médicament pendant une courte période.
- **Amphétamines et méthamphétamines** : compte tenu de leur apparition relativement récente sur le marché, nous ne disposons pas de données aussi précises que pour les autres drogues concernant leurs effets possibles sur le fœtus. Dans la mesure où elles réduisent l'appétit du consommateur, elles peuvent entraîner des retards de développement du bébé. Elles accroissent aussi le risque de rupture prématurée des membranes et de mort du fœtus.

Un nouveau mode de vie

Votre mode de vie va bien sûr changer pendant votre grossesse. Vous vous demandez sans doute si vous allez pouvoir continuer à effectuer tous ces petits actes du quotidien que vous réalisiez avant d'être enceinte. C'est précisément ce qu'aborde cette partie : pouvez-vous aller sans risque chez le coiffeur pour une couleur, au sauna ou au hammam, comment voyager, pouvez-vous continuer à travailler ?

Soins de beauté

Lorsque vos proches et vos amis apprendront que vous êtes enceinte, ils vous féliciteront certainement sur votre bonne mine ou l'éclat de votre teint ! Vous vous sentirez certainement épanouie, mais il se peut aussi que vous ne viviez pas très bien tous ces changements physiques. Quoi qu'il en soit, nous vous indiquons ici les soins de beauté que vous pouvez continuer à effectuer sans risque et ceux qui supposent quelques précautions.

- **Botox** : on ne connaît pas les effets du botox pendant la grossesse ou l'allaitement. Allons, vous avez une mine resplendissante ! Le botox peut bien attendre un peu ! Gonflement des lèvres = habituellement faits avec de l'acide hyaluronique ou du collagène. Habituellement, les hormones de la grossesse gonflent naturellement le visage !
- **Crèmes antirides** : la majorité de ces crèmes sont aujourd'hui à base de dérivés de vitamine A. Si la prise de comprimés de vitamine A est contre-indiquée aux femmes enceintes (risques de malformation du fœtus), les préparations cutanées demeurent sans danger. Par précaution, les médecins préfèrent parfois déconseiller totalement l'utilisation de tous les produits comportant de la vitamine A en cours de grossesse.
- **Défrisage** : certaines techniques de défrisage associent divers produits chimiques et un fer chauffant afin de lisser la chevelure. Aucune étude n'a été menée sur les femmes enceintes. Certains de ces produits sont les mêmes que ceux employés pour les permanentes. On peut par conséquent supposer que ces techniques ne présentent pas de danger pour les femmes enceintes.
- **Épilation à la cire** : la cire ne présente aucune toxicité pour le bébé, vous pouvez donc continuer à vous épiler de cette manière sans crainte ! Préférez la cire à basse température , car la chaleur augmente les dilatations veineuses déja favorisées par la grossesse.
- **Épilation au laser** : cette technique permet de détruire la racine du poil de façon à ce qu'il ne repousse plus. Elle suppose souvent l'utilisation d'une crème anesthésiante appliquée directement sur la peau. Nous n'avons relevé aucune étude sur cette technique utilisée sur une femme enceinte, mais dans la mesure où elle reste très localisée, elle ne présente a priori pas de contre-indication.

- **Manucure et pédicure** : les soins des mains et des pieds et la pose d'ongles en résine peuvent s'effectuer sans problème. Vous choisirez bien sûr un salon à la propreté irréprochable et bien aéré.
- **Massages** : ils peuvent s'avérer particulièrement bénéfiques. Les praticiens proposent parfois des massages spécialement adaptés aux femmes enceintes. Certains disposent d'une table avec un trou au milieu, de façon à ce que vous puissiez vous allonger confortablement sur le ventre.
- **Peeling** : il s'effectue la plupart du temps avec des acides de fruits. Une partie des composants est absorbée par l'organisme. Nous n'avons trouvé aucune information sur leur effet possible sur le fœtus. Par sécurité, parlez-en au préalable avec votre médecin.
- **Permanentes** : les produits utilisés pour les permanentes ne comportent pas de contre-indication en cas de grossesse. Dans la mesure où ils sont souvent à base d'ammoniaque, vérifiez toutefois que le salon est bien aéré, pour ne pas être incommodée par l'odeur.
- **Soin du visage** : depuis quelque temps, votre peau change, essentiellement en raison de ces fameuses hormones ! Un soin en institut n'aura peut-être pas un résultat spectaculaire, mais faites-vous plaisir si cela vous tente ! Et profitez-en pour vous détendre et vous faire dorloter ! (Voir le paragraphe concernant le peeling.)
- **Teinture des cheveux** : de nombreuses femmes s'inquiètent de l'éventuelle toxicité des teintures capillaires pour le fœtus. L'avis des médecins diffère sur cette question. Certains vous conseilleront de privilégier les teintures végétales, pour d'autres, les colorations chimiques ne présentent aucun danger.

  D'une manière générale, ces teintures s'avèrent certainement inoffensives. Il n'a jamais été prouvé qu'elles pouvaient entraîner des fausses couches ou des malformations. Certaines contenaient autrefois des substances dangereuses susceptibles de nuire au bébé, mais elles ont depuis longtemps été retirées du marché.

Bains à remous, sauna et hammam

Il vaut mieux éviter bains à remous, sauna et hammam pendant la grossesse en raison de la chaleur. Des études ont en effet montré que les animaux soumis à de fortes chaleurs pendant cette période pouvaient donner naissance à un petit mort-né. Par ailleurs, on sait que les femmes dont la température augmente de manière significative en tout début de grossesse court un risque accru de faire une fausse couche ou d'avoir un enfant atteint d'une malformation du système nerveux (spina bifida).

Soulignons toutefois que ce risque survient uniquement si la fièvre dépasse 39 °C pendant plus de 10 minutes au cours des sept premières semaines de grossesse.

Vous pouvez donc vous prélasser dans un bain tranquillement si l'eau n'est pas trop chaude.

En ce qui concerne les saunas et les hammams, le mieux est sans doute de vous fier à ce que vous ressentez. Attendez toutefois le deuxième trimestre et ne restez pas plus de 10 minutes. Pensez aussi à boire beaucoup d'eau pour ne pas vous déshydrater.

Voyages

Les voyages peuvent être problématiques dans la mesure où vous vous éloignez de votre médecin habituel. Si votre grossesse pose quelques difficultés ou que vous allez bientôt accoucher, il est préférable de rester près de chez vous ! Tout dépend aussi de votre état de santé. Une femme enceinte diabétique parvenant à bien contrôler son diabète pourra a priori voyager sans difficulté. Si en revanche vous attendez des triplés, il vaut peut-être mieux repousser un peu votre séjour à Tombouctou ! D'une manière générale, si la grossesse se passe bien, vous pouvez voyager au premier et au deuxième trimestre et dans les toutes premières semaines du troisième.

Les trajets en voiture vous obligent à rester assise sans bouger pendant un certain temps, mais ne présentent sinon pas de risque particulier. Sur un long parcours, arrêtez-vous toutes les 2 heures pour vous dégourdir les jambes et préférez l'autoroute où les accoups de freinages sont moins fréquents. Accrochez bien votre ceinture de sécurité, elle ne blessera pas le bébé, même en cas de choc. Le liquide amniotique protège le fœtus des éventuelles pressions ventrales. Rappelons en outre que les risques sont beaucoup plus élevés pour le bébé lorsque la ceinture n'est pas mise : la majorité des cas de mort fœtale en voiture est liée au décès de la mère lors d'un accident.

ASTUCE

Pour votre confort, placez la sangle inférieure de la ceinture sous le ventre, au niveau du bassin et placez la sangle supérieure sur l'épaule, comme d'habitude.

En avion, les compagnies aériennes acceptent en général les femmes enceintes jusqu'à la 36e semaine de grossesse. Vous devrez peut-être fournir un certificat médical vous autorisant à prendre l'avion. Pour voyager dans les meilleures conditions, veillez à respecter les précautions suivantes :

- **Levez-vous régulièrement pendant les longs vols et faites quelques pas dans l'avion**. Si vous restez longtemps assise, le sang ne circule pas bien dans les jambes. Le simple fait de marcher relance la circulation.
- **Prévoyez une bouteille d'eau et buvez régulièrement**. L'air est souvent très sec dans les avions. (Le taux d'humidité y serait inférieur à celui du Sahara ! Les avions ne peuvent transporter davantage d'eau pour des raisons de poids.) Il faut par conséquent veiller à ne pas vous déshydrater.

En buvant beaucoup, vous devrez en outre forcément aller souvent aux toilettes, excellente occasion de vous dégourdir les jambes ! Les bas de contention légers vous apportent du confort lors d'un voyage en avion. Votre médecin pourra vous en prescrire une paire avant le départ.

Vous pouvez passer sans crainte sous les portiques de sécurité des aéroports, ils ne fonctionnent pas avec des rayons X.

Si vous êtes sujette au mal des transports et que vous avez déjà eu l'occasion d'essayer la Dramamine, vous pouvez en prendre aux doses normales pendant la grossesse.

Des vaccinations sont nécessaires pour se rendre dans certains pays tropicaux. Consultez votre médecin au préalable pour savoir si vous pouvez vous faire vacciner sans risque (pour davantage de renseignements sur les vaccins, reportez-vous au chapitre 1).

Soins dentaires

Les visites de contrôle s'effectuant en général tous les 6 à 12 mois, vous allez sans doute vous rendre au moins une fois chez le dentiste pendant votre grossesse. Ne négligez pas ces consultations, car une carie mal soignée risquerait de s'infecter et d'entraîner des complications. D'après des études récentes, les femmes enceintes qui souffrent d'une infection et d'une inflammation des gencives courent un plus grand risque d'accoucher prématurément ou d'avoir un enfant d'un poids inférieur à la normale. L'hygiène bucco-dentaire est donc essentielle !

Il est fréquent que les femmes enceintes saignent des gencives, plus fragiles pendant la grossesse en raison de la modification de la coagulation du sang. Brossez-vous les dents en douceur et faites éventuellement des bains de bouche.

Le cas échéant, vous pouvez vous faire soigner les dents (carie, extraction, couronne) sans crainte. Les anesthésies locales et les antalgiques courants sont sans danger. Le dentiste vous prescrira dans certains cas des antibiotiques. Bien que la plupart ne posent pas de problème pendant la grossesse, parlez-en à votre médecin par sécurité. De même, les radios dentaires n'affecteront pas le fœtus si le dentiste prend soin de vous couvrir le ventre d'un tablier en plomb.

Si vous devez subir une intervention nécessitant une anesthésie générale, informez bien l'anesthésiste de votre état afin qu'il agisse en conséquence.

Relations sexuelles

Les couples peuvent en général continuer à avoir des relations sexuelles pendant la grossesse. Et certains ressentent même alors un plaisir décuplé ! Il n'est pas inutile toutefois de prendre quelques précautions.

Pendant la première moitié de la grossesse, votre corps s'est encore peu transformé et vous pouvez continuer à avoir des rapports sexuels comme avant. Vos seins seront sans doute plus sensibles, voire douloureux. Au fil des mois, certaines positions vont devenir plus inconfortables et il vous faudra faire preuve d'un peu d'imagination pour trouver celles qui vous conviennent le mieux, ainsi qu'à votre partenaire, et privilégier peut-être d'autres formes de relations sexuelles.

Vous pouvez avoir des rapports sexuels jusqu'en fin de grossesse (tant que la poche des eaux ne s'est pas rompue), même si le col de l'utérus est déjà un peu dilaté.

Si vous présentez un risque d'accouchement avant terme, il vaut mieux éviter l'acte sexuel en lui-même. Vous pourriez en effet développer une infection et le sperme contient en outre des substances provoquant des contractions utérines. Il en va de même en cas de problème de placenta recouvrant au troisième trimestre. Si votre grossesse se déroule sans difficulté, vous pouvez en revanche avoir des rapports sexuels aussi fréquemment que vous le souhaitez !

Votre état d'esprit à cette période joue un rôle important dans les relations avec votre partenaire. La grossesse peut intensifier votre libido. Il n'est pas rare que les femmes enceintes fassent des rêves érotiques et connaissent des orgasmes plus intenses. D'autres au contraire se sentent moins désirables et ont moins envie de faire l'amour. Le désir sexuel de votre partenaire peut évoluer aussi : lui-même éprouvera peut-être une certaine anxiété à l'idée de devenir père ou redoutera de blesser le bébé (crainte absolument non fondée) ou encore de le traumatiser s'il venait à comprendre ce qui se passe entre ses parents.

Ne vous inquiétez pas si votre désir sexuel n'est pas au rendez vous : les perturbations hormonales peuvent vous mettre en berne. Compensez par une sensuelle tendresse !

Tout ce que vous avez toujours voulu savoir sur le sexe pendant la grossesse

La question des rapports sexuels pendant la grossesse préoccupe souvent les futurs pères. Au cours de cette période, le désir peut s'intensifier ou s'émousser un peu (c'est le cas également pour la future maman). Vous redoutez souvent que la pénétration ne blesse le fœtus ou ne provoque un accouchement avant terme. Dans une grossesse sans complication, vous n'avez rien à craindre. De même, vous ne risquez pas d'écraser le bébé en vous allongeant sur votre compagne (surtout au cours des premiers mois) si tout se déroule normalement. Le bébé baigne dans le liquide amniotique, qui forme une sorte de coussin autour de lui. Au fil des mois, le ventre de votre compagne s'arrondissant, la position du missionnaire pourrait toutefois devenir inconfortable pour elle ou vous-même. Si vous le souhaitez tous les deux, prenez le temps de chercher des positions qui vous conviennent davantage. Votre libido va certainement fluctuer au cours de ces mois. Elle peut aussi diminuer considérablement (voir le chapitre 3). Si votre compagne n'éprouve plus de désir sexuel pendant cette période, montrez-vous compréhensif, cela fait partie des bouleversements hormonaux liés à la grossesse.

Dans certains cas, il est préférable de renoncer aux rapports sexuels. S'il existe un risque d'accouchement prématuré (avec une forte dilatation du col de l'utérus, par exemple), mieux vaut vous abstenir quelque temps. Il en va de même en cas de *placenta praevia* avec saignements (voir le chapitre 16) ou d'anomalies du col de l'utérus (voir le chapitre 6). En cas de doute, n'hésitez pas à en parler avec le médecin qui suit votre compagne. Vous pourrez exprimer votre amour et votre désir par d'autres moyens, les étreintes et les caresses peuvent vous combler tout autant. Et souvenez-vous que la grossesse (et l'interruption éventuelle des rapports sexuels) n'est qu'une étape temporaire dans votre vie de couple !

Travail et grossesse : adapter votre activité

Près de 75 % des femmes continuent à travailler jusqu'au troisième trimestre de grossesse. Certaines professions ou activités peuvent toutefois présenter un risque pour la femme enceinte et le bébé. Quel que soit votre métier, parlez-en avec votre médecin afin d'aménager éventuellement vos conditions de travail.

ASTUCE

Les conséquences du stress, professionnel ou privé, sur le fœtus n'ont pas fait l'objet de beaucoup d'études. Il pourrait favoriser les accouchements avant terme ou la pré-éclampsie (voir le chapitre 16 à ce sujet). Un excès de stress n'est de toute façon pas une bonne chose et il est important de s'efforcer de le réduire au maximum.

Risques professionnels

Si vous avez la chance d'occuper un poste qui ne vous oblige pas à rester longtemps debout, dont les horaires sont réguliers et dans lequel les sources d'énervement sont rares, vous pouvez passer directement au chapitre suivant !

Pas de problème donc si vous exercez un métier sédentaire et sans stress particulier. Les postes plus physiques peuvent en revanche s'avérer nettement plus problématiques. Par ailleurs, la perception du stress varie selon les personnes et chacun réagit différemment. Si votre grossesse se déroule normalement, vous pourrez sans doute travailler jusqu'à la date de votre congé de maternité. En cas de complications, il faut impérativement diminuer votre charge de travail ou vous arrêter plus tôt. Si vous risquez par exemple d'accoucher prématurément, votre médecin vous déconseillera certainement de continuer à travailler. L'hypertension ou les troubles de développement du fœtus nécessitent aussi un arrêt de travail. Le temps que vous passez dans les transports entre en ligne de comptes : signalez à votre médecin si vous avez plus de 2 heures de trajet par jour.

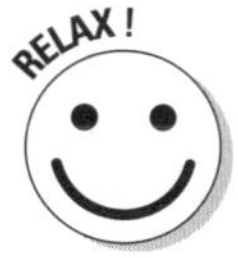

Vous passez plusieurs heures par jour devant un ordinateur ? N'ayez crainte, les émissions électromagnétiques de l'écran sont apparemment sans danger pour le fœtus.

Il semblerait que certaines tâches particulièrement physiques accentuent le risque d'accouchement avant terme, d'hypertension, de pré-éclampsie ou de mettre au monde un enfant d'un poids inférieur à la normale. Il n'a pas été démontré en revanche que les longues périodes de travail favorisaient les naissances prématurées. Les postes nécessitant de longues heures de station debout entraîneraient davantage de maux de dos et de pied, de naissances avant terme et de troubles circulatoires que les autres. Les bas de contention peuvent dans ce cas apporter un net soulagement.

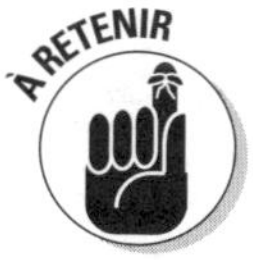

Votre santé et celle de votre bébé doivent être votre priorité absolue. Ne culpabilisez pas si vous devez vous arrêter de travailler avant la date prévue ou si vous avez besoin de pauses supplémentaires pendant vos heures de travail. Restez à l'écoute de votre corps même lorsque vous êtes sur votre lieu de travail et ne vous laissez pas déstabiliser par des remarques parfois peu compréhensives. Bref, BICHONNEZ - VOUS.

Les examens de grossesse

2-3 mois : première consultation prénatale.

- Décider la maternité où vous souhaitez accoucher.
- Prise de sang : groupe sanguin, agglutinines irrégulières, sérologie rubéole, sérologie de toxoplasmose, hémogramme, recherche d'hépatite B, C, syphilis, sérologie HIV (conseillée). Recherche de sucre, albumine dans les urines.
- Frottis s'il date de plus de 3 ans.
- Échographie vers la douzième semaine.
- Déclaration de grossesse.

4 mois : deuxième consultation prénatale.

- Marqueurs sériques maternels.
- Éventuellement contrôle sanguin de rubéole, toxoplasmose, agglutinines si rhésus négatif.
- Analyse d'urine.

5 mois : troisième consultation prénatale.

- 2e échographie : autour de la 22e semaine.
- Contrôle éventuel de sang.
- Analyse d'urine.

6 mois : quatrième consultation prénatale.

- Hémogramme, hépatite B, test de dépistage du diabète.
- Analyse d'urine.

7 mois : cinquième consultation prénatale.

- Analyse d'urine.
- cours de préparation à l'accouchement.

8 mois : sixième consultation prénatale.

- 3e échographie vers la 32e semaine.
- Analyse d'urine.
- Consultation avec l'anesthésiste.

9 mois : septième consultation prénatale.

- Prélèvement vaginal à la recherche du Streptocoque B.
- Analyse d'urine.

Chapitre 4

Régime alimentaire et hygiène de vie de la femme enceinte

Dans ce chapitre :

- Prendre du poids
- Que manger et en quelles quantités ?
- Les aliments à éviter
- Régimes particuliers
- Rester en forme et en bonne santé

On donne depuis toujours des conseils d'alimentation aux femmes enceintes. Ils reposent à la fois sur les traditions culturelles, les croyances religieuses et les données scientifiques. Il y a environ vingt-cinq ans, on leur recommandait de surveiller considérablement leur alimentation afin de restreindre au maximum leur prise de poids, mais à d'autres époques, on les a encouragées au contraire à manger le plus possible : plus elles grossiraient, plus le bébé serait en bonne santé. Aujourd'hui, les médecins prennent surtout en considération votre poids de départ et vos habitudes alimentaires. En outre, si vous attendez des jumeaux par exemple, vous prendrez bien sûr davantage de poids.

Rester en bonne santé pendant la grossesse n'est pas qu'une affaire d'alimentation. Il est important également de pratiquer des exercices physiques, que vous adapterez au fil des mois, en fonction de votre état. Vous trouverez dans ce chapitre des renseignements sur la manière la plus appropriée de vous nourrir pendant cette période et sur la façon d'entretenir votre forme physique.

Prendre du poids en mangeant équilibré

Vous garantirez le développement de votre bébé et préserverez votre propre santé en ayant un poids normal en début de grossesse et en grossissant régulièrement au fil des mois.

Combien de kilos faut-il prendre ?

Le meilleur moyen de déterminer votre poids idéal, et par conséquent de savoir combien de kilos vous pouvez prendre, est de calculer votre indice de masse corporelle (IMC), qui tient compte à la fois de la taille et du poids.

Le graphique ci-dessous permet de trouver rapidement son IMC : repérez votre poids sur la ligne verticale (chiffres à droite) et votre taille sur la ligne horizontale (chiffres en cm, en haut). Le point d'intersection entre ces deux lignes correspond à votre IMC (les chiffres indiqués sur le graphique même).

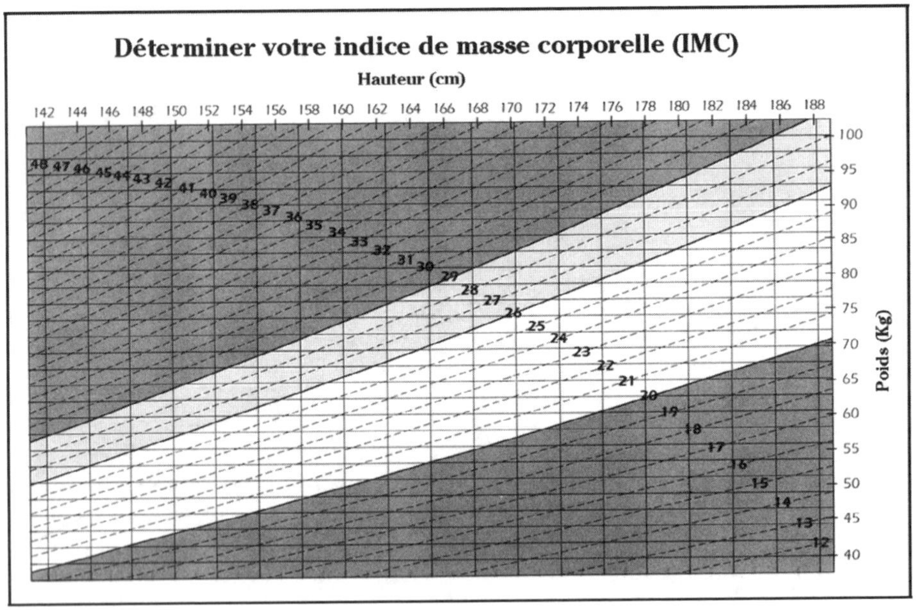

Figure 4.1 : Indice de masse corporelle.

Une fois que vous avez déterminé votre indice de masse corporelle, reportez-vous au tableau ci-dessous pour voir quelle est pour vous la prise de poids idéale pendant votre grossesse (si vous êtes enceinte d'un seul enfant !).

Tableau 4.1 Prise de poids idéale

Indice de masse corporelle	*Prise de poids conseillée*
Inférieur à 19,8 (maigreur)	12,5 à 18 kg
19,9 à 26 (poids normal)	11,5 à 16 kg
26 à 29 (surpoids)	7 à 11,5 kg
Supérieur à 29 (obésité)	6 kg au maximum

À RETENIR

Ces chiffres correspondent à la prise de poids total, jusqu'à l'accouchement.

RELAX !

Il n'existe pas réellement de courbe de poids optimale. Il est sans doute moins gênant pour le développement du fœtus de ne pas grossir beaucoup en début de grossesse (si vous avez des nausées le matin, par exemple) plutôt qu'au deuxième ou troisième trimestre. Certaines femmes prennent au contraire beaucoup de poids dans les premiers mois et se stabilisent ensuite sans que cela ait une incidence sur la santé du bébé.

N'en faites pas une obsession !

Ces chiffres sont fournis à titre indicatif et ne doivent en aucun cas vous amener à surveiller votre poids en permanence. Inutile de vous inquiéter si vous ne suivez pas ces mesures idéales, surtout si le médecin constate que le fœtus grossit normalement. Vous pourrez avoir un bébé en parfaite santé même si vous avez pris trop (ou pas assez) de poids.

Cependant, n'oubliez pas que les kilos sont parfois difficiles à perdre dans les mois qui suivent l'accouchement.

Si votre prise de poids s'avère trop ou pas assez importante, le médecin pourra vérifier la croissance du fœtus en mesurant la hauteur utérine (voir le chapitre 3), voire en vous prescrivant une échographie pour plus de sécurité. Si vous vous écartez trop du poids préconisé pour votre corpulence, votre médecin souhaitera certainement corriger votre alimentation et il vous orientera éventuellement vers un nutritionniste afin que vous soyez conseillée au mieux.

À RETENIR

Il s'agit ainsi de faire tout ce que vous pouvez pour garantir au bébé un développement optimal mais pas de devenir obsédée par votre alimentation !

Comment le fœtus grossit-il ?

Si votre propre prise de poids ne suit pas nécessairement les courbes standard, le fœtus grossit pour sa part en général peu au début, davantage aux alentours de la 32e semaine, sa croissance augmente plus lentement quelques semaines avant la naissance. Ainsi, il grossit d'environ 5 g par jour à 14 ou 15 semaines, mais de 30 à 35 g par jour vers les 32e et 34e semaines (soit près de 0,23 kg par semaine). La prise de poids se ralentit à partir de la 36e semaine et cesse quasiment à la 41e ou 42e semaine. Consultez le chapitre 7 pour davantage de détails sur la croissance du fœtus.

D'autres éléments que votre propre alimentation jouent un rôle dans le développement du fœtus :

- **Antécédents médicaux de la mère**. L'hypertension ou le lupus peuvent par exemple gêner la croissance.
- **Diabète**. Si la mère est diabétique, le bébé peut être trop petit ou trop gros.
- **Drogues**. Leur consommation peut ralentir la croissance.
- **Fonction placentaire**. Un flux sanguin placentaire inférieur à la normale ralentit le développement du fœtus.
- **Grossesse multiple**. Les jumeaux ou les triplés sont souvent plus petits.
- **Hérédité**. Pour résumer, les joueurs de basket n'ont généralement pas des enfants taillés pour devenir des jockeys professionnels !
- **Infection fœtale**. Certaines infections peuvent gêner la croissance.
- **Tabac**. Fumer peut entraîner une diminution du poids de naissance d'environ 200 g.

Le médecin surveille la croissance du fœtus généralement en vérifiant votre poids et en mesurant la hauteur utérine. En cas de hauteur utérine inhabituelle par rapport au terme, les échographies donneront de précieux renseignements sur la croissance foetale.

Il en est de même si votre prise de poids n'est pas suffisante ou trop importante.

Choisir une alimentation adaptée

Suivre un régime équilibré, riche en fibres et pauvre en graisses est important pour vous et votre bébé. Il faut aussi consommer des protéines, qui apportent à l'organisme des éléments vitaux. Les fibres vous aideront à éviter les problèmes de constipation et d'hémorroïdes.

En réduisant votre consommation de lipides, vous limitez les risques d'incidents cardio-vasculaires et évitez également de prendre trop de kilos, qui peuvent être ensuite plus difficiles à perdre et provoquer des vergetures. Limiter la consommation de glucides et surtout de sucres rapides est une excellente façon de limiter la prise de poids.

Comment se répartissent les kilos de la grossesse ?

La bonne nouvelle est que les kilos que vous allez prendre ne vont pas tous se loger sur vos hanches ! Mais ils ne vont pas que sur le bébé ! Vous allez vous enrober quelque peu, mais c'est un mythe de croire que l'on peut savoir si l'on attend une fille ou un garçon en fonction de la façon dont ces kilos se répartissent (sur les hanches ou sur le ventre).

Voici la manière dont se répartissent les kilos, à partir d'une prise de poids standard de 12 kg :

Bébé	3,18 kg
Placenta	455 g
Liquide amniotique	910 g
Utérus	910 g
Seins	455 g
Réserves graisseuses	3,18 kg
Eau	1,82 kg
Sang	1,36 kg

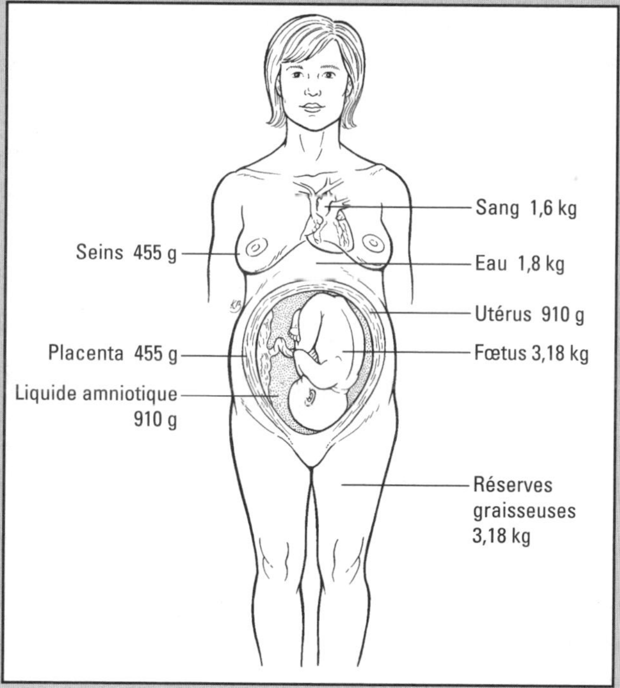

Si vous mangez déjà de façon équilibrée et variée, sans consommer trop de lipides ni de glucides, vous n'avez pas besoin de modifier radicalement vos habitudes. Il vous suffit d'augmenter votre ration alimentaire d'environ

300 calories par jour. Si vous absorbez en temps normal 2 100 calories par jour, vous devrez en consommer 2 400 en moyenne pendant votre grossesse (un peu moins au premier trimestre et un peu plus au dernier sans doute).

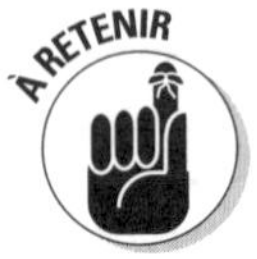

Ce n'est pas parce que vous devez absorber davantage de calories que vous pouvez vous jeter sur tous les gâteaux qui vous font envie ! Il faut au contraire privilégier des aliments apportant des nutriments essentiels. Votre médecin vous recommandera en outre certainement de prendre une supplémentation en vitamines et en minéraux.

La pyramide alimentaire

Aucun aliment ne peut à lui seul couvrir tous vos besoins nutritionnels. Pour y parvenir, vous pouvez vous inspirer de la pyramide alimentaire reproduite ci-après, qui présente les différentes portions de chaque groupe d'aliments à consommer chaque jour pour y parvenir.

Un nutritionniste français a mis au point une pyramide alimentaire « spéciale femme enceinte ». Les céréales complètes contiennent toute la graine, y compris le son et le germe : citons le blé complet, le boulgour, les flocons d'avoine, et le riz brun.

Les céréales raffinés contiennent moins de fibres et de vitamines B et E : farine blanche, pain blanc, riz blanc, pâtes.

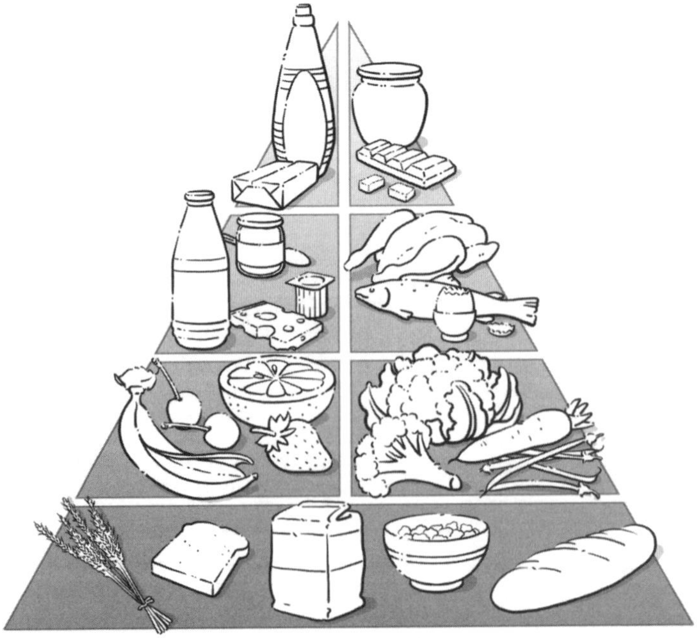

Figure 4.2 : respectez la pyramide alimentaire pour conserver une alimentation saine pendant votre grossesse.

Qu'en est-il de la caféine ?

La caféine est bien sûr présente dans le café, mais aussi dans de nombreuses autres boissons, comme la plupart des sodas, et dans le chocolat. Il n'a pas été établi que la caféine pouvait entraîner des malformations fœtales. Si vous en consommez beaucoup, elle peut toutefois accroître le risque de fausse couche et ralentir la croissance du fœtus.

D'après la plupart des études menées, la caféine peut affecter le développement du fœtus au-delà de 300 mg par jour ; surtout elle accelère (certes transitoirement) son rythme cardiaque. Une tasse à café normale en contient en général de 100 à 150 mg. Le thé en renferme légèrement moins (de 50 à 100 mg) et un verre de soda ne dépasse pas les 36 mg. Vous pouvez donc boire sans crainte 2 tasses de café par jour (ou l'équivalent en caféine pour les autres boissons). Pas de risque de surdosage avec le chocolat : une barre chocolatée ou un chocolat chaud n'en contiennent en général pas plus de 6 mg. La caféine passe dans le liquide amniotique et peut s'y concentrer.

Rappelons qu'une consommation importante de caféine accroît le besoin d'uriner. Enfin, vous aurez sans doute de plus en plus de difficultés à bien dormir la nuit, surtout au troisième trimestre, faute de trouver une position confortable et parce que vous devrez de toute façon aller plusieurs fois aux toilettes. Inutile d'accentuer encore ce désagrément en buvant beaucoup de café ou de thé !

- **Lipides et sucreries** : il s'agit des bonbons, des pâtisseries et desserts, du beurre, des sauces et de la vinaigrette. Consommez-les avec modération et choisissez éventuellement des produits allégés, sans oublier toutefois qu'ils demeurent souvent très riches en calories même s'ils contiennent un peu moins de lipides que les produits classiques. Vous pouvez en revanche faire attention aux types de graisses que vous consommez : préférez les lipides d'origine végétale aux graisses saturées (les fritures, par exemple). Ces « bonnes graisses » pourraient s'avérer également bénéfiques pour le fœtus, mais les études en la matière sont encore en cours. Les huiles, comme l'huile d'olive ou l'huile de colza, sont des matières grasses qui restent liquides à température ambiante. Pour la plupart insaturées et d'origine végétale, elles sont les matières grasses les plus saines. Les aliments comme les fruits secs, les avocats, les poissons et les olives, sont naturellement riches en graisses insaturées. Les graisses, comme le beurre, la « Végétaline », le saindoux et la margarine, sont des matières grasses qui restent solides à températures ambiante et sont riches en graisses saturées. Fréquemment utilisées dans les aliments industriels transformés, les graisses *trans* sont un type de graisses saturées entraînant des problèmes d'obésité et de maladies cardio-vasculaires.

Dans l'idéal, les matières grasses doivent comprendre moins de 10 % de graisses saturées et représenter entre 20 et 35 % des calories absorbées dans une journée. Evitez absolument les graisses *trans*.

- **Protéines et calcium** : ce niveau de la pyramide comprend tous les aliments riches en protéines et en calcium, viandes, volailles, poissons, légumes secs, oléagineux, œufs, produits laitiers et fromages. Il faut consommer chaque jour de deux à quatre portions de protéines et trois ou quatre portions de laitages. Une portion de volaille (poulet ou dinde), de viande maigre ou de poisson correspond à environ 60 à 80 g. Un œuf vaut environ 30 g de viande.
- **Fruits et légumes** : vous devez manger trois portions par jour de fruits, et deux portions de légumes. Ils apportent des vitamines et des minéraux, ainsi que des fibres, indispensables contre la constipation. Les légumes renferment surtout des vitamines A et C, de l'acide folique et du fer. Les fruits contiennent également des vitamines A et C et du potassium.

  Citons les légumes verts à feuilles (salades, choux), les légumes jaunes-oranges (carottes, potiron) les haricots, les petits pois, haricots verts, poivrons, tomates, concombres, aubergines.
- **Céréales** : la base de la pyramide comprend le pain, les céréales, les pâtes, le riz, les pommes de terre. Ce groupe apporte des glucides complexes, qui fournissent une énergie de longue durée. Les céréales constituent une source de vitamines, de minéraux et de fibres. Consommez en moyenne de six à sept portions par jour de ce groupe.

  Contrairement à ce que l'on pourrait croire *a priori*, il s'avère finalement assez simple de suivre ces quantités. Ainsi, une tranche de pain, quelques crackers et une poignée de pâtes ne représentent chacun qu'une portion. Or une assiette normale contient généralement plus qu'une poignée de pâtes ! Essayez par ailleurs de privilégier les céréales complètes, meilleures pour la santé que les céréales raffinées. Les céréales complètes contiennent toute la graine, y compris le son et le germe = citons le blé complet, le boulgour, les flocons d'avoine, et le riz brun.

  Les céréales raffinées contiennent moins de fibres et de vitamines B et E : farine blanche, pain blanc, riz blanc, pâtes.

RELAX !

Les nausées du matin sont très fréquentes au premier trimestre (voir le chapitre 5). Même si elles vous empêchent de prendre des repas complets et équilibrés, ne vous inquiétez pas outre mesure : vous pouvez avoir une alimentation déséquilibrée pendant quelques semaines sans que le fœtus en souffre. Pendant cette période, vous n'aurez peut-être envie que de pain, de pâtes ou de fraises. Ne vous privez pas, vous diversifierez votre alimentation plus tard !

À RETENIR

Pendant la grossesse, votre corps a besoin de davantage de liquide. Dans les premiers temps, si vous ne buvez pas assez, vous risquez de vous sentir faible ou d'avoir des malaises. Plus tard, la déshydratation peut entraîner des contractions prématurées. Assurez-vous de boire de 6 à 8 verres d'eau par jour, davantage en cas de grossesse multiple.

Supplémentation en vitamines et en minéraux

Un régime équilibré apporte une quantité suffisante des vitamines et minéraux nécessaires, sauf en ce qui concerne le fer, l'acide folique et le calcium. Pour éviter les carences et compenser éventuellement de mauvaises habitudes alimentaires, le médecin peut vous prescrire des vitamines. Il est inutile d'en prendre une dose massive, suivez simplement ses recommandations.

Il existe plusieurs formules de suppléments vitaminés de grossesse. Elles sont bien étudiées et correspondent aux recommandations spécifiques de l'AFSSA. Si vous n'en tolérez pas une sur le plan digestif, vous pouvez en essayer une autre. Certaines contiennent des oméga 3 qui contribuent à la maturation du système nerveux central du foetus, et son acuité visuelle.

Pas de panique si vous oubliez de prendre vos vitamines, il ne vous arrivera rien de grave. Dans les premiers mois, si elles accentuent vos nausées, laissez-les de côté jusqu'à ce que vous vous sentiez mieux. Le fœtus est encore très petit à cette période et ses besoins en nutriments demeurent limités. En tout début de grossesse (4 à 7 semaines), vous pouvez vous contenter d'acide folique, généralement mieux toléré qu'un complexe vitaminé. Ne vous inquiétez pas non plus si en cours de grossesse vous devez interrompre les vitamines en raison d'un virus gastrique, par exemple. Le fœtus réussira de toute façon à trouver les nutriments dont il a besoin (en puisant dans les réserves de la mère).

Si vous avez du mal à supporter les vitamines, essayez de les prendre en mangeant quelque chose ou à l'heure du coucher.

Fer

Vos besoins en fer sont considérablement accrus, car vous fabriquez de nouveaux globules rouges chaque jour, pour vous-même et pour le fœtus. Il vous faut consommer en moyenne 30 mg de fer supplémentaires par jour (ce qui correspond en général à la dose des vitamines prénatales). La numération sanguine chute parfois en cours de grossesse car vous fabriquez de plus en plus de plasma et comparativement moins de globules rouges (c'est ce que l'on appelle une anémie de dilution). Si vos analyses révèlent une anémie, vous devrez prendre encore davantage de fer ; votre médecin vous en prescrira.

Privilégiez les aliments riches en fer que sont le poulet, le poisson, la viande rouge, les légumes verts et les céréales complètes, les lentilles.

Calcium

Vous avez besoin de 1 200 mg de calcium par jour pendant toute la grossesse. En temps ordinaire, il faudrait déjà en consommer 1 000 mg par jour, mais nombre de femmes en absorbent nettement moins. Le bébé puisera au besoin dans votre propre capital osseux, d'où des risques pour vous à long terme si vous présentez des carences. Il s'avère par conséquent primordial, tant pour le fœtus que pour vous, de consommer une dose suffisante de calcium chaque jour, particulièrement au troisième trimestre.

Les vitamines prénatales ne contenant en général que de 200 à 300 mg de calcium, vous devrez compléter la dose par l'alimentation.

Vous pouvez tout à fait absorber suffisamment de calcium en adaptant votre régime alimentaire. Consommez par exemple trois ou quatre portions d'aliments riches en calcium (lait, yaourts, fromages, légumes verts) les eaux minérales riches en calcium (sur l'étiquette : teneur en calcium supérieure à 150 mg / l) et des poissons en boîte. Les produits sans lactose sont souvent enrichis en calcium. Voici quelques aliments renfermant chacun environ 300 mg de calcium :

- 500 ml de lait (***Astuce*** : préférez le lait demi-écrémé ou écrémé)
- 110 g de brocoli cuit
- 110 à 140 g de sardines en conserve (avec arêtes)
- 40 à 60 g de fromage (***Astuce*** : le fromage blanc renferme moins de calcium que les autres)
- 225 g de yaourt

Attention cependant aux desserts à base de soja : il est recommandé de ne pas dépasser la consommation de 1 par jour (ils contiennent des phytoœstrogènes).

Si vous ne consommez pas suffisamment de calcium, vous devrez prendre un complément médicamenteux. Sachez que les médicaments calmant les brûlures d'estomac (fréquentes pendant la grossesse) contiennent souvent un peu de calcium.

Vitamine D

Les besoins pour la mère sont de 40 UI par jour. On estime qu'en France, les besoins sont couverts pour 1/3 par l'alimentation (poissons gras) et 2/3 par la peau exposé au soleil.

C'est pendant la grossesse que se constituent en partie les réserves en vitamine D du nouveau-né, qui lui permettront de minéraliser son squelette. En cas de faible exposition solaire, de grossesses rapprochées, ou d'accouchement entre mars et juin, votre médecin vous en prescrira au 3e trimestre de la grossesse.

Les aliments qui ne présentent aucun danger pour la santé

Les femmes enceintes se demandent souvent s'il vaut mieux éviter de consommer certains aliments. Il n'est donc sans doute pas inutile de faire le point sur cette question.

La listéria

Cette bactérie a la particularité de se multiplier à 4°C, mais ne résiste pas à la cuisson. La listéria, qui peut entraîner un accouchement prématuré ou d'autres complications, est une bactérie qui peut se développer dans les fromages au lait cru, ainsi que dans d'autres produits alimentaires, comme le pâté, les knacks, la viande froide ou les salades en sachet contaminées lors de la culture.

Il est par conséquent difficile d'éviter tous les aliments susceptibles d'être touchés par la bactérie. La bonne nouvelle est que la listériose demeure rare chez les femmes enceintes (50 cas en France par an). Pour limiter les risques, quelques précautions suffisent. Cuisez soigneusement les produits d'origine animale et consommez les aliments immédiatement après les avoir fait chauffer. Vous pouvez manger sans danger chocolat, confiture, biscuits secs, pommes, carottes et tomates crues. En cas de doute sur un aliment, ne paniquez pas inutilement : le risque d'infection est relativement faible.

Pour en finir avec les idées reçues !

Beaucoup d'aliments ont été un temps réputés dangereux pour les femmes enceintes, mais ils s'avèrent en fait totalement inoffensifs pour vous et le fœtus.

ATTENTION !

S'il n'y a pas lieu d'éviter ces aliments, il est toutefois recommandé de les consommer avec modération.

- **Aspartame** : au goût sucré seprésente sous différentes formes, et entre dans la composition des produits dits « light » ou allégés en sucre. Il s'agit d'un type d'acide aminé, une substance connue de l'organisme puisqu'elle est à l'origine de la fabrication des protéines. Aucune étude n'a établi que l'aspartame pouvait nuire au développement du fœtus, cependant n'en faites pas votre source principale de sucre.
- **Fromages** :les fromages pasteurisés sont sans danger et constituent une excellente source de protéines et de calcium. Reportez-vous à la partic « Repérer les aliments à risques » pour davantage de renseignements sur les fromages au lait cru. Les fromages qui peuvent être consommés en toute sécurité sont les fromages à pâte pressées cuites : abondance, beaufort, emmental, gruyère, parmesan et les fromages fondus à tartiner. Certaines futures maman se sentiront frustrées car privées de leurs fromages préférés (brebis, chèvres crus) mais courage cela ne dure su'un temps !

- **Poissons** : la plupart des poissons ne présentent aucun risque. Pauvres en lipides, ils apportent en outre des protéines, des vitamines (D en particulier), des oméga-3 et d'autres nutriments. Ils sont excellents pour la femme enceinte et le fœtus. Certains grands poissons (requin, thon, brochet, espadon) peuvent toutefois contenir du mercure, susceptible d'entraîner des retards de développement ou des problèmes moteurs. Il est par conséquent recommandé de ne pas en consommer pendant la grossesse. Il vous reste tout de même le saumon, le haddock, le maquereau, le cabillaud, la sole et la plupart des fruits de mer (cuits bien sûr !)
- **Viandes ou poissons fumés** : ces produits contiennent parfois un taux élevé de nitrates, mais celui-ci n'affectera pas le fœtus si vous les consommez avec modération.

Repérer les aliments à risques

Si vous êtes en bonne santé, vous pouvez sans doute conserver vos habitudes alimentaires sans problème. Voici néanmoins quelques produits auxquels il est préférable de prêter attention pendant la grossesse :

- **Fromages au lait cru** : ces fromages peuvent contenir des bactéries (listeria, salmonelle, E. coli). La listeria peut notamment entraîner des complications, voire des fausses couches ou des accouchements prématurés. Sont donc à éviter :
  - les fromages à pâte molle à croûte fleurie (camembert, brie), à croûte lavée (munster, Pont l'evêque) s'ils sont au lait cru. Enlever la croûte des fromages.
  - certaines charcuteries : rillettes, pâtés, foies gras, produits en gelée.
  - la viande crue ou peu cuite, les coquillages crus, le poisson cru (sushi, surimi, tarama) et fumés (saumon, truite).
- **Viande crue** : le steak tartare peut contenir des bactéries, comme la listéria, ou des parasites, comme le toxoplasme. La cuisson détruisant ces bactéries et parasites, il est préférable de manger la viande bien cuite.
- **Foie** : dans la mesure où le foie renferme un taux très élevé de vitamine A (plus de dix fois la quantité préconisée pour les femmes enceintes), il pourrait être à l'origine de malformations fœtales s'il est consommé régulièrement en début de grossesse. Une étude a montré que l'absorption de plus de 10 000 unités internationales de vitamine A par jour (la dose recommandée aux femmes enceintes est de 2 500 unités internationales par jour) pouvait provoquer des malformations. Par prudence, il peut par conséquent s'avérer préférable d'éviter de manger du foie pendant le premier trimestre. Vérifiez également que vos vitamines prénatales ne dépassent pas la dose de vitamine A conseillée (2500 UI par jour).

Les régimes alimentaires particuliers

Vous aurez beau vous efforcer de respecter la meilleure hygiène alimentaire possible, vous n'échapperez peut-être pas à certains ennuis digestifs, comme la constipation ou les brûlures d'estomac. Par ailleurs, vous devrez peut-être modifier un peu vos habitudes alimentaires, si vous êtes végétarienne, par exemple. Nous abordons dans cette partie quelques-uns des problèmes alimentaires rencontrés pendant la grossesse.

Le régime végétarien

Soyez rassurée : votre bébé pourra naître en parfaite santé même si vous n'avez pas mangé de viande du tout pendant votre grossesse ! Il vous faut toutefois accorder davantage d'attention à votre alimentation. Les légumes, les céréales complètes et les légumineuses (lentilles, haricots secs) contiennent des protéines, mais pas les acides aminés que l'organisme ne peut fabriquer seul. Pour pallier ce manque, il faut associer différentes céréales et/ou légumineuses entre elles, par exemple des céréales avec des légumineuses ou des oléagineux (noisettes, amandes, etc.), du riz avec des haricots blancs ou encore du pain complet tartiné de beurre de cacahuète. Il suffit de prévoir ces associations dans la même journée. Une bonne règle serait de prévoir des protéines à chaque repas.

Si vous ne consommez aucun produit d'origine animale (ni laitage ni fromage), vous risquez de souffrir de carences en vitamine B12, calcium, fer, zinc et vitamine D. Faites le point avec votre médecin et éventuellement avec un nutritionniste.

Lutter contre la constipation

La progestérone, une hormone présente dans tout le corps pendant la grossesse, peut ralentir le système digestif et provoquer des périodes de constipation, accentuées par les éventuelles supplémentations en fer que vous prenez. Les femmes qui doivent rester alitées peuvent également en souffrir, en raison de l'absence d'exercice physique.

Pour prévenir la constipation, buvez suffisamment, consommez des aliments riches en fibres (fruits, légumes, salade verte, haricots, céréales complètes, son) et pratiquez quotidiennement une activité physique si possible. Un excès de fibres peut toutefois occasionner des douleurs intestinales ou des gaz. Augmentez progressivement votre consommation et variez les aliments afin de repérer ceux que vous tolérez le mieux. Dans les cas les plus rebels, le médecin prescrira un laxatif léger.

Le diabète

Si vous êtes diabétique ou que vous le devenez en cours de grossesse, adaptez votre alimentation de façon à ce qu'elle comprenne les quantités de protéines, de lipides et de féculents qui vous permettront de maintenir votre glucose à un taux normal. Consultez le chapitre 16 pour davantage de détails sur le diabète. Vous consulterez probablement une diététicienne en cours de grossesse.

Faire du sport enceinte

La vague du fitness a touché également les femmes enceintes. On les voit désormais courir dans les parcs, faire de la gym ou s'initier au yoga. Une activité physique adaptée s'avère très bénéfique pendant la grossesse, pour de multiples raisons. Vous renforcez votre capacité cardiaque et musculaire et limitez souvent les désagréments habituels (nausées du matin, constipation, jambes lourdes, mal de dos). Pratiquer régulièrement une activité physique dès les premières semaines vous aidera à mieux vous porter pendant toute la durée de la grossesse. Ajoutons qu'elle facilite aussi l'accouchement dans bien des cas !

Aussi, si vous êtes en bonne santé et que votre grossesse ne présente pas de risque particulier, ce n'est pas le moment d'arrêter votre sport favori, à moins que vous ne soyez une adepte de la boxe ou du saut en parachute ou d'un autre sport violent. La plongée sous marine est formellement interdite. La natation est en revanche fortement conseillée, particulièrement si vous nagez sur le dos. Parlez-en à votre médecin, il saura vous conseiller précisément.

Bien que l'activité physique soit recommandée à la plupart des femmes enceintes, elle peut s'avérer contre-indiquée à certaines. Si vous êtes dans l'un des cas cités ci-après (consultez les chapitres 14 et 15 pour davantage de détails), il vaut mieux vous abstenir, du moins tant que vous n'en aurez pas discuté avec votre médecin.

- Saignement
- Ouverture du col de l'utérus ou menace d'accouchement prématuré
- Retard de croissance du foetus
- Faible quantité de liquide amniotique
- *Placenta praevia* (en fin de grossesse)
- Hypertension due à la grossesse
- Rupture des membranes avant terme
- Grossesse multiple

S'adapter aux changements du corps

Quel que soit votre rythme sportif, n'oubliez pas que la grossesse modifie votre corps et peut avoir une incidence sur la force, l'équilibre et les performances. Voici quelques-uns des changements physiques les plus notables :

- **Changements cardio-vasculaires** : pendant la grossesse, le cœur pompe davantage de sang. Cet accroissement n'a généralement pas d'incidence sur la pratique d'une activité physique, si ce n'est qu'à partir de la 16e semaine environ, vous risquez d'avoir des vertiges, voire des nausées, en restant allongée sur le dos. Ce phénomène d'hypotension se produit lorsque l'utérus comprime les gros vaisseaux qui reçoivent le sang de toute la partie inférieure du corps et l'amènent vers le cœur. Ces étourdissements sont encore plus fréquents en cas de grossesse multiple, l'utérus étant plus lourd.

  Pour pouvoir rester allongée sur le dos sans gêne (cela vaut également si vous avez l'habitude de dormir dans cette position), placez un coussin sous le côté droit de votre dos ou sous votre hanche droite. Ce léger déséquilibre permettra de libérer les vaisseaux comprimés par l'utérus.

- **Changements respiratoires** : d'une part, vous utilisez plus d'oxygène que d'habitude et, d'autre part, l'utérus appuyant sur le diaphragme, le simple fait de respirer demande un effort supplémentaire. Ne vous étonnez donc pas si vous avez du mal à suivre votre cours de gym habituel !

- **Changements physiques** : au fil des mois, votre ventre va s'arrondir et votre centre de gravité va par conséquent se déplacer, ce qui peut perturber votre équilibre. Vous vous en apercevrez surtout si vous faites de la danse, du vélo, du ski, du surf, de l'équitation ou toute activité reposant en partie sur l'équilibre. Enfin, les hormones de la grossesse pouvant fragiliser les articulations, ménagez-vous pour ne pas vous blesser.

- **Changements métaboliques** : les femmes enceintes consomment les féculents plus rapidement que d'habitude et peuvent ainsi faire plus rapidement de l'hypoglycémie. L'activité physique permet de maintenir un bas niveau de sucre dans le sang, mais elle accroît aussi les besoins en sucres lents. Les jours où vous faites du sport, veillez à consommer des féculents en quantité suffisante.

- **Effets sur l'utérus** : une étude réalisée sur des femmes arrivées à terme (sur le point d'accoucher) a montré qu'elles éprouvaient des contractions plus intenses après un cours d'aérobic. Une autre a par ailleurs établi que l'activité physique diminuait le risque d'accouchement prématuré. Pour les femmes en bonne santé, elle n'aurait toutefois pas d'incidence marquée, ni dans un sens, ni dans l'autre.

- **Effet sur le poids de naissance du bébé** : selon certaines études, les femmes continuant à faire beaucoup de sport pendant leur grossesse auraient un bébé d'un poids inférieur à la normale. Il en va d'ailleurs de même dans le cas des femmes exerçant un travail physique pénible en position debout. Cette différence de poids s'expliquerait toutefois simplement par une couche de graisse sous cutanée moins importante chez le bébé. Autrement dit, l'activité physique ne perturbe pas la croissance normale du fœtus.

Pratiquer une activité physique sans forcer

Vous allez devoir adapter votre pratique sportive à votre nouvel état. Ne culpabilisez pas si vous devez ralentir votre rythme habituel et modifiez votre programme en fonction de ce que vous pouvez faire sans forcer.

Soyez à l'écoute de votre corps. Si les haltères que vous soulevez habituellement sans difficulté vous font brusquement mal au dos, diminuez la charge. Vous vous sentirez peut-être plus à l'aise en pratiquant un sport plus doux, comme le vélo ou la natation. Quelle que soit votre activité, il convient de prendre quelques précautions élémentaires :

- Si vous pratiquiez déjà un sport avant d'être enceinte, continuez. En revanche, si vous êtes plutôt sédentaire, ne vous concoctez pas brutalement un programme trop difficile, commencez doucement afin de ne pas trop vous fatiguer.

  Rappelons qu'il est préférable de pratiquer régulièrement une activité à un rythme modéré, plutôt qu'un sport intense de manière irrégulière, qui occasionne davantage d'accidents.
- Faites en sorte de ne pas avoir trop chaud, surtout pendant les six premières semaines.
- Évitez de rester longtemps allongée sur le dos pour ne pas avoir de vertiges ou d'étourdissements (dans cette position, le sang remonte plus lentement vers le cœur).
- Veillez à ne pas vous déshydrater et arrêtez-vous dès les premiers signes de fatigue, faiblesse ou nausée. Les jours très humides ou de forte chaleur, ne vous entraînez pas à l'extérieur.
- Évitez tous les sports susceptibles de vous blesser au niveau de l'abdomen, le cyclisme par exemple.
- Évitez les exercices sollicitant trop violemment les articulations (les sauts, par exemple).
- D'une manière générale, préférez les sports ou activités ne nécessitant pas d'efforts violents.
- Emportez toujours une bouteille d'eau.
- Adoptez une alimentation suffisamment riche en sucres lents (reportez-vous à la partie « Choisir une alimentation adaptée », plus haut dans ce chapitre).
- Interrogez votre médecin sur la fréquence cardiaque maximale que vous pouvez atteindre (c'est généralement 140 pulsations par minute) et contrôlez-la régulièrement pendant que vous faites du sport pour être sûre que vous ne forcez pas.

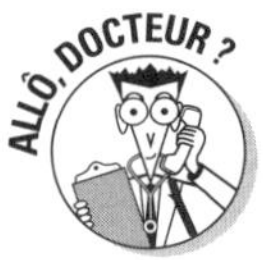

- Arrêtez immédiatement toute activité physique et appelez votre médecin dans les cas suivants :
  - Essoufflement disproportionné par rapport à l'exercice effectué
  - Saignement vaginal
  - Fréquence cardiaque trop rapide (plus de 140 pulsations par minute)
  - Vertiges ou étourdissements
  - Douleur, quelle qu'elle soit

Les différentes formes d'activité physique possibles

Ce n'est certes pas le moment de vouloir gagner un marathon, mais rien ne vous empêche de pratiquer un sport ou une activité physique qui vous plaise et qui soit adapté à votre condition physique.

ASTUCE

Le yoga en toute sécurité

Le yoga constitue une excellente méthode de relaxation et d'entretien physique, à condition toutefois de prendre quelques précautions. Voici quelques conseils pour profiter au mieux de ses bienfaits :

- Si vous n'en avez jamais fait, suivez un cours pour débutants afin de vous sentir à l'aise.
- Ne forcez pas les positions d'étirement musculaire. La progestérone et la relaxine sécrétées pendant la grossesse fragilisent les muscles et les ligaments et vous pourriez vous faire mal.
- Pour vous pencher en avant, essayez de basculer le bassin, au lieu de plier le dos. Essayez également de garder le haut du buste droit afin de ne pas comprimer l'abdomen.
- À partir du milieu du deuxième trimestre, évitez dans la mesure du possible les positions nécessitant de rester allongée sur le dos : l'utérus risque en effet de comprimer les artères permettant le retour sanguin au cœur.
- D'une manière générale, comme pour tous les autres sports, arrêtez-vous en cas de douleur ou de malaise.

Accroître la résistance cardiovasculaire

La marche, la course à pied, les exercices d'aérobic ou l'entraînement sur un stepper permettent de conserver une bonne forme physique si vous ne forcez pas. En raison de votre prise de poids, vous allez au fil des mois devoir fournir un effort croissant. Il est impératif de vous ménager, d'autant que vos articulations sont fragilisées et que vous courez un risque plus important de vous blesser qu'en temps ordinaire. Restez à l'écoute de votre corps et n'essayez pas de suivre un programme prédéfini, qui pourrait s'avérer trop fatigant dans votre état.

À RETENIR

Si vous voulez suivre des cours d'aérobic ou de gym, choisissez ceux qui sont spécialement conçus pour les femmes enceintes. À défaut, demandez au professeur d'adapter pour vous les exercices que vous ne pouvez pas faire.

En fin de grossesse, il est certainement plus facile de pratiquer un sport où l'on ne sent pas le poids du corps, comme le vélo (d'appartement surtout) ou la natation. Les articulations étant nettement moins sollicitées, vous risquez moins de vous blesser. Si vous n'avez pas l'habitude de ces sports, prévoyez des séances courtes et peu intensives.

Le ski alpin, le ski nautique et l'équitation peuvent occasionner des chutes dangereuses pour vous et le bébé. À partir du deuxième trimestre, demandez à votre médecin si vous pouvez continuer à pratiquer ces activités sans risque. Le ski de fond s'avère beaucoup plus sûr, surtout si vous avez l'habitude d'en faire.

Renforcer la capacité musculaire

La musculation, le yoga ou la gymnastique n'accroîtront pas votre endurance, mais en renforçant votre capacité musculaire et votre souplesse, ces exercices peuvent vous aider à vous préparer à l'accouchement.

Préférez les appareils de musculation aux haltères ou bien faites-vous aider par un professeur ou un ami pour qu'elles ne vous blessent pas. Un professeur pourra en outre guider votre respiration pendant l'effort. Il est important en effet de bien souffler pour ne pas comprimer la circulation sanguine, ce qui entraînerait une augmentation de la tension artérielle et une accélération du rythme cardiaque.

Ne soulevez pas des poids trop lourds, ils pourraient malmener articulations et ligaments.

Fortement recommandé aux femmes enceintes, le yoga permet non seulement de se maintenir en bonne forme physique, mais aussi d'apprendre à mieux respirer et à se détendre. Il renforce le bas du dos et la ceinture abdominale et accroît l'endurance. Exactement ce dont vous avez besoin pendant la grossesse !

L'on trouve facilement des cours dans toutes les villes. Certains s'adressent spécifiquement aux femmes enceintes. Lisez également l'encadré « Le yoga en toute sécurité », un peu plus haut.

Très en vogue aux États-Unis et proposé en France depuis quelques années, le yoga bikram se pratique dans une pièce chauffée à 40 °C, avec un taux d'humidité de 60 à 70 %. Il nous semble contre-indiqué aux femmes enceintes, même pendant le premier trimestre, compte tenu du risque de malformations neurologiques en cas d'exposition à de fortes températures pendant les premières semaines de grossesse. (Reportez-vous au chapitre 8 pour davantage d'informations sur les anomalies du tube neural, comme le *spina bifida*.)

Deuxième partie

La grossesse : une pièce en trois actes

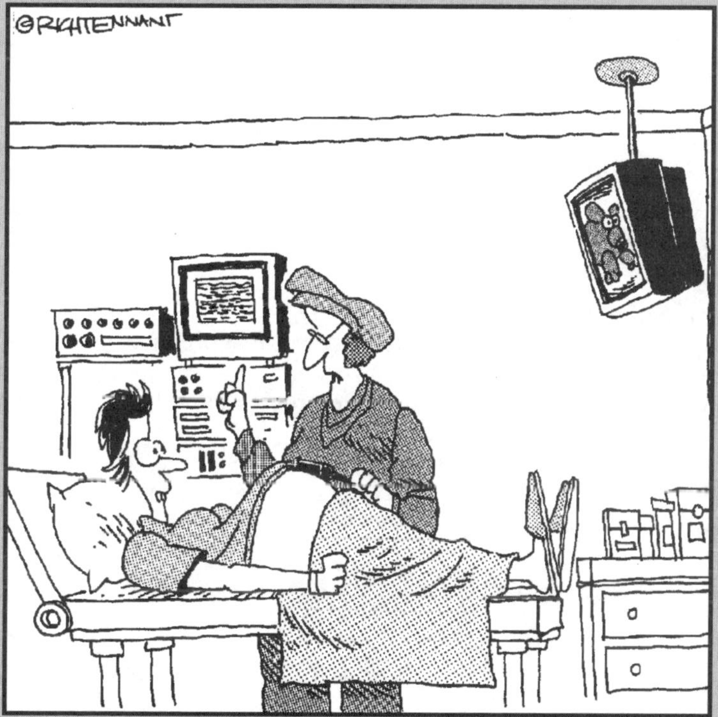

« Non, là vous regardez l'animation satellite du cyclone Dina retransmise par Météo France. Les images de votre échographie s'affichent sur cet écran. »

Dans cette partie...

Si vous êtes comme la plupart des femmes, il y a de fortes chances pour que vous commenciez à faire une fixation sur le calendrier pendant votre grossesse. Elle va durer 40 semaines, soit un peu plus de 9 mois. L'une des meilleures façons d'envisager la grossesse consiste à la diviser en trois trimestres, comme l'ont toujours fait les médecins. L'évolution du bébé et les transformations de votre corps suivent trois stades bien distincts. Dans cette partie, nous allons passer en revue les différents changements (la croissance du bébé, les symptômes liés à la grossesse, les examens médicaux) à chaque trimestre, puis vous saurez tout sur votre grossesse semaine après semaine.

Chapitre 5

Le premier trimestre

Dans ce chapitre :

- Un aperçu du développement de l'embryon
- Gérer les symptômes du début de grossesse
- Le déroulement des consultations prénatales et des examens médicaux
- Les tests de dépistage obligatoires et facultatifs
- Symptômes préoccupants

Le premier trimestre de la grossesse est un moment de grande excitation, porteur de nombreux bouleversements, pour vous et surtout pour le bébé qui, en à peine 12 semaines, passe de l'état de cellule unique à celui de tout petit être vivant, doté d'un cœur et de reins en fonctionnement. Le développement du bébé induit de nombreuses transformations physiques : fatigue, nausées, seins gonflés et tendus. Vous n'avez pas souvent d'aussi beaux seins ! L'important somme toute est de savoir faire la différence entre ce qui est normal et ce qui nécessite l'aide du médecin, à qui vous allez rendre visite régulièrement.

Une nouvelle vie prend forme

La rencontre de l'ovule et du spermatozoïde a lieu dans l'une des trompes de Fallope. À ce stade, l'ovule ainsi fécondé par le spermatozoïde forme une cellule unique, appelée zygote, qui va se démultiplier à plusieurs reprises pour former le blastocyste. Ce dernier se déplacera le long de la trompe pour descendre dans l'utérus (voir figure 5.1). On considère que la grossesse (ou gestation) commence véritablement lorsque le blastocyste vient se nicher dans la paroi utérine.

Au cinquième jour de son développement, le blastocyste se fixe sur la paroi richement irriguée de l'utérus : l'endomètre. C'est le processus d'implantation. Une partie des cellules du blastocyste formera l'embryon (nom donné au fœtus pendant les huit premières semaines de gestation) tandis que les autres donneront le futur placenta (la poche implantée dans l'utérus qui fournit l'oxygène et la nourriture au fœtus et élimine ses déchets).

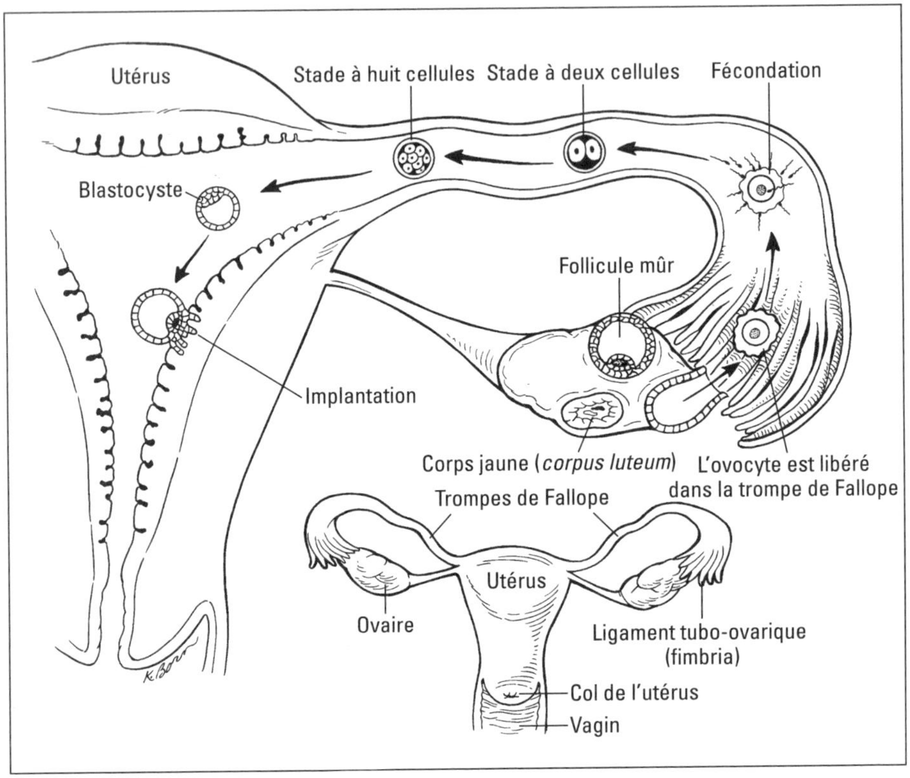

Figure 5.1 : Système de reproduction de la femme

Votre bébé se développe dans le sac amniotique, à l'intérieur de l'utérus. Le sac amniotique est rempli d'un liquide clair, appelé liquide amniotique. Cette poche comprend en réalité deux fines membranes, le chorion et l'amnios. Lorsque l'on parle de la perte des eaux, on se réfère à la rupture de ces membranes, qui tapissent les parois internes de l'utérus. Le bébé baigne dans ce liquide, relié au placenta par le cordon ombilical (voir figure 5.2). Le col s'ouvre, ou se dilate, lors de la première phase de l'accouchement, appelée travail.

Le placenta se forme rapidement après l'implantation de l'embryon dans l'utérus. Les vaisseaux sanguins de la mère et du bébé assurent les échanges de substances comme les nutriments, l'oxygène et les déchets. Le sang de la mère et celui du bébé sont en contact étroit dans le placenta mais ne se mélangent pas.

Le placenta grandit tel un arbre, en formant des ramifications toujours plus petites. Les plus petits bourgeons du placenta sont les villosités choriales qui abriteront les minuscules vaisseaux sanguins de l'embryon. Trois semaines après la fécondation, ces vaisseaux sanguins se rejoignent pour former l'appareil circulatoire du bébé, et le cœur commence à battre.

Au bout de huit semaines, l'embryon en formation atteint le stade de fœtus. Aussi incroyable que cela puisse paraître, à ce stade, il est déjà doté de tous ses organes vitaux. Les 32 semaines restantes permettront au fœtus de grandir et d'arriver à maturation. Son cerveau, formé très tôt, continue à se développer et à grossir tout au long de la grossesse (et même les premières années après la naissance).

À RETENIR

Les médecins et particulièrement les échographistes datent la grossesse en semaines d'aménorrhée : soit à partir du premier jour des dernières règles (= Il y a un décalage de 15 jours entre le début du cycle et la fécondation. C'est pourquoi à la 8e semaine de grossesse, l'âge du bébé est en fait de 6 semaines.

À la fin de la 8e semaine, les bras, les jambes, les orteils et les doigts commencent à se former. Le fœtus réalise de petits mouvements spontanés que vous pourrez observer lors de la première échographie, réalisée entre la 11e et la 13e semaine. Le volume du cerveau augmente rapidement, les oreilles et les yeux se dessinent. Les organes génitaux externes apparaissent également, mais le sexe du bébé ne sera visible qu'à la deuxième échographie.

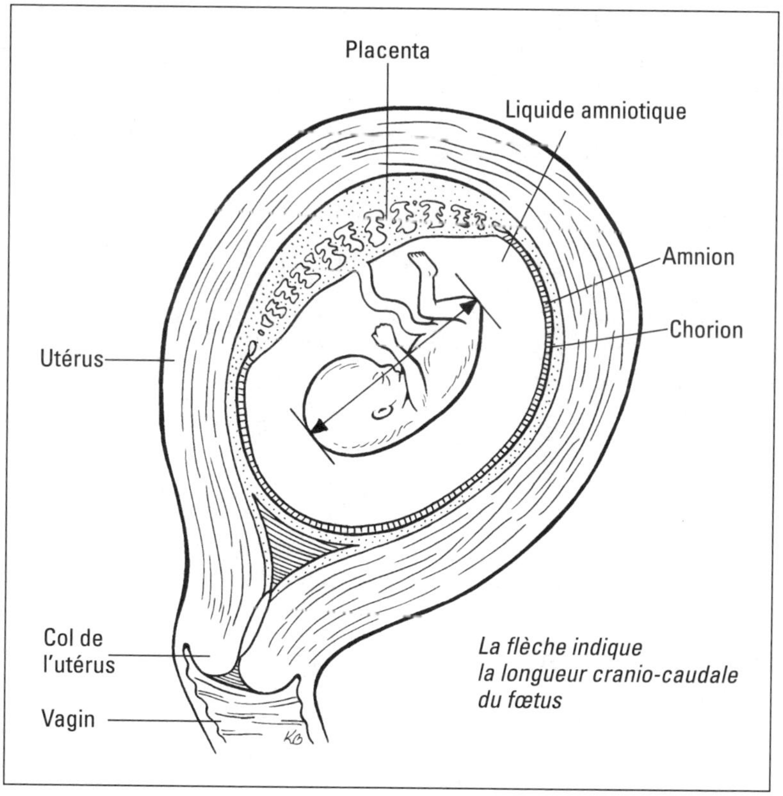

Figure 5.2 : Début de grossesse

Au terme de la 12e semaine, le fœtus mesure environ 10 cm et pèse 28 g. La tête est grosse et ronde, les paupières collées l'une à l'autre. Les intestins, qui dépassaient légèrement dans le cordon ombilical vers la 10e semaine, sont maintenant à l'intérieur de l'abdomen. Les ongles poussent et la tête se couvre d'un duvet. Les reins commencent à fonctionner à la fin du premier trimestre. Entre la 9e et la 12e semaine, le fœtus produit de l'urine et sa vessie est visible à l'échographie.

S'adapter à la grossesse : les transformations physiologiques

Votre bébé n'est pas le seul à grossir et à se métamorphoser pendant la grossesse. Votre corps doit lui aussi s'adapter et ces changements ne sont pas toujours des plus plaisants, ni des plus agréables. L'ignorance étant le pire des maux, dans les parties suivantes, nous allons passer en revue les transformations physiques qui surviennent pendant le premier trimestre de la grossesse.

ASTUCE

Conseils pour éviter les nausées

Malheureusement, il n'existe aucun truc pour supprimer totalement les nausées. Voici quelques suggestions pour les soulager :

- Mangez en petites quantités, toutes les 2 heures, pour ne pas avoir l'estomac vide.
- Ne soyez pas obsédée par la nourriture : profitez de cette courte période pour manger ce qui vous fait envie.
- Si les vitamines prénatales accentuent les symptômes, essayez plutôt de les prendre le soir, avant de vous coucher. Si cela ne suffit pas, vous pouvez parfaitement les oublier pendant quelques jours.
- Au réveil, grignotez quelques biscuits avant de sortir du lit.
- Le gingembre, en infusion ou en gélules, soulagerait les nausées.
- Si les nausées surviennent lorsque vous vous lavez les dents, changez de marque de dentifrice.
- Le repos, la digipuncture, les exercices de relaxation et même l'hypnose sont aussi bénéfiques.
- Buvez des eaux pétillantes fraîches, si vous le pouvez.

Modifications des seins

Dès le premier mois de la grossesse, la plupart des femmes constatent que leurs seins gonflent et s'alourdissent. Les mamelons et les aréoles (zones circulaires autour des mamelons) s'élargissent et foncent légèrement sous l'effet des changements hormonaux (taux plus élevé d'œstrogène et de progestérone) afin de préparer les seins à l'allaitement. Le volume sanguin étant lui aussi en augmentation, vous remarquerez également l'apparition de grosses veines bleutées le long de la poitrine.

ASTUCE

Prévoyez de changer plusieurs fois de taille de soutien-gorge et ne lésinez pas sur l'achat de nouveaux modèles. Un soutien-gorge d'un bon maintien permet de réduire l'étirement des seins afin qu'ils ne se distendent pas trop après l'accouchement. Si certaines femmes sont fières de leur nouvelle poitrine, d'autres se sentent parfois gênées. Quel que soit votre cas, sachez que toutes les femmes enceintes ressentent la même chose.

Fatigue

Au cours du premier trimestre, il y a de fortes chances pour que vous vous sentiez épuisée par les changements physiques et hormonaux. Cet état de fatigue disparaît en général autour de la 12e ou 14e semaine de grossesse. Vous vous sentirez alors plus dynamique et quasi « normale » jusqu'à la 30e ou 34e semaine environ, avant de vous retrouver à nouveau sur les rotules. La sensation de fatigue est un message que vous envoie votre corps lorsqu'il a besoin de repos. Écoutez-le, reposez-vous le plus possible, offrez-vous une sieste dans la journée et prenez l'habitude de vous coucher plus tôt le soir. Vous n'avez pas d'autre choix !

Nausées à toute heure

Les nausées du premier trimestre frappent surtout le matin lorsque l'estomac est vide. Toutefois, demandez à n'importe quelle femme de vous le confirmer : les nausées surviennent quand bon leur semble. Elles font leur apparition autour de la 5e semaine (c'est-à-dire, au bout de 3 à 4 semaines de retard de règles – voir le chapitre 2 pour le calcul de la date présumée de l'accouchement) pour s'atténuer ou disparaître totalement vers la 12e semaine. Ce phénomène se prolonge souvent, dans le cas de grossesses multiples, les placentas sécrétant davantage de hCG.

INFO MÉDICALE

On ne connaît pas la cause exacte des nausées matinales, en dehors des changements hormonaux, et en particulier l'augmentation du taux de hCG.

D'après certaines femmes, les nausées du matin signifient que la grossesse se passe « normalement ». Eh bien, c'est faux (et l'inverse l'est également) ! Si vous n'avez pas de nausées matinales ou si elles disparaissent soudainement, ne vous inquiétez pas. Au contraire, réjouissez-vous et profitez de votre chance ! D'autres prétendent que l'intensité des nausées est une indication du sexe du bébé, ce qui est tout aussi erroné. Inutile de vous jeter sur les layettes roses ou bleues.

Si vous souffrez de nausées, prenez votre mal en patience. Même si elles n'entraînent pas de vomissements, les nausées n'en demeurent pas moins un phénomène désagréable et affaiblissant. Certaines odeurs – nourriture, parfums ou pièces mal aérées – accentuent le problème. Voyez l'encadré « Conseils pour éviter les nausées » pour savoir comment les soulager.

Si vous êtes très affaiblie par les nausées, n'hésitez pas à le signaler à votre médecin, qui pourra vous prescrire un traitement, en vente libre ou sur ordonnance, efficace. D'après certaines études, 30 mg de vitamine B6 par jour réduisent efficacement les sensations de nausée. L'association de vitamine B6 et d'un antihistaminique de type doxylamine (Donormyl®) peut également être utile. Aux États-Unis, ce type de médicaments a été interdit à la suite de nombreuses plaintes (au demeurant sans fondement) faisant état d'une augmentation des malformations chez les nouveau-nés (effet tératogène). La doxylamine est commercialisée pour ses propriétés sédatives, attention à la somnolence !

En cas de nausées ou de vomissements aigus, votre médecin pourra vous prescrire un médicament plus efficace, tel que le métoclopramide (Primperan®, Anausin®, Prokynil®, Métoclopramide®). Ce produit peut être administré sous forme de comprimés ou d'ampoules en injection à l'aide d'un pousse-seringue, à l'attention des femmes qui ne peuvent même pas avaler un comprimé avec un verre d'eau sans vomir. Un autre médicament, prescrit en dernier recours, est l'Ondasetron ou Zofran®. Bien qu'il n'existe que très peu d'études réalisées sur les êtres humains pour ce produit, il ne présenterait pas d'effet tératogène.

Exceptionnellement (0,3 % des cas) les nausées et les vomissements sont sévères et certaines femmes souffrent une hyperemesis gravidarum (hyperémèse gravidique), dont les conséquences sont la déshydratation et la perte de poids. Dans ce cas, il est nécessaire de les hospitaliser et de leur prescrire un traitement intraveineux.

Si les nausées sont si fortes que vous vous sentez incapable d'avaler quoi que ce soit, solide ou liquide, et qu'elles sont accompagnées d'une perte de poids, de vertiges ou d'évanouissements, consultez votre médecin.

Si vous êtes enceinte de moins de 6 semaines, vous pouvez remplacer les vitamines prénatales par de l'acide folique. L'acide folique est le seul complément vitaminique prescrit dès le début de la grossesse, sans effet secondaire pour votre estomac contrairement aux vitamines prénatales.

Enfin, le plus important est de rester calme et d'être patiente. Les nausées sont sans danger pour vous et pour le bébé. Théoriquement, vous ne devriez pas prendre plus d'un kilogramme pendant les trois premiers mois de la grossesse. Même si vous perdez un peu de poids au cours du premier trimestre, il est inutile de vous alarmer.

Ballonnements

Les troubles gastriques se manifestent bien avant que le bébé ne commence à peser sur votre abdomen puisqu'ils débutent dès la conception. Ils constituent en effet une manifestation secondaire des changements hormonaux. Sous l'effet de la progestérone, le corps retient les liquides, les intestins se distendent et augmentent le volume de l'abdomen. Sous l'effet de l'œstrogène, la taille de l'utérus augmente et appuie sur l'abdomen. Ce phénomène est souvent plus marqué pour une deuxième ou une troisième grossesse, car la première entraîne un plus grand relâchement des muscles abdominaux.

Envies fréquentes d'uriner

Les femmes enceintes ont souvent l'impression de passer leurs journées aux toilettes. Au début de la grossesse, votre utérus est contenu à l'intérieur du bassin. À la fin du premier trimestre, vers la 12e semaine, il est suffisamment volumineux pour remonter dans la cavité abdominale où il comprime la vessie, ce qui réduit sa capacité tout en renforçant la sensation d'envie d'uriner. Par ailleurs, en raison de l'augmentation significative du volume sanguin, les reins produisent davantage d'urine.

Faites preuve de bon sens car il n'existe pas de remède miracle. Pensez à prendre vos précautions avant de sortir ; buvez beaucoup de liquide (très important pour lutter contre la déshydratation) dans la journée et moins le soir, afin d'éviter d'avoir à vous relever plusieurs fois dans la nuit. Réduisez votre consommation de thé et café, la caféine ayant un effet diurétique (voir le chapitre 4).

Si vous avez l'impression d'être devenue incontinente, que vous éprouvez une sensation de gêne, de brûlure ou si vous saignez en urinant, prenez rendez-vous avec votre médecin. Le risque d'infection urinaire est plus élevé chez les femmes enceintes (voir le chapitre 17).

Maux de tête

Les maux de tête sont fréquents pendant la grossesse et peuvent avoir des origines très diverses : nausées, fatigue, faim, baisse physiologique de la pression artérielle, stress et même dépression. Le paracétamol faiblement dosé est sans danger pour soigner des maux de tête passagers. Les boissons à base de caféine ont parfois un effet apaisant sur certaines personnes, d'autres mélangent caféine et paracétamol pour plus d'efficacité. Évitez toutefois d'en prendre régulièrement.

La nourriture et le repos sont d'excellents remèdes contre les maux de tête provoqués par les nausées, la fatigue ou la faim. Mangez en petites quantités à plusieurs reprises dans la journée et faites une sieste. Si les symptômes persistent, mieux vaut consulter le médecin.

Le paracétamol est souvent le traitement le plus adapté contre les maux de tête et les migraines. Si ce produit n'est pas efficace, votre médecin vous prescrira peut-être un tranquillisant léger ou un médicament spécifique.

Avant de prendre un médicament, analysez calmement la situation. Si les maux de tête sont chroniques ou récurrents, vous serez sans doute amenée à suivre un traitement, malgré ses effets possibles sur le fœtus. Comme toujours, le mieux est de vous en remettre aux indications de votre médecin avant d'agir.

Évitez de prendre de l'aspirine de manière régulière, sauf si votre médecin vous l'a conseillé. En effet, les comprimés d'aspirine destinés aux adultes risquent de réduire le nombre de plaquettes (essentiel pour la coagulation du sang). Avant la 24e semaine (5 mois de grossesse) il vous est possible de prendre 500 mg par jour d'aspirine ponctuellement. Au delà, l'aspirine est contre indiquée jusqu'à l'accouchement.

Si vos migraines sont fortes et persistantes, vous devrez passer des examens approfondis ou consulter un neurologue. Lorsque les maux de tête réapparaissent à un stade plus avancé de la grossesse, accompagnés d'un gonflement des mains et des pieds et d'une hausse de la tension artérielle, il s'agit souvent d'une pré-éclampsie (voir le chapitre 16). Si vous souffrez de violents maux de tête à la fin du deuxième trimestre ou au cours du troisième, consultez votre médecin.

Constipation

La moitié des femmes enceintes souffre de constipation. Le taux élevé de progestérone dans le sang ralentit l'activité de l'appareil digestif. Voici quelques astuces :

- **Augmentez votre apport en fibres**. Les céréales complètes, les fruits et les légumes sont des aliments riches en fibres. Lisez attentivement les étiquettes des produits pour connaître leur teneur en fibres et choisissez vos aliments en conséquence.
- **Hydratez-vous**. Une bonne hydratation facilite le transit intestinal. Le jus de pruneau est très efficace contre la constipation alors que le jus de pomme ne fera qu'empirer les choses.
- **Utilisez un laxatif doux**.
  - Soit à base d'huile de parafine comme la gelée Lansoyl®. Elle n'est pas absorbée par le tube digestif, mais peut diminuer l'absorption de certaines vitamines (ADEK). Cette utilisation doit être ponctuelle.
  - Soit votre médecin vous presrira un laxatif (en évitant les associations de plusieurs principes actifs).
- **Faites de l'exercice**. Rien de tel qu'un peu d'exercice physique pour lutter contre la constipation, alors ne vous privez pas. Si vous n'êtes pas très sportive, sachez que la marche a des vertus bénéfiques.

Douleurs et contractions abdominales

Si vous ressentez des douleurs et des contractions abdominales, semblables aux symptômes menstruels, ne vous inquiétez pas, c'est l'utérus qui augmente petit à petit de volume.

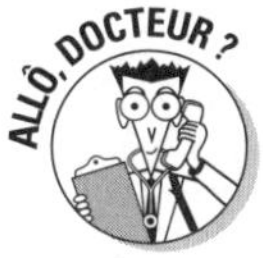

Toutefois, si ces douleurs s'accompagnent d'un saignement vaginal, parlez-en à votre médecin. Si la plupart des femmes qui présentent des saignements et des douleurs abdominales mènent leur grossesse à terme, il arrive que ces deux symptômes correspondent à un début de fausse couche. Les douleurs abdominales seules sont en général sans danger.

La première consultation prénatale

Vous avez effectué un test de grossesse vendu en pharmacie et le résultat semble indiquer que vous êtes enceinte ! C'est le moment de prendre rendez-vous avec un médecin qui vous suivra tout au long de la grossesse, pour vérifier votre état de santé et la croissance du bébé. Si vous n'avez pas encore de médecin attitré, reportez-vous au chapitre 2 pour le choix du praticien le plus adapté. Si vous consultez depuis toujours un médecin de famille, un gynécologue ou un gynécologue-obstétricien, vous avez déjà sûrement fait le tour des questions que les femmes enceintes se posent lors de la première consultation prénatale.

Il serait préférable que le futur papa vous accompagne lors de cette première visite, car le médecin souhaitera connaître ses antécédents médicaux et familiaux. Lui même pourra ainsi poser des questions, évoquer ses angoisses personnelles et s'informer de la suite des événements.

La première visite prénatale est parfois plus longue que les autres, en fonction des questions que vous poserez au médecin, et des nombreuses informations qu'il vous communiquera. En particulier, vous discuterez de la façon dont vous souhaitez être suivie, quelle type de maternité vous choisirez. Bref, il vous aidera à préciser votre « projet de naissance ».

Comprendre la consultation

Lors de la première visite, le médecin vous interrogera sur vos éventuelles grossesses passées et vos antécédents médicaux. Vous lui fournirez des renseignements sur votre état de santé général et votre mode de vie afin qu'il évalue si certaines de vos habitudes sont susceptibles d'influer sur votre grossesse.

Style de vie

Votre médecin vous interrogera sur votre profession afin de savoir si vous êtes sédentaire ou active, si vous passez vos journées debout ou à soulever des objets lourds, si vous travaillez la nuit ou en journée continue. Il souhaitera savoir combien de temps de trajet vous effectuez chaque jour pour aller travailler. Il souhaitera également en savoir un peu plus sur vos habitudes en général : tabac, alcool, régime, pratique de sport.

Date de vos dernières règles

La date de vos dernières règles permet de calculer la date présumée de l'accouchement (voir le chapitre 2). Si vous ne vous souvenez pas de la date à laquelle vous avez eu vos règles pour la dernière fois, pensez à la date de la conception. Si vous n'êtes pas sûre de celle-ci non plus, seule une échographie permettra de déterminer à trois jours près la date exacte de la conception, en fonction de la taille de l'embryon.

Antécédents gynécologiques et obstétricaux

Si vous n'avez pas passé de visite d'avant-conception (voir le chapitre 1), c'est le moment de parler de vos grossesses passées et de vos antécédents gynécologiques : fibromes, infections vaginales, etc. Vos antécédents médicaux et obstétricaux permettront au médecin de suivre au mieux votre grossesse. Par exemple, si vous avez déjà accouché prématurément (voir le chapitre 16) ou si vous avez déjà souffert de diabète gestationnel (voir le chapitre 17), d'hypertension de grossesse, il faudra le lui signaler afin qu'il agisse en conséquence.

Enceinte après un traitement contre la stérilité

Si vous avez suivi un traitement contre la stérilité, parlez-en au médecin lors de la première consultation prénatale, car vos chances de grossesse multiple sont plus élevées que la moyenne… En général, les enfants issus d'une fécondation *in vitro* sont en aussi bonne santé que les autres. De récentes controverses, dans le milieu scientifique, font état d'un plus grand nombre d'anomalies chromosomiques chez les enfants conçus par FIV avec ICSI (intra cytoplamic sperm injection), mais les avis restent très partagés sur le sujet.

Problèmes médicaux

Votre médecin souhaitera également connaître vos antécédents médicaux (opérations chirurgicales, maladies, allergies, traitements en cours ou passés), car tous ces éléments sont indispensables au bon suivi de votre grossesse.

Dépistage de la mucoviscidose

La mucoviscidose ou fibrose kystique, maladie génétique, touche actuellement une naissance sur 5 000 en France. Cette maladie héréditaire se transmet de manière autosomique récessive, c'est-à-dire que les 2 parents doivent être porteurs d'un gène muté. Elle provoque une accumulation de mucus dans les poumons et le pancréas, dont les conséquences sont de graves difficultés respiratoires et digestives.

En France, depuis 2002, au 4e jour après la naissance, un dépistage systématique se fait par prise de sang.

Pendant la grossesse, si un des proches parents est touché par la mucoviscidose, on peut proposer un dépistage par amniocentèse ou biopsie du trophoblaste. Une technique par prise de sang maternel est en cours d'évaluation. N'hésitez pas à en parler à votre médecin qui peut vous adresser à un généticien qui déterminera si vous et votre partenaire êtes porteurs du gène muté ou pas.

Antécédents médicaux familiaux

Vos antécédents médicaux et ceux de votre partenaire sont essentiels pour deux raisons. D'une part, le médecin pourra repérer les facteurs héréditaires liés à la grossesse, comme le fait d'avoir des jumeaux ou de gros bébés. D'autre part, il pourra identifier les maladies génétiques transmissibles au bébé grâce au dépistage sérique (analyse de sang), comme la mucoviscidose.

L'examen physique

Lors de votre première consultation prénatale, votre obstétricien examinera votre tête, votre cou, votre poitrine, votre cœur, vos poumons, votre abdomen et vos membres. Il procédera également à un examen gynécologique (voir figure 5.3) afin de contrôler l'état de votre utérus, du col utérin et des ovaires, puis il effectuera un frottis, si celui-ci n'est pas récent. Il vous pèsera et prendra votre tension arterielle.

Faites part au médecin de la façon dont vous envisagez votre grossesse et de tous les problèmes qui vous viennent à l'esprit. Vous pouvez également l'interroger sur les médicaments autorisés pendant la grossesse, les éventuelles complications, les examens à passer, etc.

Les examens de routine

Lors de votre première visite prénatale, on va sûrement vous demander une analyse de sang et d'urine. Voici un aperçu des procédures habituelles.

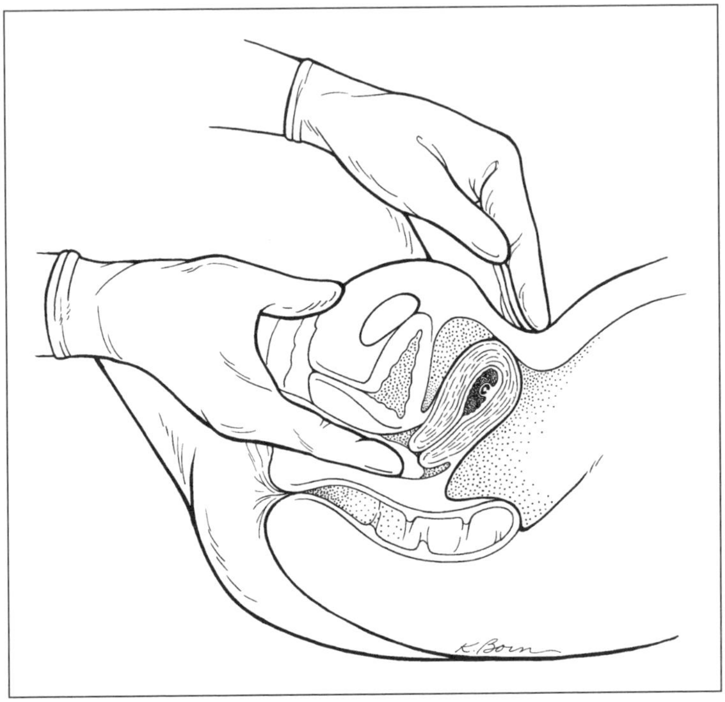

Figure 5.3 : Un examen gynécologique de routine

Analyses de sang

Lors de votre première visite prénatale, votre médecin vous prescrira une prise de sang afin d'effectuer une série de tests pour vérifier votre état de santé général et votre immunité. Voici une liste des analyses de routine :

- **Analyse sanguine de routine pour la détermination du groupe sanguin, du Rhésus et la recherche d'anticorps irréguliers**. Le groupe sanguin peut être de type A, B, AB ou O, avec un Rhésus positif ou négatif. La recherche d'anticorps irréguliers sert à vérifier l'existence d'anticorps dirigés contre les antigènes (comme l'antigène D) du groupe sanguin dont l'organisme est lui-même dépourvu (voir le chapitre 16 pour plus d'informations sur le Rhésus et ses implications dans les incompatibilités sanguines fœto-maternelles).
- **Numération sanguine**. Cet examen permet de détecter une éventuelle anémie, autrement dit un faible taux de globules rouges, et de contrôler le nombre de plaquettes (essentiel pour la coagulation du sang).
- **Sérologie de la syphilis**. La syphilis est une maladie sexuellement transmissible. Le test de dépistage est très précis mais donne parfois un résultat positif erroné si la personne est atteinte d'une autre affection, comme le lupus ou le syndrome des anticorps anti-phospholipides (voir le chapitre 17). Toutefois, ce type de faux résultats positifs est extrêmement rare. En cas de résultat douteux, le diagnostic sera confirmé par la réalisation d'un examen plus spécifique. Ce dépistage est obligatoire en France.

- **Hépatite B**. Test de dépistage des différents virus de l'hépatite. Il en existe plusieurs, mais le virus de l'hépatite B est susceptible d'être présent dans l'organisme en l'absence de symptômes.
- **Sérologie de la Rubéole**. La plupart des femmes sont vaccinées contre la rubéole ou bien elles l'ont attrapée dans leur enfance puis ont développé des anticorps. Le dépistage est pratiqué lors de la première visite prénatale. Les femmes non immunisées devront éviter tout contact avec des personnes contagieuses et se faire vacciner juste après l'accouchement.
- **VIH. Le dépistage du sida est conseillé pendant la grossesse**. Il existe aujourd'hui des traitements qui permettent de réduire les risques de transmission du virus au bébé et de ralentir l'évolution de la maladie chez la mère. Il est important de connaître sa sérologie en matière de VIH. Ce test est fréquemment effectué dans la foulée des autres analyses sanguines prénatales.
- **Toxoplasmose**. La toxoplasmose est une infection parasitaire bénigne sauf chez la femme enceinte, car il existe un risque de transmission pour le fœtus. C'est pourquoi il est nécessaire de contrôler votre immunité (voir le chapitre 17).

Lors de la première consultation prénatale, les médecins prescrivent parfois également les examens suivants :

- **Test de tolérance au glucose**. Ce test est généralement pratiqué entre la 24e et la 28e semaine. Le médecin pourra toutefois vous le prescrire au premier trimestre si vous présentez un risque plus élevé de développer un diabète gestationnel. Consultez le chapitre 8 pour de plus amples renseignements sur la façon dont se déroule cet examen et le chapitre 17 pour connaître l'importance du traitement contre le diabète gestationnel.
- **Varicelle**. Si vous ne vous souvenez pas d'avoir attrapé la varicelle dans votre enfance, le médecin voudra peut être contrôler votre immunité (voir le chapitre 17).
- **Cytomégalovirus (CMV)**. Dépistage facultatif en France, car il s'agit d'une infection fréquente chez les enfants en bas âge. Toutefois, si vous n'êtes pas immunisée contre le CMV, vous devrez prendre quelques précautions jusqu'à la fin de la grossesse. Comme pour la toxoplasmose et la varicelle, il s'agit de contrôler votre immunité (voir le chapitre 17).

Examen des urines

Chaque consultation prénatale, y compris la première, comprend une analyse d'urine. Le médecin obtiendra ainsi des informations sur la présence éventuelle de glucose (détection d'un diabète gestationnel) et de protéine (pré-éclampsie).

Échographie

L'échographie est une technique d'imagerie médicale par ultrasons. *A priori*, les ultrasons sont sans danger pour le bébé. Trois échographies sont obligatoires et remboursées par la Sécurité sociale en France. La première a lieu entre la 11e et la 13e semaine, d'abord par voie externe (sonde sur le ventre) puis par voie endovaginale (sonde dans le vagin), pour une meilleure visibilité du fœtus.

RELAX !

Certaines femmes s'inquiètent à l'idée de subir une échographie endovaginale, car elles craignent que la sonde insérée dans le vagin ne blesse le bébé. Rassurez-vous, ces craintes (quoique naturelles) sont totalement infondées. La sonde ne peut en aucun cas blesser le fœtus.

La première échographie obstétricale apporte les informations suivantes :

- **Date exacte de l'accouchement** : grâce à l'échographie, il sera possible de mesurer le fœtus pour déterminer son âge réel. Si la longueur cranio-caudale (mesure du sommet du crâne jusqu'aux fesses, voir figure 5.2) révèle un écart de plus de trois ou quatre jours par rapport à la date calculée, le médecin pourra décider de la modifier. La première échographie est plus efficace que les suivantes pour confirmer ou établir la date exacte de la conception et donc du terme de la grossesse.
- **Viabilité du fœtus** : autour de la 12e semaine, le cœur du fœtus est tout à fait détectable à l'échographie et le risque de fausse couche a considérablement diminué (environ 3 %). Pratiquée avant la 5e semaine, l'échographie ne permet pas de visualiser le fœtus (trop petit).
- **Anomalies fœtales** : en général, il faut attendre la deuxième échographique pour pouvoir détecter d'éventuelles malformations morphologiques du fœtus, mais certaines complications sont déjà repérables à la 12e semaine. Le cerveau, la colonne vertébrale, les membres, l'abdomen et l'appareil urinaire sont déjà formés en grande partie. La présence d'un épaississement au niveau de la nuque du fœtus indique parfois un risque d'anomalie génétique ou chromosomique.
- **Nombre de fœtus** : cette première échographie permettra de repérer une éventuelle grossesse multiple. L'apparence de la membrane séparant chaque fœtus et l'emplacement des placentas permettront de déterminer si les fœtus partagent un même placenta ou disposent chacun du leur (voir le chapitre 15). En cas de grossesse gemellaire, cette échographie est importante pour différencier les vrai des faux jumeaux.
- **État des ovaires** : l'échographie sert également à mettre en évidence d'éventuels anomalies ou kystes ovariens. Elle révèle parfois l'existence d'un petit kyste lutéal. Ce kyste se forme à l'endroit où l'ovule a été libéré et disparaîtra au bout de trois ou quatre mois. Deux autres types de kystes, dermoïde et simple, sans lien avec la grossesse, peuvent être détectés à l'échographie.
- **Présence de myomes** : également appelés fibromes, ces tumeurs sont des excroissances bénignes des muscles de l'utérus (voir le chapitre 17).
- **Emplacement du fœtus** : il arrive parfois que le fœtus se développe hors de l'utérus. On parle alors de grossesse extra-utérine (voir la partie « Grossesse extra-utérine » plus loin dans ce chapitre).

Identifier les signes d'éventuelles complications

Pour chaque trimestre, il existe des symptômes qui laissent augurer d'une éventuelle complication de la grossesse. Les parties suivantes abordent les problèmes que vous pourrez rencontrer au cours du premier trimestre et leurs conséquences sur la grossesse.

Saignement

Les femmes enceintes constatent parfois un léger saignement au début de la grossesse. Celui-ci est moins abondant que les règles et ne dure qu'un ou deux jours. Appelé saignement d'implantation, il se déclenche lorsque l'ovule fécondé vient se nicher dans la paroi utérine. Ce saignement n'est absolument pas inquiétant, mais de nombreuses femmes l'interprètent comme l'arrivée de leurs règles.

RELAX !

Un saignement peut survenir également à un stade plus avancé du premier trimestre sans qu'il s'agisse pour autant d'une fausse couche. Une femme sur trois environ constate un saignement au premier trimestre (notamment dans le cas d'une grossesse multiple), or la majorité d'entre elles mettent au monde des bébés en parfaite santé. Si l'écoulement sanguin est rouge vif, l'hémorragie est récente alors que des tâches brunâtres correspondent à un sang plus ancien. La plupart du temps, une échographie ne permet pas de détecter l'origine du saignement. En revanche, elle révèle parfois la présence d'une collection de sang derrière le placenta, ce qui signifie que le placenta s'est légèrement décollé par endroits. La résorption de l'hématome prend parfois plusieurs semaines, d'où le saignement.

ATTENTION !

Dans certains cas, ces saignements indiquent l'imminence d'une fausse couche (voir la partie suivante). Ils s'accompagnent alors de contractions abdominales. N'oubliez pas que les saignements surviennent chez la plupart des femmes enceintes et que la majorité d'entre elles mènent leur grossesse à terme.

ALLÔ, DOCTEUR ?

Quoi qu'il en soit, il est toujours préférable d'en parler à votre médecin. Si le saignement est peu abondant et ne s'accompagne pas de contractions abdominales, il n'y a aucune urgence. Si vous saignez abondamment (bien plus que pendant les règles), prévenez rapidement votre médecin. Il souhaitera vous examiner et même pratiquer une échographie afin d'identifier l'origine du saignement et de s'assurer de la viabilité de l'embryon. La plupart du temps, les médecins ne peuvent rien faire pour arrêter le saignement. Ils conseillent à leurs patientes de se reposer quelques jours et d'éviter tout effort physique, le sport et les rapports sexuels.

Fausse couche

Seule une grossesse sur cinq se termine par une fausse couche, souvent avant même d'avoir été repérée. Si une fausse couche survient en tout début de grossesse, vous penserez sans doute que vous avez vos règles. La moitié du temps, des anomalies chromosomiques de l'embryon sont à l'origine de la fausse couche. Dans 20 % des cas, l'embryon présente des malformations trop petites pour être décelées à l'échographie.

La fausse couche provoque des douleurs abdominales et des saignements. Lorsque les contractions sont plus douloureuses que pendant les règles, cela signifie que la femme est en train d'expulser tous les tissus à l'intérieur de l'utérus (fœtus, placenta). Pour ce type de fausse couche, dite complète, le médecin n'a pratiquement rien à faire. En revanche, lorsque la grossesse s'est arrêtée mais que tous les tissus n'ont pas été expulsés, le médecin peut être amené à vous prescrire des médicaments pour aider à la fin de l'explusion. Plus rarement, il vous fera faire une aspiration sous anesthésie locale ou générale selon l'avancement de la grossesse. Cette décision est à prendre par le médecin, en fonction de ses habitudes.

Il arrive plus rarement que la grossesse n'évolue plus, sans qu'aucun symptôme ne permette de le savoir. En début de grossesse, il n'est pas nécessaire de procéder à une aspiration. En revanche, si ce phénomène survient en fin de premier trimestre, il faudra procéder à une aspiration pour réduire le risque de saignement abondant ou d'expulsion incomplète des tissus.

Malheureusement, la plupart des fausses couches ne peuvent être évitées. Dans la majorité des cas, il s'agit même d'un processus naturel d'élimination d'un embryon mal formé. Par ailleurs, une fausse couche ne signifie pas que vous ne pourrez plus avoir d'enfant. Même pour les femmes qui ont eu deux fausses couches consécutives, les chances de se retrouver enceintes et de mener la grossesse à terme sans traitement spécifique sont de 70 % !

Les femmes ayant déjà vécu deux ou trois fausses couches consécutives doivent parfois subir un examen approfondi afin d'en déterminer la cause et de traiter le problème. Après une troisième fausse couche, les tissus du placenta ou du fœtus peuvent être envoyés au laboratoire pour analyse, le résultat permettant souvent de rassurer les futures mamans.

Grossesse extra-utérine

On parle de grossesse extra-utérine lorsque l'œuf se niche hors de l'utérus. Il s'implante alors dans l'une des trompes de Fallope (les plus fréquentes), sur un ovaire, dans l'abdomen ou le col de l'utérus (exceptionnelles). Les grossesses extra-utérines sont problématiques et représentent un danger pour la mère. Heureusement, elles sont détectables à l'échographie.

ALLÔ, DOCTEUR ?

Les saignements, les douleurs abdominales, les vertiges et les évanouissements sont autant de signes indicateurs d'une possible grossesse extra-utérine. Si vous n'avez aucun de ces symptômes, seule une échographie permettra de repérer cette anomalie. Le médecin prendra la décision appropriée, en fonction de l'emplacement de l'embryon, de l'avancement de la grossesse et de votre état personnel. Il lui sera malheureusement impossible de déplacer l'embryon pour le fixer dans l'utérus afin que la grossesse se poursuive normalement.

Et le papa dans tout ça ?

Que se passe-t-il dès le premier trimestre ?

Les premiers moments de surprise et de joie passés, vous découvrez très rapidement les réalités du 1er trimestre. Votre compagne se sent très fatiguée et semble avoir constamment besoin d'uriner. Elle souffre aussi sans doute de nausées matinales plus ou moins prononcées (voir le chapitre 5). Pensez à la décharger un peu des tâches quotidiennes de la maison, en vous occupant des courses, du ménage et de la cuisine notamment, afin qu'elle puisse se reposer davantage. Les nausées sont pénibles à vivre, aussi, sachez vous montrer compréhensif si elle ne supporte soudain plus les odeurs de cuisine ! Entourez-la le plus possible, redoublez d'attention et gardez votre sens de l'humour, surtout si elle vous réveille en pleine nuit pour vous demander d'aller lui acheter une barquette de fraises ou un gros éclair au chocolat !

Essayez de vous libérer pour l'accompagner lors des visites prénatales. Votre présence est rassurante pour votre compagne et vous pourrez aussi répondre éventuellement à certaines questions sur vos propres antécédents médicaux. Et peut-être avez-vous vous-même des questions à poser au médecin.

Chapitre 6

Le deuxième trimestre

Dans ce chapitre :

- La croissance du bébé
- La grossesse vous va si bien !
- Les signes annonciateurs d'éventuelles complications

Le deuxième trimestre, compris entre la 13e et la 26e semaine, est le plus agréable de la grossesse. Les sensations de nausée et de fatigue se sont estompées, vous vous sentez plus dynamique et plus à l'aise dans votre corps. C'est une période riche en émotions car vous allez sentir le bébé bouger et autour de vous, on commence enfin à remarquer que vous êtes enceinte ! Au cours du deuxième trimestre, de nouvelles analyses de sang, des examens cliniques et une deuxième échographie vous seront prescrits afin de contrôler la santé et la croissance du fœtus. Passés les trois premiers mois, vous prenez réellement conscience que vous allez bientôt avoir un bébé, d'autant plus que vous pouvez désormais annoncer sans crainte la bonne nouvelle à votre entourage (famille, amis, collègues de travail).

La croissance du bébé

Le fœtus grandit très vite au deuxième trimestre (voir figure 6.1). Sa taille passe de 8 cm environ à la 13e semaine à 35 cm à la fin de la 26e semaine et il pèse près d'un kilogramme. Entre la 14e et la 16e semaine, les membres s'allongent pour former les bras et les jambes. Le fœtus coordonne déjà ses mouvements, visibles à la deuxième échographie. Entre la 18e et la 22e semaine, vous commencerez à sentir le bébé bouger dans votre ventre à certains moments de la journée.

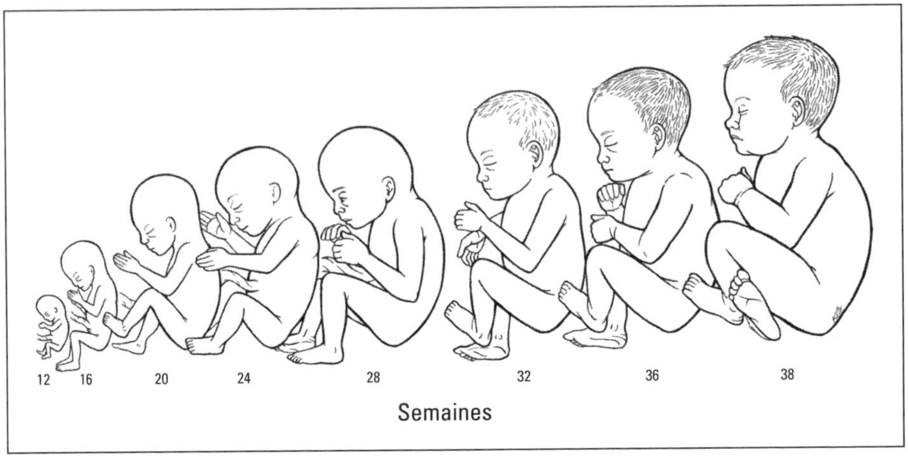

Figure 6.1 : La croissance du fœtus au cours du deuxième trimestre (13e à 26e semaine) est fulgurante.

La tête du bébé n'est plus aussi disproportionnée par rapport au corps, comme au premier trimestre, les os se solidifient et sont visibles à l'échographie. Au début du deuxième trimestre, le fœtus a l'air d'un extra-terrestre (vous vous souvenez de E.T. ?), mais à la 26e semaine, il ressemble déjà plus à un bébé humain.

Le fœtus réalise toutes sortes d'activités identifiables. Non seulement il bouge, mais il dort à intervalles réguliers, entrecoupés de périodes d'éveil, entend et déglutit. Ses poumons se développent considérablement entre la 20e et la 25e semaine. Au bout de 24 semaines, les cellules pulmonaires sécrètent une substance chimique, le surfactant, qui empêche les poumons de se rétracter. Entre la 26e et la 28e semaine, les yeux s'ouvrent et un fin duvet appelé lanugo recouvre sa tête et son corps. La graisse commence à s'accumuler sous sa peau et son système nerveux central se développe de manière spectaculaire.

À la 24e semaine, le fœtus est viable, ce qui signifie que s'il naissait à ce moment, il aurait une chance de survie, à condition d'être placé en couveuse. De nos jours, un bébé prématuré né à 28 semaines (près de trois mois avant terme) et placé en unité de soins intensifs, a de grandes chances de s'en sortir.

C'est la période où vous sentez le bébé bouger en vous pour la première fois. Déceler les mouvements du bébé n'est pas une chose facile. Bon nombre de femmes perçoivent des petites ondes qui correspondent aux phases d'éveil du fœtus, entre la 16e et la 20e semaine. Ces premières sensations peuvent ressembler à une impression de gargouillement intestinal, mais vous ferez vite la différence ! Entre la 20e et la 22e semaine, les mouvements du fœtus sont plus faciles à identifier, mais ils restent irréguliers. Ce n'est qu'au troisième trimestre qu'ils vont s'harmoniser.

La perception des mouvements du fœtus diffèrent d'une femme à l'autre. Vous le sentirez peut-être davantage la nuit, comme s'il souhaitait déjà vous préparer aux nuits blanches qui vous attendent après sa naissance ! Vous êtes en fait plus calme et donc plus attentive pendant la nuit. Les femmes qui ont déjà eu des enfants repèrent les mouvements du fœtus plus tôt.

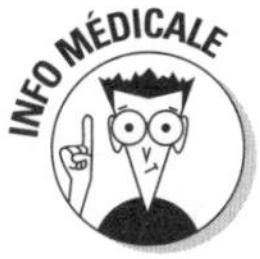

Si vous n'avez pas senti bouger le fœtus du tout au bout de 22 semaines, parlez-en à votre médecin. Il arrive parfois que le placenta soit implanté sur la paroi antérieure de l'utérus, entre le fœtus et votre peau. Il agit comme un coussin et retarde le moment où vous pourrez enfin sentir le bébé.

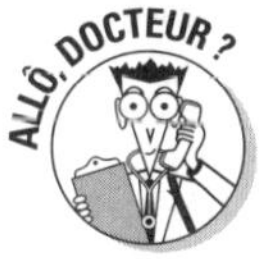

Entre la 26e et la 28e semaine, si vous avez l'impression que le bébé bouge moins que d'habitude, consultez le médecin. À ce stade, vous devriez le sentir bouger au moins six fois par heure après avoir déjeuné. Si vous n'êtes pas sûre que le fœtus bouge normalement, allongez-vous sur le côté gauche et comptez les mouvements. Si le bébé bouge (tous les mouvements comptent) au moins six fois dans l'heure, vous pouvez être rassurée. Sinon, mieux vaut prévenir le médecin.

Comprendre les transformations de votre corps

À la 12e semaine, votre utérus commence à sortir du bassin. Le médecin sent le fond de l'utérus à travers la paroi abdominal. À la 20e semaine, le fond de votre utérus atteint votre nombril. À chaque semaine, votre utérus grossira d'environ 1 cm. À l'aide d'un ruban de couturière, le médecin mesure la distance qui sépare le pubis du fond de l'utérus afin de connaître la hauteur utérine (voir le chapitre 3) et contrôler la croissance du bébé. Si le ventre de la femme enceinte s'arrondit en général à la 16e semaine, certaines affichent leur grossesse dès la 12e semaine, tandis que d'autres devront attendre jusqu'à 28 semaines.

La taille du ventre n'a pas grand-chose à voir avec la plupart de vos symptômes, mais plutôt avec la croissance du bébé et l'adaptation de votre corps à la grossesse. Nous allons passer en revue les différents symptômes susceptibles de survenir au cours de ce trimestre.

Étourderies et maladresses

Joanne a dû attendre d'être enceinte pour se rendre compte que perdre ses clefs, se cogner aux meubles et laisser tomber des objets étaient finalement des effets secondaires de la grossesse ! Il n'y a pas d'explication médicale à ces situations, vécues pourtant par de nombreuses femmes. Si tel est votre cas, ne vous inquiétez pas. Vous n'êtes pas en train de perdre la boule. Considérez plutôt que vous avez enfin une bonne excuse pour oublier l'anniversaire de votre meilleure amie ! Tout rentrera dans l'ordre après la naissance du bébé.

Flatulences

Au cours de ce trimestre, vous allez sûrement remarquer la tendance intempestive de votre corps à produire et expulser des gaz aux moments les plus inopportuns (vous allez enfin pouvoir faire des concours avec votre partenaire !). Malheureusement, il n'y a pas grand-chose à faire pour y remédier, le plus sage consistant à les expulser aussi souvent que nécessaire, afin d'éviter une éventuelle constipation (voir le chapitre 5) qui ne ferait qu'aggraver la situation. Faites attention à votre alimentation et évitez les repas copieux afin de réduire les ballonnements.

S'habiller pendant la grossesse

L'industrie de la mode a enfin reconnu aux femmes enceintes le droit de continuer à se sentir bien dans leurs vêtements, sans être obligées de s'affubler de ces affreuses tuniques informes d'autrefois. Il y a celles qui se ruent dans les boutiques alors que d'autres espèrent tenir le plus longtemps possible dans leurs tenues. Souvenez-vous que la grossesse ne dure qu'un temps. Voici quelques conseils :

- Ne faites pas de prévisions sur le long terme, achetez uniquement les tenues dont vous avez besoin actuellement, en veillant à les choisir en fonction de leur capacité à suivre votre évolution physique.
- N'hésitez pas à accepter des vêtements offerts par des tiers. Les habits de grossesse servent si peu souvent que vos amies seront sûrement heureuses que vous les portiez un peu à votre tour.
- Ne négligez pas les dépôts-ventes, les vêtements d'occasion et les brocantes.
- Si vous avez des difficultés à trouver des vêtements de grossesse à votre goût, sachez que vous pouvez parfaitement vous habiller en pantalon à taille élastique (caleçon ou fuseau) et T-shirt long.
- En revanche, ne lésinez pas sur l'achat d'une paire de chaussures confortables et de soutiens-gorge adaptés. Il n'y a pas que la poitrine qui double de volume, vos pieds aussi risquent d'enfler pendant la grossesse.
- Pas de recommandation particulière concernant les culottes. Le modèle bikini est pratique et seyant, sous un ventre bombé. L'essentiel est que vous soyez à l'aise, sans avoir le ventre comprimé. Privilégiez le coton.

Pousse des cheveux et des ongles

Pendant la grossesse, vos ongles des pieds et des mains durcissent et se mettent à pousser à une vitesse surprenante. Les soins de manucure sont sans danger si vous faites appel à un professionnel et plutôt une source de détente, alors profitez-en !

Les changements hormonaux sont également responsables de la pousse plus rapide des cheveux. Certaines femmes ont même constaté que des poils leur poussaient sur le visage ou le ventre, par exemple… L'épilation à la pince, la cire ou le rasoir ne posent pas de problème. En revanche, évitez les crèmes épilatoires qui contiennent des agents chimiques. Enfin, rassurez-vous, tout rentrera dans l'ordre après l'accouchement.

Brûlures d'estomac

Les brûlures d'estomac sont très fréquentes puisque la progestérone, l'une des deux hormones de grossesse, ralentit la digestion et détend le sphincter à la jonction entre l'œsophage et l'estomac, qui empêche habituellement la remontée des sucs gastriques. En outre, l'utérus en grossissant appuie sur l'estomac, ce qui entraîne une remontée d'acides dans l'œsophage (voir figure 6.2).

Voici quelques conseils pour soulager les brûlures d'estomac :

- Mangez en petites quantités et plusieurs fois par jour.
- Ayez toujours un antiacide dans votre sac lorsque vous sortez.
- Ayez toujours un paquet de biscuits avec vous, pour grignoter lorsque vous sentirez des aigreurs et neutraliser les gaz.
- Évitez les aliments épicés, les graisses et le chocolat.
- Évitez de manger juste avant de vous coucher car les brûlures d'estomac surviennent plus facilement en position allongée. Calez plusieurs oreillers sous votre tête pour dormir.
- Si ces brûlures d'estomac vous font vraiment souffrir, parlez-en au médecin qui vous prescrira un traitement efficace et sans danger pour le bébé.

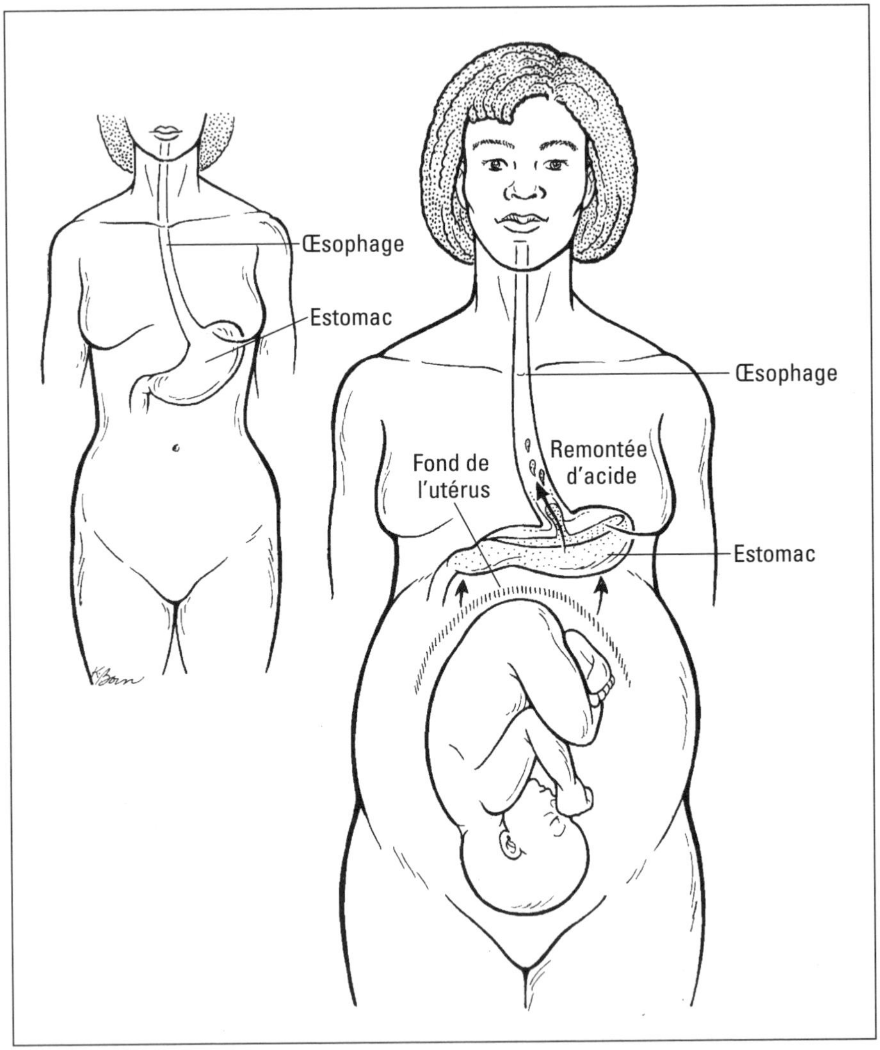

Figure 6.2 : Le fœtus grandit, votre utérus appuie sur l'estomac et l'œsophage, faisant parfois remonter les sucs gastriques.

Douleurs dans l'aine

RELAX !

Entre la 18e et la 24e semaine, certaines femmes ressentent une douleur aiguë ou sourde au niveau de l'aine, sur un ou deux côtés, qui tend à s'atténuer en position allongée. C'est l'utérus qui prend de plus en plus de place dans le ventre et provoque ces douleurs ligamentaires aiguës. Ce phénomène disparaît fort heureusement en général après la 24e semaine.

Au milieu du deuxième trimestre environ, vous ressentirez peut-être des douleurs ou des contractions légères et de courte durée. Il s'agit des contractions de Braxton-Hicks qui ne sont absolument pas dangereuses, car elles ne modifient pas le col de l'uterus. Elles se remarquent davantage en marchant ou en faisant un effort physique et disparaissent au repos. Si elles deviennent douloureuses et régulières (plus de six en une heure) ou plus de dix par jour, consultez votre médecin.

Congestion nasale

L'augmentation du volume sanguin pendant la grossesse peut vous donner l'impression d'un encombrement nasal ou de manquer d'air. Un écoulement nasal postérieur peut vous faire tousser. Privilégiez les solutions salines en vaporisation nasale, sans danger pour le fœtus et pensez à humidifier l'air des pièces climatisées. Il existe également des décongestionnants en vaporisateur nasal, à toutefois ne pas utiliser de manière prolongée pour éviter d'aggraver la congestion. Une prise de poids excessive augmente le ronflement. Si votre partenaire se plaint de vos ronflements intempestifs (effet secondaire de la congestion nasale), offrez-lui une paire de Boules Quies !

Saignements du nez et des gencives

En raison d'un volume sanguin plus important dans tout votre corps, vous constaterez peut-être de légers saignements du nez ou des gencives. Ces saignements s'arrêtent d'eux-mêmes, mais vous pouvez aussi comprimer légèrement la narine qui saigne. Si les saignements sont abondants ou fréquents, consultez le médecin.

ASTUCE

Si vos gencives saignent, achetez une brosse à dents plus douce, faites des bains de bouche.

Les modifications de la peau

Décidément, pendant votre grossesse, les hormones vous en font voir de toutes les couleurs ! Votre peau va connaître de nombreux changements (voir figure 6.3) que vous accepterez avec philosophie, sachant que tous ces troubles disparaîtront après la naissance du bébé.

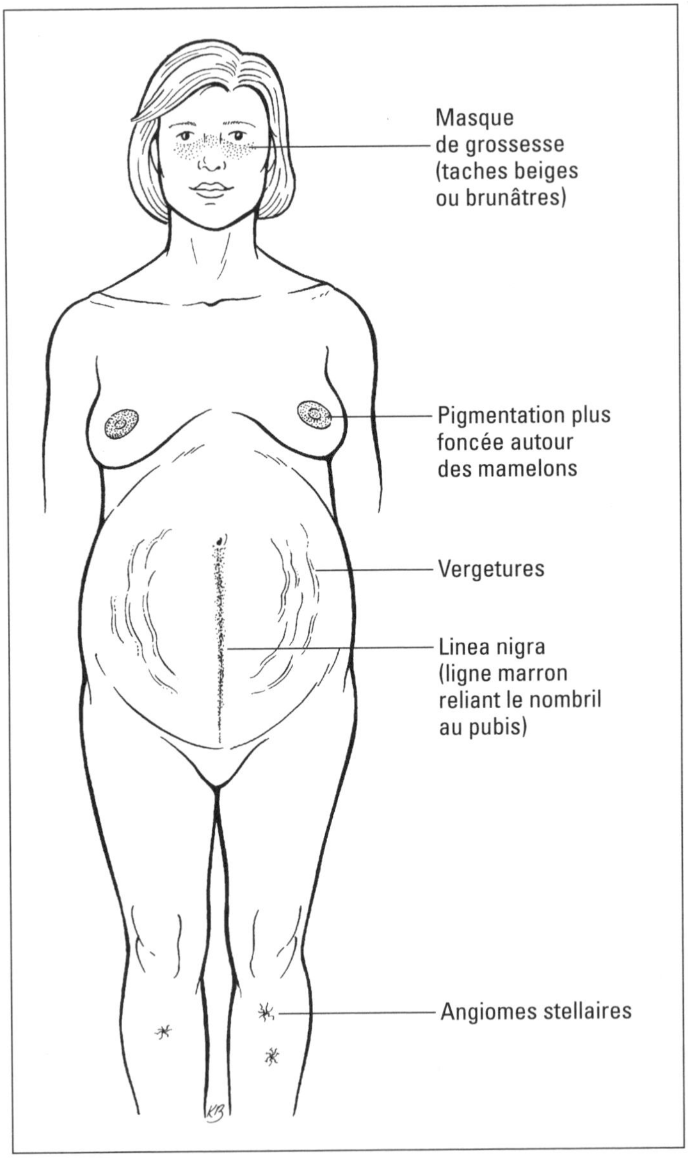

Figure 6.3 : Modifications courantes de la peau chez une femme enceinte

- Apparition d'une *linea nigra*, une ligne foncée reliant le nombril au pubis. Très visible chez les brunes, elle se distingue à peine chez les femmes à peau claire.
- Le masque de grossesse est une pigmentation plus foncée au niveau des joues, du nez et des yeux (en forme de masque). Protégez-vous du soleil pour éviter que ces taches ne foncent davantage.

- Apparition d'une rougeur sur la paume de la main (érythème palmaire), d'origine hormonale. Elle n'est pas dangereuse et s'estompera d'elle-même après l'accouchement.
- Les angiomes sont également fréquents pendant la grossesse, bien qu'on ne sache pas véritablement pourquoi ils se développent. Ils ont de fortes chances de s'estomper ou de disparaître après l'accouchement, c'est pourquoi vous n'êtes pas obligée de courir chez le dermatologue pour les faire enlever, à moins qu'ils ne vous gênent terriblement.
- Les vergetures sont fréquentes. La rupture de l'élastine de la peau explique l'apparition des vergetures. Les peaux très blanches et très jeunes en feraient plus que les autres qui sont moins élastiques. Une prise de poids excessive favorise aussi l'apparition des vergetures.

Les visites de contrôle

Au deuxième trimestre, une consultation prénatale est obligatoire chaque mois jusqu'à la fin de la grossesse. Ces visites de contrôle servent à surveiller votre poids, votre tension artérielle, vos urines, l'état du col et le rythme cardiaque du bébé. N'hésitez pas à poser au médecin toutes les questions qui vous préoccupent (mouvements du fœtus, cours de préparation à l'accouchement, prise de poids, symptômes gênants, etc.).

Il vous prescrira un certain nombre d'examens biologiques afin de s'assurer qu'aucune complication (diabète, anémie ou malformations fœtales) ne perturbe votre grossesse. Vous passerez la deuxième échographie, celle qui permet d'étudier la morphologie des organes du bébé, accessoirement connaître son sexe, de contrôler sa croissance et la quantité de liquide amniotique. Consultez le chapitre 8 pour de plus amples renseignements sur les examens du deuxième trimestre.

Les symptômes préoccupants

Dans cette partie, nous allons passer en revue certaines complications qui surviennent au deuxième trimestre et les symptômes à signaler à votre médecin.

Saignement

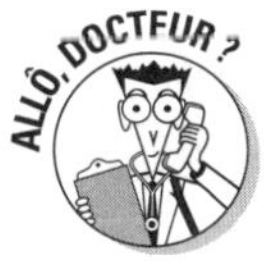

Les saignements du deuxième trimestre peuvent avoir plusieurs origines : anomalie du placenta (*placenta praevia au bas inséré*), accouchement prématuré, anomalie utérine ou un décollement prématuré du placenta (voir le chapitre 17). Parfois la cause reste inconnue. Si vous avez des pertes de sang, cela ne signifie pas automatiquement que vous allez faire une fausse couche, mais vous devriez consulter le médecin pour plus de sécurité. En général, il vous fera une échographie, et verifira au monitoring que vous n'avez pas de contractions. Les saignements augmentent parfois le risque d'accouchement prématuré, c'est pourquoi il souhaitera peut-être surveiller de plus près votre grossesse.

Anomalies fœtales

La plupart des grossesses évoluent normalement, mais 2 à 3 % des enfants naissent avec des malformations congénitales. Si la plupart de ces malformations sont mineures, d'autres entraînent de sérieuses complications pour le nouveau-né. Elles sont dues à des anomalies chromosomiques, à des malformations anatomiques ou morphologiques. Par exemple, certains nouveau-nés présentent une déficience cardiaque ou une malformation des reins, de la vessie ou du tube digestif. Bon nombre de ces problèmes (mais pas tous) sont détectables à l'échographie (voir le chapitre 8). Dans une telle situation, l'essentiel est de réunir toutes les informations disponibles afin de définir les traitements possibles. Cependant gardez à l'esprit que même les meilleurs spécialistes ne vous diront pas tout ce que vous attendez, et parfois ne se prononceront qu'après la naissance.

Béance du col de l'utérus

Entre la 16e et la 24e semaine, certaines femmes présentent une béance du col de l'utérus. Le col s'ouvre et se dilate sans déclencher de contractions, mais avec un risque réel de fausse couche ou d'accouchement prématuré. Votre médecin en éxaminant le col peut détecter une béance du col. L'échographie par voie vaginale permet de mesurer la longueur du col et l'ouverture de l'orifice interne. L'origine de cette anomalie est souvent congénitale et peut être la conséquence de l'exposition de la mère à des facteurs de risque tels que :

- **Exposition au Distilbène® (D.E.S.)** : le D.E.S. (diéthylstilbestrol) est un médicament qui était prescrit aux femmes enceintes jusqu'en 1977 en France pour prévenir les fausses couches. Il s'est révélé nocif pour les enfants exposés in utero et notamment pour les filles (malformations congénitales de l'utérus, des trompes de Fallope ou béance du col utérin). Du fait de ces anomalies, bon nombre de ces femmes ont de grandes difficultés à être enceintes et à mener une grossesse à terme.
- **Traumatisme du col** : d'après certaines études, il semble que les multiples interruptions volontaires de grossesse ou une conisation du col pour traitement des dysplasie entraînent une béance du col de l'utérus. Une déchirure importante du col de l'utérus lors d'un précédent accouchement est une autre cause possible.

- **Grossesse multiple** : les grossesses multiples (triplés et plus) induiraient un risque plus élevé de béance du col de l'utérus. Ces grossesses font l'objet d'une controverse : certains obstétriciens sont favorables à un cerclage du col (voir explication ci-dessous) systématique de toutes les femmes ayant eu des triplés (ou plus) alors que d'autres estiment qu'il ne doit être prescrit qu'en cas de risque majeur de béance du col utérin. Les femmes ayant subi une réduction embryonnaire (voir le chapitre 15) présentent parfois un risque plus élevé de béance du col utérin, mais le cerclage n'est pas conseillé dans leur cas.
- **Antécédent de béance du col utérin** : les femmes ayant déjà eu une béance du col de l'utérus risquent de voir cette anomalie se répéter à la grossesse suivante.

Dans le cas où une béance du col utérin est détectée, votre médecin vous mettra au repos. Certains médecins effectueront un cerclage, à l'aide d'un fil, afin de resserrer l'ouverture du col de l'utérus. Le cerclage est pratiqué en général entre la 12e et la 14e semaine, parfois plus tard en cas d'urgence. Cette intervention nécessite l'hospitalisation de la femme enceinte pour la journée, car elle s'effectue sous anesthésie locale.

Les femmes dont le col de l'utérus a été cerclé observent parfois des pertes vaginales plus abondantes. Si vous devez subir cette intervention, renseignez-vous auprès de votre médecin afin de savoir si vous devez limiter vos efforts physiques, vos rapports sexuels et rester le plus souvent allongée. Les complications liées au cerclage décidé à titre préventif (par opposition au cerclage d'urgence) sont rares mais comprennent des infections, des contractions, une rupture des membranes, des saignements et une fausse couche.

Identifier d'éventuelles complications

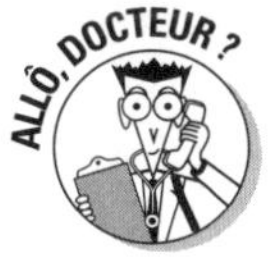

Si vous avez l'un des symptômes énumérés ci-dessous, n'hésitez pas à consulter votre médecin :

- Saignement
- Sensation de lourdeur abdominale inhabituelle
- Contractions régulières ou violentes
- Absence de mouvements normaux du fœtus
- Forte fièvre
- Fortes douleurs abdominales

Et le papa dans tout ça ?

Le deuxième trimestre, la période des transformations physiques

« Tu trouves pas que je suis grosse et moche ? » Le corps de votre compagne se transforme et s'arrondit, et vous risquez bien d'entendre cette question plus d'une fois au 2e trimestre. Un bon conseil : répondez sans l'ombre d'une hésitation, « mais pas du tout ma chérie, tu es la plus belle ».

Profitez au maximum de cette période, souvent la plus agréable pour les deux parents. Les nausées du matin ont disparu, votre compagne est moins fatiguée et commence à sentir bouger le bébé. Vous pouvez vous aussi sentir ses mouvements en plaçant vos mains sur son ventre. C'est au cours de ce trimestre qu'a lieu l'échographie destinée à vérifier l'anatomie du bébé.

Essayez d'assister à cette échographie (voir le chapitre 23) : vous découvrez le visage de votre bébé, ses mains et ses pieds et vous pouvez le voir bouger pour la première fois. C'est généralement une expérience extraordinaire pour les parents, qui prennent ainsi pleinement conscience de la réalité de ce petit être.

À la fin du deuxième trimestre commencent les cours de préparation à l'accouchement. Allez-y avec votre compagne, ils sont spécialement conçus pour les deux parents. Vous apprendrez à assister au mieux votre compagne pendant le travail et l'accouchement. Profitez-en aussi pour poser toutes les questions que vous avez sur cette ultime phase, qui ne manque certainement pas de vous inquiéter !

Chapitre 7

Le troisième trimestre

Dans ce chapitre :

- Retour à la réalité : le bébé veut sortir !
- S'adapter aux transformations physiques
- La préparation à l'accouchement
- Quand faut-il s'inquiéter ?
- Prête pour le jour J

Vous êtes fin prête pour entamer le troisième acte : le dernier trimestre de votre grossesse ! À ce stade, vous êtes parfaitement à l'aise avec votre gros ventre, les nausées du matin ont disparu depuis longtemps et vous avez appris à reconnaître et à apprécier les mouvements du bébé à l'intérieur de votre corps. Au cours de ce trimestre, le fœtus poursuit son développement et votre médecin contrôle régulièrement l'évolution de la grossesse. Vous commencez les préparatifs en prévision du nouveau venu (pose des congés maternité, inscription à des cours de préparation à l'accouchement, etc.).

Le bébé se prépare pour le grand jour

À 28 semaines, votre bébé mesure environ 35 cm et pèse près de 1,135 kg. À la fin du troisième trimestre, au bout des 40 semaines de grossesse, c'est-à-dire à la date présumée de l'accouchement, il mesure 50 cm et pèse entre 2,7 et 3,6 kg. Au cours des trois derniers mois, le fœtus arrive à maturation, il grossit et certains organes (comme le système nerveux central) se développent encore. Les bras et les jambes prennent une allure potelée, la peau s'épaissit et s'adoucit.

Au troisième trimestre, le fœtus est moins vulnérable aux infections et aux effets secondaires des médicaments, quoique certains agents risquent encore d'influer sur son développement. Au cours des deux derniers mois, le bébé se prépare à passer de la vie intra-utérine au monde extérieur. Les transformations sont moins spectaculaires qu'au début de la grossesse, mais les processus de maturation et de croissance qui s'opèrent à présent sont essentiels.

Entre 28 et 34 semaines, le fœtus change de position et se prépare à sortir (présentation par la tête, voir figure 7.1). De cette manière, les fesses et les jambes (les parties les plus volumineuses de son corps) occupent la partie la plus spacieuse de l'utérus, au fond. Dans environ 4 % des grossesses simples, le bébé se présente par le siège (les fesses) ou en position transversale (voir la partie « Quand faut-il s'inquiéter ? » plus loin dans ce chapitre).

Au bout de 36 semaines, la croissance du bébé ralentit et le liquide amniotique atteint son volume maximal. Il va commencer à baisser car l'irrigation des reins du fœtus diminue avec le vieillissement du placenta et le bébé produit moins d'urine (et donc moins de liquide amniotique). Lors des dernières consultations prénatales, le médecin contrôle le volume du liquide amniotique par échographie ou en palpant l'abdomen de la femme afin de s'assurer que tout se passe bien.

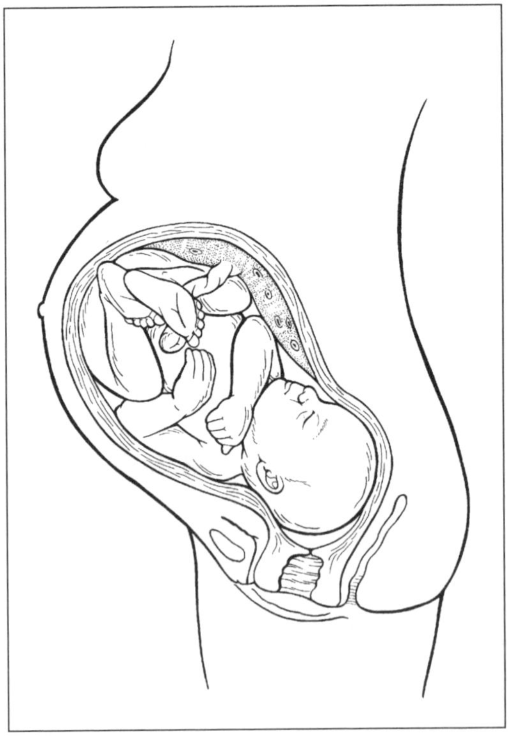

Figure 7.1 : Vue du fœtus à l'intérieur de l'utérus au troisième trimestre de la grossesse.

Rock'n roll in utero, les mouvements du fœtus

Observez bien votre ventre lorsque vous sentirez les mouvements du fœtus au troisième trimestre, vous aurez l'impression qu'un extraterrestre s'agite dans tous les sens à l'intérieur ! En fin de grossesse, le bébé espace et modifie ses mouvements, qui s'apparentent davantage à des culbutes ou à des pirouettes qu'à des petits coups répétés. Il adopte progressivement un rythme plus proche de celui d'un nouveau-né, avec des périodes de sommeil et d'activité plus longues.

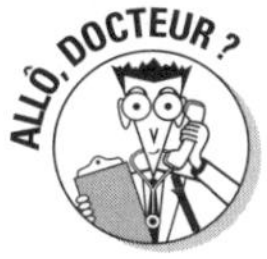

Si l'activité du bébé ne vous paraît pas normale, parlez-en à votre médecin. En général, vous devriez ressentir six mouvements dans l'heure, après les repas ou lorsque vous vous reposez. Tous les mouvements, même les plus infimes, comptent. Il arrive aussi que le bébé bouge moins à certaines périodes puis qu'il retrouve ensuite une activité normale. Ceci est parfaitement naturel et vous n'avez aucune raison de vous inquiéter. En revanche, si vous n'observez plus aucun mouvement fœtal pendant plusieurs heures (même après manger ou lorsque vous êtes allongée), appelez immédiatement votre médecin.

Si vous grossesse présente un risque quelconque ou que vous avez des difficultés à percevoir les mouvements du fœtus, votre médecin vous conseillera de tenir un journal dans lequel vous noterez les mouvements fœtaux à partir de la 28e semaine. Il existe plusieurs manières de les repérer : vous pouvez vous allonger sur le côté gauche après le dîner pour les compter ou faire une pause d'une heure chaque jour et reporter les mouvements sur un graphique fourni par le médecin. Cette méthode vous permet de bien visualiser les mouvements du bébé.

Entraînement des muscles respiratoires

Les fœtus effectuent des mouvements de respiration rythmés à partir de la 10e semaine, qui sont de plus en plus fréquents au troisième trimestre, notamment après les repas. Ils ne respirent pas réellement mais leur poitrine, la paroi abdominale et le diaphragme bougent, comme s'ils reproduisaient les mouvements respiratoires. Ces mouvements ne sont pas perceptibles par la future maman, mais ils peuvent être observés à l'échographie.

Le hoquet du fœtus

Vous sentirez parfois des petits tressaillements saccadés et rythmés. C'est votre bébé qui a le hoquet. Certaines femmes le ressentent plusieurs fois par jour et d'autres, très rarement. Ces hoquets sont parfaitement normaux et le foetus n'en est pas gêné. La sensation est assez étrange au début et bien sûr, il est inutile de vous faire peur ou de boire un verre d'eau la tête à l'envers pour le faire passer !

S'adapter aux transformations physiques

Plus le fœtus grossit et plus votre ventre s'arrondit ! Cet épanouissement vous va à ravir, certes, mais vous commencez à vous sentir trop à l'étroit dans ce corps. Votre utérus appuie sur vos côtes et le fœtus vous donne parfois des coups de pied ! Dans le cas d'une grossesse multiple, ces désagréments sont plus intenses ; la femme aura tendance à sentir davantage l'un des bébés bouger en raison de la position des fœtus à l'intérieur de l'utérus. Quoi qu'il en soit, à la fin de la grossesse, vous aurez de plus en plus de mal à vous déplacer en raison de votre corpulence.

ASTUCE

Si vous éprouvez des difficultés à vous relever seule, tournez-vous d'abord sur le côté, posez une main devant vous et redressez-vous en position assise (voir figure 7.2).

Accidents et chutes

RELAX !

Les femmes enceintes font généralement attention à ne prendre aucun risque, mais personne n'est à l'abri d'un accident ou d'une chute. Si vous tombez, ne vous inquiétez pas. Le fœtus est bien protégé dans son sac rempli de liquide amniotique qui agit comme un coussin amortisseur naturel à l'intérieur de l'utérus. Par mesure de sécurité, prévenez le médecin qui voudra peut-être s'assurer que tout va bien.

ALLÔ, DOCTEUR ?

Si, après une chute, vous souffrez de fortes douleurs abdominales, de contractions accompagnées d'un saignement ou d'une perte de liquide amniotique, ou si vous constatez une diminution des mouvements du fœtus, consultez rapidement le médecin. Si vous recevez un coup directement dans le ventre (par exemple, lors d'un accident de voiture), votre médecin souhaitera s'assurer de l'état de santé du bébé par une échographie.

Les contractions de Braxton-Hicks

À la fin du deuxième trimestre ou au début du troisième trimestre, si vous sentez votre ventre durcir par moments ou se contracter, ne vous inquiétez pas. C'est votre utérus qui s'entraîne, en prévision du grand jour, par des contractions musculaires, dites de Braxton-Hicks.

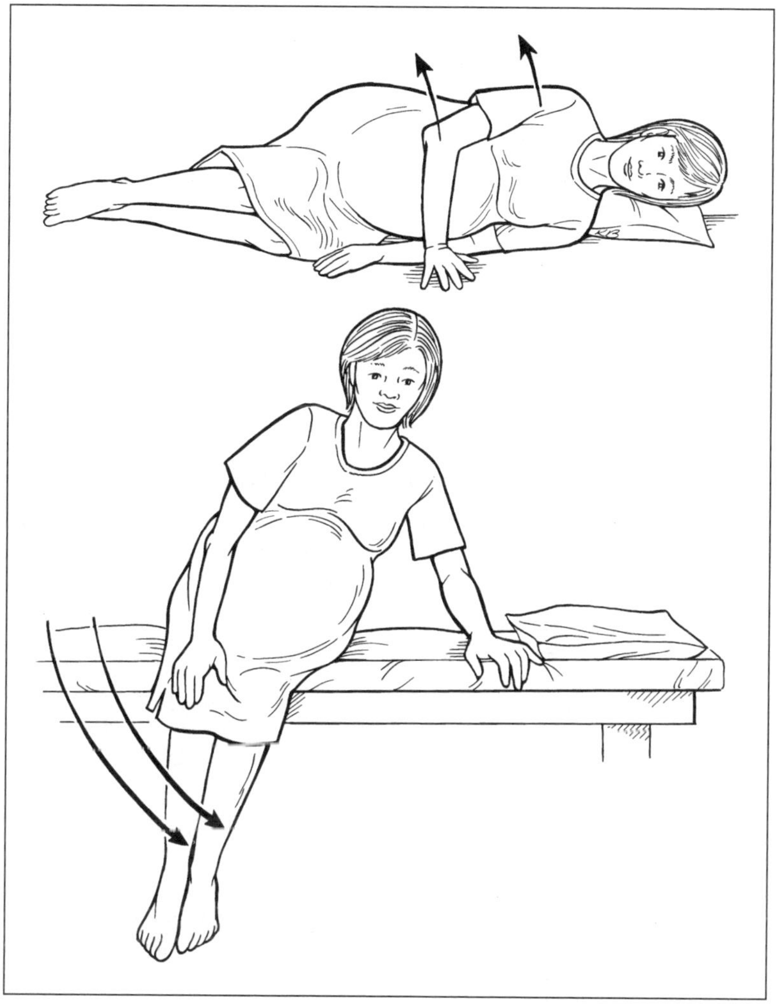

Figure 7.2 : Pensez à votre dos ! Avant de vous relever, tournez-vous d'abord sur un côté puis redressez-vous en position assise dans un mouvement de bascule des jambes vers le bas.

Les contractions de Braxton-Hicks sont indolores mais gênantes car elles se manifestent souvent en pleine activité. Les femmes qui ont déjà eu des enfants les ressentent davantage. S'il s'agit de votre première grossesse, vous aurez sans doute du mal à les différencier des mouvements du fœtus. Il arrive parfois que les contractions de Braxton-Hicks s'intensifient au point de déclencher un faux travail.

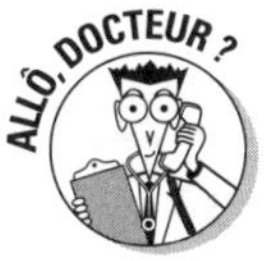

Si vous êtes enceinte de moins de 36 semaines et que vous sentez des contractions persistantes, régulières et de plus en plus douloureuses, prévenez votre médecin qui vérifiera que vous n'allez pas accoucher prématurément.

Le syndrome du canal carpien

Le syndrome du canal carpien se caractérise par un engourdissement, des douleurs ou des fourmillements aux doigts et au poignet, sous l'effet d'un épaississement qui comprime le nerf médian à l'intérieur du tunnel carpien qui relie le poignet à la main. Une ou les deux mains peuvent être touchées et la douleur est souvent plus forte la nuit ou au réveil.

Si le syndrome du canal carpien devient trop gênant, parlez-en à votre médecin qui vous proposera de porter une attelle afin de maintenir votre poignet droit et de favoriser la circulation du sang. Ne vous faites pas trop de soucis, ces complications liées au changement hormonal disparaissent très rapidement après l'accouchement.

La femme enceinte, objet de tous les fantasmes

Votre corps ne vous appartient plus ! De parfaits inconnus n'hésitent pas à poser leur main sur votre ventre pour vous féliciter de l'heureux événement en préparation. Cette familiarité en ravira certaines, qui se sentiront entourées et choyées, alors que d'autres souhaiteront disparaître sous terre.

Bon nombre de gens trouveront aussi très normal de commenter votre apparence. Ils vous diront que vous êtes trop grosse ou trop mince, que vous attendez un garçon ou une fille, en fonction de la forme de votre ventre et s'exclameront sans retenue : « On dirait que tu vas exploser ! » ou « Mon dieu, mais tu es énorme ! »... Ne les écoutez pas ! Laissez-les dire ce qu'ils veulent, mais ne vous laissez pas influencer. Ils sont sûrement bien intentionnés et ne réalisent absolument pas l'effet de leurs paroles sur vous.

Nous encourageons toujours les femmes enceintes à parler à leur médecin ou tout autre professionnel médical de leurs préoccupations et de tout ce qu'elles pourront lire ou entendre au sujet de la grossesse, susceptibles de les perturber. Par exemple, si quelqu'un vous dit que votre ventre n'est pas assez arrondi, ignorez-le et souvenez-vous plutôt que tout allait parfaitement bien lors de votre dernière consultation prénatale. N'hésitez pas à parler à votre médecin si vous avez besoin d'être rassurée.

À la vue d'une femme enceinte, certaines personnes ne peuvent s'empêcher d'évoquer par le menu tous les maux qu'elles ont vécus pendant leur grossesse ou les scénarios catastrophe dont elles ont entendu parler. Ne vous laissez pas déstabiliser par toutes ces histoires. N'hésitez pas à expliquer poliment mais fermement que vous ne souhaitez pas en entendre parler, à moins que vous ne raffoliez de ces récits !

Fatigue

RELAX !

La fatigue est de retour au troisième trimestre. Votre rythme se ralentit, vous êtes souvent épuisée, vous avez du mal à vous déplacer en raison de la surcharge de poids, vous êtes gênée dans vos mouvements et parfois incapable d'accomplir les gestes quotidiens. La deuxième ou troisième grossesse est plus exténuante que la première, car il faut aussi s'occuper des autres enfants !

Soyez réaliste par rapport à vos capacités et ne culpabilisez pas, personne ne vous demande d'être Superwoman ! Accordez-vous un peu de temps et, surtout, reposez-vous autant que possible. C'est le moment d'apprendre à déléguer ! Si vous en avez la possibilité, laissez votre entourage s'occuper des tâches ménagères et déchargez-vous de vos responsabilités. Profitez au maximum de ces trois derniers mois pour vous reposer le plus possible car vous n'aurez plus un moment de répit après la naissance !

Hémorroïdes

Personne n'en parle, mais beaucoup de femmes enceintes souffrent d'hémorroïdes ! En effet, l'utérus comprime les principaux vaisseaux sanguins qui se dilatent autour du rectum. Par ailleurs, la progestérone détend les veines qui gonflent davantage encore. En outre, à cause de la constipation, l'effort effectué pour aller à la selle augmente la pression sur les vaisseaux sanguins qui se dilatent au point de sortir de l'anus.

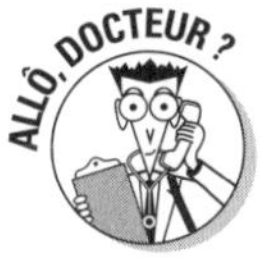

Les hémorroïdes s'accompagnent parfois de saignements. Ce symptôme n'est pas dangereux pour le fœtus, mais s'il persiste ou revient fréquemment, mieux vaut en parler à votre médecin qui vous orientera vers un spécialiste du colon ou un chirurgien.
Si les hémorroïdes sont très douloureuses, le médecin pourra vous prescrire un traitement adapté. Entre-temps, voici quelques conseils :

- **Évitez la constipation (voir le chapitre 5)** sous peine de symptômes encore plus violents.
- **L'exercice physique** accroît la mobilité des intestins et les selles ne durcissent pas trop.
- **Surélevez vos jambes** pour soulager le surcroît de pression veineuse.
- **L'emploi d'une pommade**, de type Préparation H, soulage souvent les symptômes.
- **Evitez les plats épicés et poivrés**
- **En cas de démangeaisons,** appliquez des compresses d'eau fraîche sur l'anus. En cas de douleur, un bain chaud 2 ou 3 fois par jour apportera un soulagement.
- **Pour celles qui recherchent une méthode naturelle :** vous pouvez acheter des feuilles d'hamamélis, préparer une infusion et en faire un bain de siège, ou en imbiber sur une compresse que vous appliquerez sur l'anus.

Les fortes poussées de la deuxième phase du travail provoquent parfois l'apparition d'hémorroïdes qui disparaissent spontanément après l'accouchement.

Insomnies

Pendant les derniers mois de la grossesse, la plupart des femmes enceintes ont du mal à dormir. En effet, avec un ventre aussi rebondi, elles se sentent un peu comme une baleine hors de l'eau, sans parler des nombreux allers-retours de la chambre aux toilettes pendant la nuit. Voici quelques conseils pour vous aider à trouver le sommeil :

- **Boire un verre de lait chaud avec du miel**. En chauffant, le lait libère du tryptophane, un acide aminé qui favorise le sommeil, et le miel stimule la production d'insuline, qui incite également à dormir.
- **Exercice pendant la journée**. Un peu d'exercice pour se sentir vraiment fatiguée le soir et s'endormir comme une souche.
- **Veiller un peu plus tard que d'habitude**. De cette manière, le sommeil viendra plus rapidement.
- **Éviter de boire après 18 h**. N'exagérez pas non plus au point de vous déshydrater !
- **Investir dans un coussin orthopédique**. Vous pouvez le placer le long de votre corps comme bon vous semble, afin de trouver une position confortable pour dormir.
- **Prendre un bon bain relaxant**. Un bain chaud le soir est idéal pour trouver le sommeil.

La « chute » du bébé

Au cours du dernier mois de grossesse, la tête du fœtus s'engage dans le bassin maternel. À partir de cet instant, vous aurez la sensation de mieux respirer. Chez les femmes qui ont déjà eu des enfants, ce phénomène se produit plutôt au moment du travail (première phase de l'accouchement).

Après l'engagement du bébé dans le bassin, vous vous sentez d'emblée plus à l'aise. Votre utérus n'appuie plus autant sur le diaphragme ou l'abdomen, vous respirez plus librement et les brûlures d'estomac disparaissent progressivement. En revanche, il appuie davantage sur le vagin. Certaines femmes ressentent des élancements lorsque le bébé, en bougeant sa tête, exerce une pression sur la vessie ou le bassin.

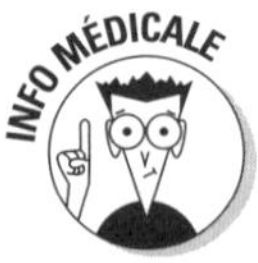

Lors de la consultation prénatale, votre médecin voudra peut-être vérifier, en procédant à un examen interne ou externe, que la tête du fœtus est engagée dans le bassin et que sa tête repose sur les épines sciatiques (voir figure 7.3) qui sont un repère obstétrical essentiel.

Lorsque la tête du fœtus est engagée, on dit qu'elle se trouve en position zéro. La plupart des médecins divisent cette descente dans le bassin en plusieurs étapes de -5 à +5 (ou de -3 à +3). Il arrive souvent, au début du travail, que la tête se trouve en position -4 ou -5 (position assez élevée ou « flottante », car le bébé baigne encore dans le sac amniotique). Le travail s'effectue jusqu'à ce que la tête parvienne en position +5. À ce stade, le bébé est prêt à sortir.

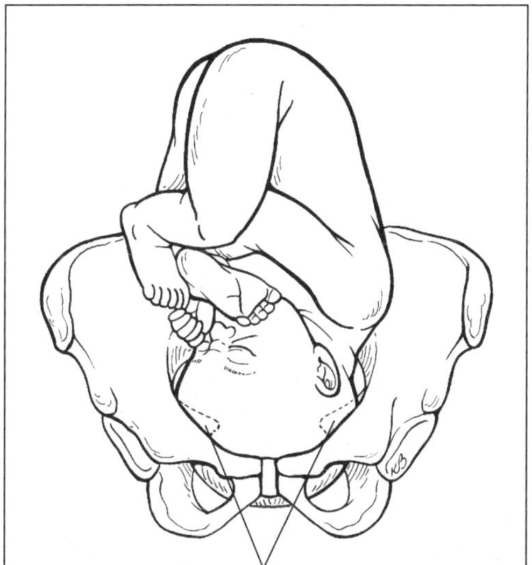

Figure 7.3 : La tête du fœtus s'engage dans le bassin et repose sur les épines sciatiques.

Si la tête du bébé s'engage avant le début du travail, il y a de fortes chances pour que vous accouchiez par voie normale. En revanche, si la tête du bébé n'est pas encore engagée, elle peut encore le faire, et l'accouchement sera normal.

À RETENIR

Si vous attendez votre deuxième ou troisième enfant, sa tête ne s'engagera probablement pas avant le début du travail.

Rougeurs et démangeaisons

- **L'éruption polymorphe de la grossesse**, connue sous le nom de « plaques et papules urticariennes prurigineuses de la grossesse », est une affection qui touche exclusivement les femmes enceintes. Malgré son nom effrayant, elle est bénigne mais occasionne de fortes démangeaisons. Elle survient généralement lors de la première grossesse ou dans le cas d'une grossesse multiple.

Cette dermatose débute généralement en fin de grossesse et se caractérise par l'apparition de rougeurs, notamment sur les vergetures au niveau de l'abdomen, qui gagnent ensuite les jambes, les bras, la poitrine et le dos. Elle ne touche presque jamais le visage (une chance !) et ne présente aucun danger pour le fœtus. Si vous devellopez cette affection (qui ne concerne que 0,5 à 2 % des femmes enceintes), votre médecin vous prescrira sans doute une analyse de sang afin de rechercher l'origine des démangeaisons.

Le traitement le plus efficace contre ces rougeurs intempestives : accoucher ! Les symptômes régressent parfois spontanément quelques heures à peine après la naissance du bébé. S'il vous reste plusieurs semaines à patienter, essayezun savon ou une crème émolliente. Les crèmes à base d'antihistaminique sont aussi efficaces, mais ces produits dessèchent parfois la peau, ce qui n'est pas indiqué en cas de fortes démangeaisons. Les crèmes à base de corticoïdes locaux pourront vous soulager. Consultez votre médecin pour envisager un traitement antihistaminique par voie orale ou une courte corticothérapie.

- **Même si vous n'avez pas de rougeurs**, vous pouvez ressentir des démangeaisons, notamment à l'endroit des vergetures. Ces démangeaisons sont très fréquentes et dues à l'étirement de la peau, au fur et à mesure de la croissance du bébé.
- **La cholestase intra-hépatique gravidique de la grossesse** cst une affection des voies biliaires caractérisée par de fortes démangeaisons. Si les symptômes sont peu gênants, vous pourrez les traiter avec des brumisateurs pour la peau, des médicaments contre les piqûres d'insectes tropicaux ou des antihistaminiques oraux. En cas de troubles sévères, votre médecin vous prescrira des comprimés par voie orale destinés à éliminer les acides biliaires du sang. D'après certains médecins, il est essentiel de dépister le risque de souffrance fœtale (voir le chapitre 8) lorsque la mère est atteinte de cholestase intra-hépatique gravidique, les complications étant accrues. Les démangeaisons disparaissent peu après l'accouchement, mais la maladie peut réapparaître lors des grossesses suivantes.

Se préparer à l'allaitement

Si vous avez l'intention d'allaiter votre bébé, vous souhaiterez sûrement raffermir la peau des aréoles et des mamelons afin d'éviter les gerçures et autres irritations pendant l'allaitement. Les gerçures des mamelons sont très douloureuses, c'est pourquoi certains conseillent de les prévenir par des massages ou en portant des soutiens-gorge d'allaitement dont vous aurez ouvert les bonnets afin que vos vêtements frottent contre les mamelons pour les durcir. Les crèmes et les massages à base d'huile ne sont pas conseillés, car ils ramollissent le bout de seins.

Certaines femmes s'inquiètent de savoir si leurs seins sont adaptés à l'allaitement alors que tous, petits ou gros, le sont par nature !
Les femmes dont les mamelons sont rétractés ou peu extensibles pourront favoriser l'allaitement en massant le bout de leurs seins afin qu'ils ressortent davantage (voir le chapitre 14). Il existe aussi des embouts spécifiques, munies d'un dispositif de succion, qui favorise l'expansion des mamelons.

Dès le début de la grossesse, les seins sécrètent parfois un liquide jaunâtre, appelé colostrum. C'est le premier lait que le nouveau-né va téter pendant les premiers jours de sa vie, avant la montée de lait proprement dite. Le colostrum contient davantage de protéines et moins de graisse que le lait. En revanche, il contient des anticorps du système immunitaire maternel qui protégeront le bébé contre certaines infections jusqu'à ce que son propre système immunitaire arrive à maturation et prenne le relais.

Ne vous inquiétez pas si vous ne produisez pas de colostrum pendant la grossesse, cela ne signifie pas que vous n'aurez pas de montée de lait après l'accouchement. Il n'y a pas deux grossesses semblables !

Sciatique

La « sciatique » est une douleur sur le trajet du nerf sciatique due à la compression de ce dernier. Le grand nerf sciatique part du bas du dos, traverse le bassin, les hanches, descend dans la cuisse et s'arrête au niveau du genou. Pour soulager une sciatique, le mieux est de s'allonger sur le côté, de prendre des bains chauds ou d'appliquer des compresses chaudes aux endroits douloureux. Si votre sciatique est très forte, le médecin vous conseillera sans doute de rester alitée plus longtemps, de prendre du paracétamol, de porter une ceinture de grossesse spécialement étudiée pour soulager le dos. Il pourra également vous adresser à un kinésitherapeute ou un ostéopathe.

Souffle court

Au cours de la grossesse, vous aurez souvent l'impression d'être essoufflée. Deux facteurs sont à l'origine du souffle court : la progestérone qui ralentit l'appareil respiratoire central et votre utérus qui, en grossissant, appuie sur le diaphragme et réduit la capacité d'expansion de vos poumons.

Lorsque Joanne était enceinte de son deuxième enfant, elle était si souvent essoufflée qu'elle n'arrivait plus à parler. Elle ne pouvait lire à sa fille que des histoires écrites avec des phrases très courtes !

Vos analyses doivent vérifier régulièrement que vous n'êtes pas anémiée. Si vous ne l'êtes pas, et dans la plupart des cas, il est parfaitement normal de se sentir essoufflée lorsqu'on est enceinte. Cependant si ce phénomène survient brutalement ou qu'il s'accompagne d'une douleur dans la poitrine, consultez le médecin.

Vergetures

Les vergetures sont un symptôme quasiment inévitable de la grossesse. Toutefois, certaines femmes parviennent à les éviter. Au fur et à mesure que le fœtus grandit, vous prenez du poids et votre peau s'étire, sans parler des prédispositions génétiques de certaines femmes. Les vergetures sont des marques rosâtres sur l'abdomen et les seins qui prendront une coloration gris argenté ou blanche, plusieurs mois après l'accouchement. Leur couleur exacte dépend de votre couleur de peau (elles sont plus foncées chez les femmes à la peau mate, par exemple).

Aucune crème ou pommade n'est totalement efficace. Certaines femmes s'enduisent le ventre d'huile à base de vitamine E bien que l'efficacité de ce traitement n'ait jamais été démontrée scientifiquement. Essayez plutôt de limiter votre prise de poids et de faire des exercices physiques régulièrement afin d'entretenir votre tonicité musculaire, ce qui soulagera la pression de l'utérus sur votre peau.

Certains dermatologues proposent depuis peu un traitement spécifique au laser pour réduire les marques des vergetures, après l'accouchement. Vous pourez aussi utiliser une crème à base de vitamine A Cependant n'utilisez pas ces crèmes pendant la grossesse, ni l'allaitement. Si les marques sont profondes, vous pourrez toujours consulter un dermatologue quelques mois après la naissance du bébé.

Gonflement

Le gonflement (ou œdème) des mains et des jambes est très fréquent au cours du troisième trimestre. Ce phénomène s'accentue l'été lorsqu'il fait chaud.

Contrairement à la croyance populaire, aucune donnée scientifique ne permet d'affirmer que le fait de manger moins salé ou de boire beaucoup d'eau réduit les gonflements.

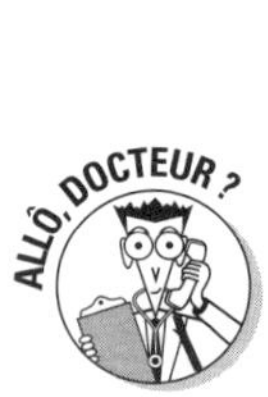

Bien que les œdèmes soient une manifestation habituelle de la grossesse, dans des cas très rares, ils indiquent un début de pré-éclampsie (voir le chapitre 16). Si vous avez l'impression de gonfler brusquement, de prendre plus de 2 kg en une semaine ou que les gonflements s'accompagnent de maux de tête ou de douleur dans le côté droit de l'abdomen ou de nausées, appelez immédiatement votre médecin.

Pour soulager les gonflements au quotidien, voici quelques conseils :

- Surélevez vos jambes aussi souvent que possible.
- Ne vous exposez pas à la chaleur.
- Évitez de porter des mi-bas qui coupent la circulation du sang.
- Dormez de préférence sur le côté plutôt que sur le dos.

Incontinence urinaire

Les petites fuites d'urine lorsque vous toussez, riez ou éternuez, sont habituelles pendant la grossesse. Ce type d'incontinence est dû à la pression exercée par votre utérus sur votre vessie. Le relâchement des muscles du périnée accentue ce phénomène au début du troisième trimestre. Il arrive même que le bébé donne un coup de pied dans votre vessie ! Les exercices de Kegel (contractions répétées des muscles pelviens comme si vous vouliez vous empêcher d'uriner) peuvent prévenir ou réduire nettement ce problème (voir le chapitre 13). Certaines femmes souffrent encore d'incontinence après l'accouchement, mais ce symptôme s'estompe au bout de 6 à 12 mois.

Si votre accouchement a été particulièrement difficile, que le travail a duré longtemps ou que le bébé était très gros, l'incontinence urinaire ne disparaîtra pas tout de suite. Consultez votre médecin pour qu'il vous prescrive une rééducation du périnée.

Varices

Les varices sont très fréquentes au troisième trimestre. Elles apparaissent généralement sur les jambes (et parfois sur la vulve). Ces veines se dilatent sous l'effet de la pression exercée par l'utérus sur les principaux vaisseaux sanguins (la veine cave, qui achemine le sang au cœur) et les veines du bassin. Par ailleurs, les hormones de grossesse relâchent les tissus musculaires à l'intérieur des veines et augmentent le volume sanguin. Les femmes à la peau claire et l'hérédité sont d'autres causes possibles. Très souvent, ces stries violacées s'estompent après l'accouchement. Elles sont généralement indolores, un peu gênantes parfois.

Dans des cas très rares, un caillot de sang se forme dans les veines superficielles des jambes. Il s'agit d'une thrombophlébite superficielle qui se soigne par du repos, la surélévation des jambes, des compresses chaudes et des collants spéciaux. Un caillot qui se formerait dans les veines profondes de la jambe aurait des conséquences plus graves (voir le chapitre 17 pour une explication de la thrombose veineuse profonde).

ASTUCE

Il n'est pas possible de prévenir l'apparition des varices (on ne peut rien contre l'hérédité), mais voici tout de même quelques conseils :

- Évitez de rester debout trop longtemps.
- Évitez d'exposer vos jambes au soleil.
- Ne portez pas des mi-bas ou des chaussettes trop serrées qui coupent la circulation du sang.
- Si vous êtes souvent debout, bougez vos jambes de temps en temps pour stimuler la circulation sanguine.
- Surélevez vos jambes dès que vous en avez l'occasion.
- Portez des collants de maintien ou demandez à votre médecin qu'il vous prescrive des collants spéciaux. Les phlébotoniques sont sans danger pour votre bébé. Ils ne sont plus remboursés par la Sécurité Sociale.

Dernière ligne droite avant l'accouchement !

Vers la fin du troisième trimestre, vous commencez à penser davantage à l'accouchement et vous avez hâte d'en finir... La plupart des femmes souhaitent savoir quand le travail va débuter et si elles ont la possibilité de faire quelque chose pour accélérer les choses. Dans cette partie, nous allons répondre à toutes ces questions.

Terme de la grossesse

« Mais quand est-ce que je vais accoucher ? » La date présumée de votre accouchement est proche et le suspens est à son comble… Si seulement il existait un moyen fiable de le savoir ! Chez certaines femmes, dont le col de l'utérus est pourtant fermé, le travail débute moins de 12 heures après un examen interne alors que d'autres peuvent encore passer plusieurs semaines avec un col dilaté de 3 cm ! La perte du bouchon muqueux (il ne s'agit pas d'un vrai bouchon mais de mucosités épaisses sécrétées par le col), un écoulement de glaire cervicale mêlée de sang, les contractions de Braxton-Hicks intenses et les diarrhées sont quelques-uns des signes annonciateurs de l'imminence du travail. Ne vous affolez pas, essayez plutôt de profiter de ces derniers instants avant le grand jour !

Il existe toute une variété de « recettes miracles » pour déclencher le travail (cuisine chinoise, lavement, rapports sexuels, thé aromatisé à la framboise…) dont l'efficacité reste encore à démontrer.

Un massage excessif des mamelons provoque souvent des contractions. Toutefois, il vaut mieux éviter de vous entraîner chez vous, car vous risqueriez de provoquer une hyperstimulation de l'utérus (contractions trop fréquentes), ce qui ne serait pas sain ni pour vous, ni pour le bébé. En outre, ce procédé n'est pas si efficace puisque les contractions s'arrêtent généralement lorsque les mamelons ne sont plus stimulés.

Massage du périnée

Ce massage suscite un grand intérêt depuis quelques années. Il consiste, à partir de la 37e semaine, à masser délicatement la zone du périnée (muscle situé entre le vagin et l'anus) à l'aide d'une huile ou d'une crème en vue de la préparation à l'accouchement. L'étirement du périnée permettrait de réduire les cas d'épisiotomie (incision du périnée, voir le chapitre 12) et de déchirures.

Le massage du périnée peut être complété par une autre préparation du périnée qui consiste à introduire un petit ballonné en silicone que l'on gonfle progressivement. Le but est d'améliorer l'élasticité des muscles. Il faudrait commencer 3 semaines avant l'accouchement. Cette sonde dite EPI.NO peut se commander sur internet. Voir le site en Annexe.

Les consultations prénatales du troisième trimestre

Au troisième trimestre, trois consultations sont obligatoires (une par mois) jusqu'à l'accouchement. Vous effectuerez les examens de routine (analyses de sang et d'urine) et le médecin contrôlera la croissance du bébé, son rythme cardiaque, votre tension artérielle et votre poids. Vous rencontrerez également l'anesthésiste. Cette consultation est obligatoire même si vous ne souhaitez pas de péridurale. Ces consultations sont l'occasion pour la future maman de poser des questions sur le travail et le déroulement de l'accouchement.

Si vous dépassez le terme de la grossesse, le médecin souhaitera pratiquer des tests de dépistage d'une éventuelle souffrance fœtale (voir le chapitre 9) pour s'assurer du bien-être du fœtus. Entre la 40e et la 41e semaine, la fonction placentaire et le liquide amniotique diminuant, il est essentiel de s'assurer que tout se passe bien. A partir de la 41e semaine, vous serez vue toutes les 24 ou 48 heures pour un monitoring (enregistrement du rythme cardiaque du bébé), échographie (pour la quantité de liquide amniotique) et/ou amnioscopie (pour vérifier que le liquide ne se colore pas). À la 42e semaine, la plupart des médecins choisissent de déclencher l'accouchement (voir le chapitre 11) pour ne pas faire courir de risques au bébé.

À propos de la conservation du cordon ombilical

Q : Dois-je demander à conserver le cordon ombilical de mon bébé ?

R : Le sang du cordon ombilical est parfois conservé car il contient des cellules souches, susceptibles d'être utilisées pour le traitement de pathologies de sang, dont la leucémie et certaines formes sévères d'anémie. Dans de nombreux pays, dont les États-Unis, des banques de sang de cordon privées proposent de recueillir et de conserver contre paiement, à la naissance d'un enfant, du sang du cordon à des fins thérapeutiques essentiellement personnelles et finalement assez incertaines si l'on considère l'état actuel de la science.

En France, le Comité consultatif national d'éthique (CCNE) a rendu un avis défavorable sur le stockage de sang prélevé à la naissance en vue d'un usage personnel, dit autologue.

La césarienne sur demande

Quelques futures maman préferent accoucher par césarienne alors qu'il n'existe aucune indication médicale ou obstétricale à le faire. Ce choix doit être éclairé car une césarienne n'est pas sans risque pour la mère (risques d'embolie), et pour les grossesses suivantes. En réalité, c'est souvent la peur de l'accouchement qui reste la raison profonde de cette demande. Contrairement aux USA, en France, la césarienne sur demande est considérée comme contraire aux bonnes pratiques médicales.

Les cours de préparation à l'accouchement

(Voir aussi la partie des dix : modes de préparation à l'accouchement.) Les cours de préparation ont considérablement modifié la façon dont les femmes envisagent et vivent la naissance de leur enfant. L'accouchement au XXIe siècle n'a plus grand-chose à voir avec celui des générations passées. Autrefois, les femmes sous anesthésie se sentaient exclues du processus et le rôle du futur père se limitait à arpenter le couloir de l'hôpital. De nos jours, la plupart des futurs parents assistent à des séances de préparation (8 séances sont remboursées par la Sécurité sociale) pour comprendre les phénomènes physiologiques de la naissance et pouvoir ainsi contrôler la douleur, à l'aide de différentes techniques (respiration, relaxation et massage).

Ces séances de préparation offrent déjà l'avantage de lever un coin du voile sur le déroulement du travail et les différentes phases de l'accouchement, et les futures mamans sont moins angoissées le jour J. Parmi les autres avantages de ces cours :

- **Inclure son conjoint dans l'aventure de la grossesse**. Si votre conjoint n'a pas la possibilité de vous accompagner à chaque consultation prénatale, assister à un cours de préparation à l'accouchement lui permettra de s'informer sur la suite des événements.
- **Rencontrer d'autres futurs parents**. Vous pouvez vous faire des amis et même trouver de futurs petits camarades de jeu pour votre enfant.
- **Visiter la maternité ou la clinique où vous avez prévu d'accoucher**. La visite de la maternité permet de se familiariser avec le lieu, ce qui est souvent rassurant. Si cette visite n'est pas prévue, demandez à votre médecin d'en organiser une.
- **Obtenir des réponses aux questions qui surviennent entre deux consultations** ou aux questions qui vous viennent à l'esprit après avoir refermé la porte du cabinet du médecin.

Le choix d'une doula

La doula est une accompagnante non médicale à la naissance. Son métier consiste à rencontrer les futures mamans qui le désirent trois ou quatre fois pendant leur grossesse, pour les soutenir, répondre à leurs questions et dissiper leurs angoisses. Puis, le jour J, la doula rejoint le couple dans la salle de naissance, assiste à l'accouchement et apporte un réconfort par sa simple présence ou quelques mots apaisants. Elle n'est pas habilitée à prendre des décisions d'ordre médical, mais son expérience professionnelle en fait une alliée précieuse pour les femmes enceintes. Elle peut même remplacer votre conjoint à vos côtés s'il n'est pas disponible ou s'il préfère ne pas assister à l'accouchement.

Si vous choisissez de recruter les services d'une doula (encore rares en France, évidemment non remboursés par la sécurité sociale), établissez avec elle très clairement son rôle, dès le début de l'entretien, afin que chacun connaisse exactement sa place. Ainsi, votre conjoint ne se sentira pas à l'écart. Enfin, souvenez-vous que seul le médecin est habilité à prendre les décisions médicales.

Vous n'êtes pas obligée de croire tout ce que l'on vous dira pendant les cours de préparation. Si vous avez l'intention de demander la péridurale le jour de votre accouchement et que la sage-femme vous met en garde contre les dangers de cette pratique, vous n'êtes pas obligée d'adhérer à son point de vue. Il n'y a aucun avantage à jouer les martyres pendant l'accouchement. Choisissez un cours qui vous convienne et oubliez le reste, il s'agit de votre accouchement et vous êtes la seule à savoir ce qui est bon pour vous.

Si vous décidez de vous inscrire à des cours privés de préparation à l'accouchement, en plus des séances prises en charge par la Sécurité sociale, vérifiez à l'avance leur réputation ou faites-vous conseiller par la maternité ou des amies. Interrogez vos amies, elles vous diront pourquoi elles ont préféré une méthode plutôt qu'une autre.

Nous vous indiquerons également les sites internet utiles.

Les cours de préparation à l'accouchement ne sont pas indiqués dans tous les cas. Certaines femmes préfèrent en savoir le moins possible afin de ne pas trop s'inquiéter, ce qui est possible. La décision appartient à chacune.

Quand faut-il s'inquiéter ?

Les dernières semaines de la grossesse, vous serez tentée de rendre plus souvent visite à votre médecin, ce qui ne signifie pas que d'éventuelles complications ne puissent survenir entre deux rendez-vous. Vers la fin troisième trimestre, le bébé et votre corps se préparent tous deux pour le grand jour, ce qui peut entraîner quelques perturbations. Voici les indices qui doivent vous mettre la puce à l'oreille.

Saignement

Si vous constatez des pertes abondantes, prévenez immédiatement le médecin. Les saignements, au cours du troisième trimestre, peuvent être bénins ou annoncer de graves complications. Les facteurs à l'origine des pertes de sang sont les suivants :

- Accouchement prématuré.
- Inflammation ou irritation du col ou rupture bénigne d'un vaisseau sanguin superficiel au niveau du col, à la suite d'un rapport sexuel ou d'un examen gynécologique interne.
- Placenta praevia (voir le chapitre 16) ou placenta inséré bas.
- Décollement placentaire (voir le chapitre 16).
- Le saignement est très peu abondant, brunâtre et mêlé avec de la glaire (dont l'aspect fait penser à du tapioca). C'est peut-être le bouchon muqueux.

Présentation par le siège

On parle de présentation par le siège lorsque le bébé ne s'est pas retourné dans l'utérus et que sa tête est restée au fond. C'est le cas dans 3 à 4 % des grossesses simples. Le risque pour une femme enceinte que son bébé se présente par le siège diminue au fur et à mesure de l'avancement de la grossesse : 24 % entre 18 et 22 semaines, seulement 8 % entre la 28e et la 30e semaine et à 34 semaines, le risque n'est plus que de 7 % et de 3 % entre la 38e et la 40e semaine. Si votre bébé se présente par le siège, le médecin pourra soit vous proposer un accouchement naturel par le siège soit pratiquer une césarienne (voir le chapitre 16) soit pratiquer une version par manœuvre externe (retourner le bébé par manipulation du ventre).

Diminution du volume du liquide amniotique

La diminution du volume du liquide amniotique, repérable à l'échographie ou par un examen gynécologique, est parfois associée à un retard de croissance intra-utérin (voir la partie « Troubles de croissance du fœtus ») ou à la rupture prématurée des membranes. En général, une faible baisse du volume du liquide amniotique n'est pas préoccupante, mais votre médecin souhaitera procéder à une analyse plus approfondie (tests de dépistage de la souffrance fœtale et échographies) pour s'assurer que tout se déroule sans problème. Si le terme de votre grossesse approche, le médecin pourra décider de déclencher le travail. En revanche, si vous n'en êtes qu'à la 31e semaine, le mieux sera de rester le plus souvent allongée. Bien évidemment, le traitement à décider sera fonction de l'origine de ce trouble (voir le chapitre 16).

Diminution des mouvements fœtaux

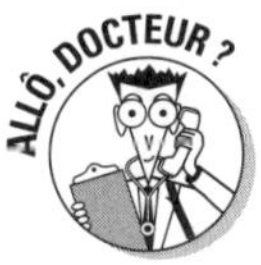

Si vous ne sentez plus le bébé bouger comme à l'ordinaire, prenez rendez-vous avec votre médecin. Il est essentiel de ressentir les mouvements fœtaux à quelques semaines de l'accouchement (voir la partie « Rock'n roll in utero » au début de ce chapitre).

Troubles de croissance du fœtus

Lors d'une consultation prénatale, le médecin constate parfois que la hauteur utérine est supérieure ou inférieure à la moyenne. Cette observation n'est pas préoccupante. Il suffit de pratiquer une échographie pour contrôler la croissance réelle du bébé. Grâce à l'échographie, le médecin mesure certains paramètres (diamètre de la tête, circonférence de l'abdomen et longueur du fémur) qui, transposés en formule mathématique, permettent d'obtenir une estimation du poids du fœtus. Cette estimation est représentée par une courbe sur un graphique établi en fonction de l'âge du fœtus, exprimée en semaines, par rapport à son poids (voir figure 7.4).

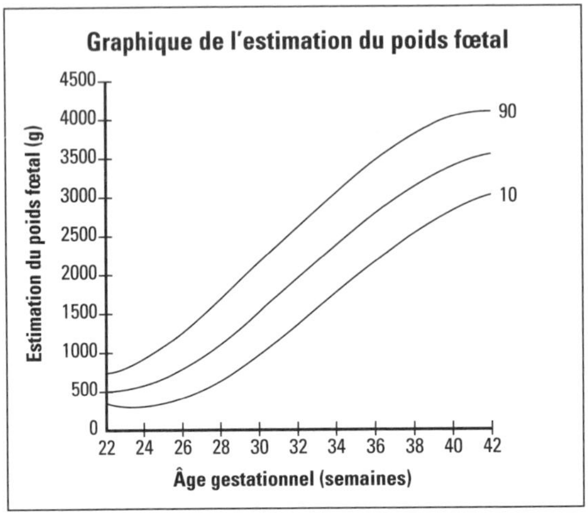

Figure 7.4 : Poids moyen d'un fœtus à différents stades de la grossesse.

Il suffit ensuite de comparer la courbe de poids de votre bébé par rapport aux normes fixées. Entre 10 et 90, le poids du fœtus est jugé normal. Les estimations de poids fœtal sont imprécises alors qu'une échographie permettra de contrôler plus efficacement la croissance du fœtus, même si le résultat n'est pas aussi fiable qu'avec un pèse-bébé ! Les estimations de poids varient de 10 à 20 % au cours du troisième trimestre en raison des variations physiologiques. Si votre bébé n'est pas dans la moyenne, ne vous inquiétez pas.

Si votre bébé est très gros (macrosomie), le médecin vous prescrira sans doute une autre analyse d'urine pour détecter éventuellement un diabète gestationnel (voir le chapitre 17). Si votre bébé est particulièrement chétif (retard de croissance intra-utérin), il faudra réaliser des tests de dépistage de la souffrance fœtale et renouveler les échographies jusqu'au terme de votre grossesse (voir le chapitre 16 pour les troubles liés à la croissance fœtale et leur traitement).

Perte de liquide amniotique

Les pertes diverses sont courantes pendant la grossesse. Il peut s'agir d'urine, de sécrétions vaginales, du bouchon muqueux du col utérin ou de liquide amniotique. Il suffit d'examiner le liquide pour en déterminer l'origine. Le bouchon muqueux est épais et glaireux alors que les pertes vaginales sont plutôt blanchâtres et homogènes. L'urine a une odeur caractéristique et ne s'écoule pas de manière ininterrompue. Le liquide amniotique, clair et aqueux, sort par giclées. Lorsque la poche des eaux se rompt, le liquide jaillit parfois brusquement. D'autres fois, l'orifice percé est si petit que le liquide s'écoule goutte-à-goutte.

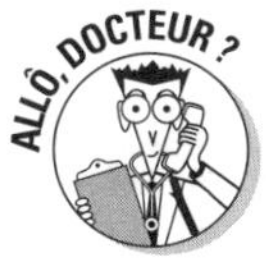

Si vous avez l'impression de perdre du liquide amniotique, appelez immédiatement votre médecin. Si vous êtes proche de la date présumée de l'accouchement et que le liquide est clair, il n'y a pas d'urgence. Si le liquide est teinté de sang ou de couleur marron verdâtre, signalez-le à votre médecin. Un liquide verdâtre signifie que le bébé a expulsé du méconium (les premières selles) à l'intérieur de l'utérus. Il arrive dans de rares cas qu'une fuite de liquide amniotique indique une souffrance fœtale. Votre médecin voudra s'assurer que le bébé se porte bien en procédant à un dépistage de la souffrance fœtale, par monitoring.

Pré-éclampsie

La pré-éclampsie, qui se caractérise par une tension artérielle élevée, la présence de protéines dans les urines et, parfois, un oedeme des mains, du visage et des jambes, est une pathologie spécifique de la grossesse. Également appelée toxémie gravidique, elle est rare et ne concerne que 3 % des grossesses (voir le chapitre 16).

La pré-éclampsie survient de façon progressive et se manifeste d'abord par une légère hausse de la tension artérielle. Il convient alors de se reposer le plus possible, allongée sur le côté, et de consulter régulièrement son médecin. Elle survient parfois brusquement.

Menace d'accouchement prématuré

L'accouchement prématuré survient avant la 37e semaine de grossesse. Les signes précurseurs sont des contractions et une modification du col de l'utérus. De nombreuses femmes ont des contractions mais pas de modifications du col, ce qui est sans danger. Toutefois, il vaut mieux être examinée et procéder à une échographie afin de vérifier que le col est intact. En outre, on peut évaluer la fréquence des contractions à l'aide d'un test identique à ceux du dépistage de la souffrance fœtale (voir le chapitre 8).

Les contractions qui annoncent un accouchement prématuré sont régulières, constantes et souvent gênantes. Elles commencent un peu comme les douleurs des règles (et se distinguent des contractions habituelles, qui ne sont ni aussi régulières ni aussi pénibles). Le déclenchement prématuré du travail (première phase de l'accouchement) survient parfois après des pertes abondantes de glaire cervicale, des saignements ou une fuite de liquide amniotique. Diagnostiqué à temps, le déclenchement prématuré du travail peut être arrêté par des médicaments, si le col est dilaté de moins de 3 cm. Si le déclenchement du travail survient après 35 semaines de gestation, votre médecin ne tentera pas d'enrayer les contractions sauf dans des cas exceptionnels (tels que des diabètes mal contrôlés).

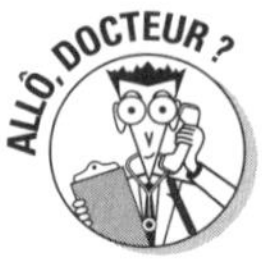

Si vous ressentez des contractions régulières, gênantes et persistantes (plus de 5 ou 6 dans l'heure) avant la 35e ou 36e semaine, consultez le médecin. Seul un examen gynécologique permettra de déterminer si le travail est en cours. De même, si vous pensez que la poche des eaux s'est rompue ou si vous avez des saignements, appelez votre médecin sur-le-champ (voir le chapitre 16 pour plus de détails sur la prise en charge du travail prématuré).

Lorsque l'enfant tarde à paraître

Cela fait 40 semaines que vous pensez que votre bébé va naître à terme. En réalité, seulement 5 % des femmes enceintes accouchent le jour J, 80 % d'entre elles accouchent à terme, c'est-à-dire, entre la 37e et la 42e semaine, et 10 % n'accouchent pas avant 42 semaines (on parle alors de dépassement du terme). Autrefois, ces écarts correspondaient souvent à une mauvaise estimation de la date présumée de l'accouchement. De nos jours, l'échographie permet de calculer à 3 jours près la date de l'accouchement. L'échographie du 1er trimestre est la plus indiquée pour ce calcul. Celle du 3e trimestre risquerait de donner un résultat erroné de 2 ou 3 semaines.

Les médecins conseillent de déclencher l'accouchement lorsque la grossesse se poursuit au-delà de 42 semaines, pour éviter d'éventuelles complications (voir le chapitre 10).

Les préparatifs pour la maternité

Le grand jour approche, pourquoi ne pas préparer votre valise afin de parer à toute éventualité ? Certains préparatifs peuvent s'effectuer un peu à l'avance pour ne pas être pris au dépourvu à la dernière minute, l'achat d'un lit de bébé pour la voiture, par exemple. Si vous vous occupez de ces détails dès à présent, vous aurez l'esprit libre pour penser à des choses plus importantes, comme vos irrépressibles envies d'uriner !

Faire sa valise

Bon nombre de femmes se sentent soulagées à l'idée de faire à l'avance leur valise pour la maternité. Lorsque vos affaires sont prêtes, vous pouvez vous concentrer sur la fin de la grossesse et guetter les signes annonciateurs du déclenchement du travail. Votre maternité vous aura fourni une liste, mais voici quelques « petits trucs » en plus.

Pensez à mettre dans votre valise pour la maternité :

- **Votre carte Vitale,** la carte de mutuelle, votre livret de famille.
- **Emportez un agenda** avec tous les numéros de téléphone.
- **Un appareil photo ou caméscope**. Pensez au chargeur et à la pellicule ou au film.
- **Une bonne paire de chaussettes** vous sera très utile.
- **Des lunettes**, plus pratiques que les lentilles pour l'accouchement.
- **Des petits gateaux pour combler la faim**, vous risquez de passer un long moment sans manger ou boire. Un brumisateur d'eau minérale.
- **Un accessoire de massage pour votre dos**. Certaines femmes ont remarqué qu'une balle de tennis ou une bille de massage passée sur le dos pendant l'accouchement soulageait les douleurs.
- **Votre MP3** si la musique vous détend, des journeaux.
- **Un peu de monnaie** pour le parking, les distributeurs de snacks/ boissons pour vous ou pour le cas où votre compagnon aurait un petit creux !

Après l'accouchement, vous aurez sûrement besoin des articles suivants :

- De quoi manger après l'accouchement : des fruits par exemple.
- Des serviettes hygiéniques « maxi nuit ».
- Des sous-vêtements en coton, solides, que vous pourrez salir sans remords, culottes jetables.
- Une robe de chambre et un peignoir, 2 chemises de nuit (ouverte par le devant si vous pensez allaiter).
- Un nécessaire de toilette, des lingettes, un peu de maquillage.
- Des chaussons confortables pour vos pieds enflés.
- Des vêtements confortables si vous avez envie de vous habiller.
- Des vêtements pour le (ou les !) nouveau-né(s) ! (la liste est souvent communiquée par la maternité)
- Un siège auto bébé adapté aux nouveaux-nés.
- Prévoyez de beaux vêtements pour le papa, vous et votre bébé, quand le photographe passera dans votre chambre.

Choix et utilisation du siège auto pour le bébé

Le siège auto est un achat essentiel mais complexe, car il existe de nombreux modèles et vous aurez sans doute du mal à faire votre choix. Deux principaux types de sièges auto sont disponibles dans le commerce :

- **Siège bébé uniquement** : conçu pour les bébés de moins de 9 kg, ce siège auto est plus petit et plus léger que les autres modèles et doit être placé face à l'arrière du véhicule (cette position du siège auto est essentielle pour les nouveau-nés car il soutient la tête, le cou et le dos de l'enfant en cas d'accident). Ce siège est très pratique, car il est léger et peut être utilisé comme poussette, chaise haute pour les repas et même berceau.
- **Siège bébé-enfant ou transformable** : ce type de siège auto est généralement plus volumineux que les sièges auto pour bébé. Il se place face à l'arrière du véhicule pendant la première année ou jusqu'à 9 kg. Certains modèles ont des limites de poids de 15 kg environ pour une utilisation face à l'arrière. Vous n'achetez ainsi qu'un seul produit au lieu de commencer par le siège bébé, puis de passer au siège enfant.

Où s'adresser pour l'achat d'un siège auto ? Préférez un modèle simple à utiliser. Faites également attention au prix, car les sièges les plus chers ne sont pas forcément de meilleure qualité. Si vous choisissez un siège convertible, veillez à pouvoir l'essayer dans votre voiture dans toutes les positions avant de sortir votre porte-monnaie. Tenez également compte de sa facilité de montage dans votre véhicule. Les paramètres pour le choix d'un bon siège auto sont les suivants :

- Une ceinture de sécurité à cinq points, avec des sangles qui se règlent à l'avant
- Un bon maintien de la tête et du cou
- Facilité de nettoyage

Après avoir fait votre choix, entraînez-vous à monter et attacher le siège auto dans la voiture avant d'emmener votre bébé pour sa première promenade. Dans le siège auto, le bébé doit se trouver dans une position semi-inclinée (angle de 45 degrés environ), les sangles parfaitement ajustées autour de son corps.

ASTUCE

Si vous souhaitez couvrir votre bébé, attachez d'abord le harnais puis placez une couverture par-dessus. Dans le cas inverse, si la couverture est épaisse, l'attache du harnais risque de se relâcher.

Si votre bébé est né prématurément, demandez au médecin si le transport en voiture est envisageable. Les prématurés sont plus exposés au risque d'apnée (absence de respiration) ou de ralentissement du risque cardiaque lorsqu'ils sont dans des sièges auto. N'hésitez pas à placer des serviettes ou des couches de chaque côté de la tête du bébé pour qu'elle soit bien maintenue pendant le trajet.

Et le papa dans tout ça ?

Le troisième trimestre, bientôt le grand jour

« Je n'arrive pas à dormir », « pff, je suis une vraie baleine », « mes jambes sont toutes gonflées ». Pas de doute, vous voilà bien au 3e trimestre. Votre compagne est gênée par son poids, elle dort moins bien, ce qui accentue encore son inconfort physique. Comme au 1er trimestre, elle a besoin de se reposer davantage. Participez activement aux tâches quotidiennes, accompagnez-la chez son coiffeur préféré ou offrez-lui une séance de massage. Ces attentions l'aideront à mieux accepter ses transformations physiques. Vos relations seront aussi plus harmonieuses si vous parvenez à l'aider à se détendre et à se sentir plus à l'aise dans son corps.

La fin du 3e trimestre approchant, vous commencez tous deux à penser sérieusement à l'accouchement. Et les questions se bousculent : notre bébé sera-t-il normal, est-ce que je veux vraiment assister à l'accouchement, comment ma compagne va-t-elle supporter la douleur, et moi, est-ce que je vais supporter de la voir comme ça ? L'accouchement peut représenter une épreuve psychologique pour les pères, que le fait de ne pas maîtriser la situation angoisse parfois profondément.

Surgissent aussi les doutes concernant votre statut de père. Ces nouvelles responsabilités peuvent vous inquiéter et déclencher des nouvelles interrogations. Est-ce que je pourrai faire vivre ma famille ? Est-ce que je serai un bon père ? Est-ce que je saurai changer une couche ? Est-ce que j'arriverai à m'occuper du bébé ? Toutes ces questions sont parfaitement normales. Votre compagne se les pose aussi, soyez-en sûr. Alors, n'hésitez pas à en parler avec elle, nul doute que vous saurez vous rassurer mutuellement.

Chapitre 8

Les examens prénataux

Dans ce chapitre :

- Le diagnostic prénatal du premier trimestre
- Les examens de routine du deuxième trimestre
- Dernière ligne droite : les tests du troisième trimestre

Le test de grossesse est le premier d'une longue série d'examens, d'analyses diverses et de tests de dépistage pratiqués tout au long de la grossesse, afin de s'assurer que vous et votre bébé êtes en bonne santé. Si la plupart des examens que nous allons passer en revue sont prescrits à la majorité des femmes enceintes, d'autres sont facultatifs car liés aux facteurs de risque. Il est naturel d'en appréhender certains, comme lorsque vous étiez à l'école, mais rassurez-vous, il est vraisemblable que vous ne rencontrerez aucun problème.

Les examens du diagnostic prénatal au premier trimestre

La trisomie 21 (syndrôme de Down), étant l'une des causes les plus fréquentes de naissance de bébé handicapé, représente l'enjeu du dépistage au 1er trimestre.

Les premiers examens comme l'échographie et une prise de sang ont pour but de savoir s'il faut faire une amniocentèse (prélevement du liquide amniotique dans lequel baigne le bébé) ou une biopsie du trophoblaste (prélevement de villosités choriales du placenta). Ces derniers examens sont pratiqués de façon plus systématique si le couple présente des antécedents personnels ou familiaux d'anomalie chromosomique, et s'ils le souhaitent, évidemment.

Dans ce cas, un conseil génétique auprès d'un spécialiste généticien sera demandé. Cette démarche diagnostique a été recommandée en 2007 par la Haute Autorité de Santé (HAS). Le but étant de limiter le nombre d'amniocentèses, source de 1 % de fausses couches spontanées, anxiogènes pour les futures mères.

Auparavant, une amniocentèse était proposée systématiquement aux femmes de 38 ans et plus. Aujourd'hui, elles peuvent bénéficier du test précoce échographie + prise de sang. Si elles se trouvent dans une tranche à risque, elles feront une amniocentèse.

La combinaison des 3 paramètres :

- l'âge maternel
- la mesure de la clarté nucale
- la prise de sang de la mère

permet d'évaluer un risque statistique de trisomie 21, dans 90 % des cas.

- **L'échographie pratiquée entre la 11e et la 13e semaine + 6 jours.** A ce terme la mesure de la nuque est augmentée chez 60 % des foetus porteurs de trisomie 21. Cet examen doit être pratiqué par un praticien entraîné.
- **La prise de sang maternelle permet de doser deux hormones** : la fraction libre de béta hCG, la PAPP-A. Dans 60 % des cas de trisomie 21 : le béta hCG est augmenté, la PAPP-A est diminuée. Si le risque est supérieur ou égal) 1/250, on vous proposera une biopsie du trophoblaste ou une amniocentèse.

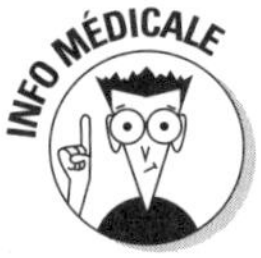

La femme ayant deux chromosomes X, elle ne peut donner qu'un chromosome X à sa descendance, alors que l'homme, qui dispose de X et Y, peut donner l'un ou l'autre. Comme vous l'aurez compris, c'est l'homme qui détermine le sexe du bébé : vous saurez à qui vous en prendre si vous n'accouchez pas de la petite fille ou du petit garçon tant attendu !

Les examens du diagnostic prénatal ont pour but de fournir une analyse chromosomique du fœtus. Les chromosomes sont porteurs des facteurs déterminants de l'hérédité. Chaque individu est normalement doté de 46 chromosomes, 23 de la mère et 23 du père (voir figure 8.1). Ils forment des paires à l'intérieur du noyau cellulaire. Vingt-deux paires sont autosomes, c'est-à-dire, non sexuelles. La 23e paire de chromosomes contient les chromosomes sexuels, XX (pour une fille) ou XY (pour un garçon).

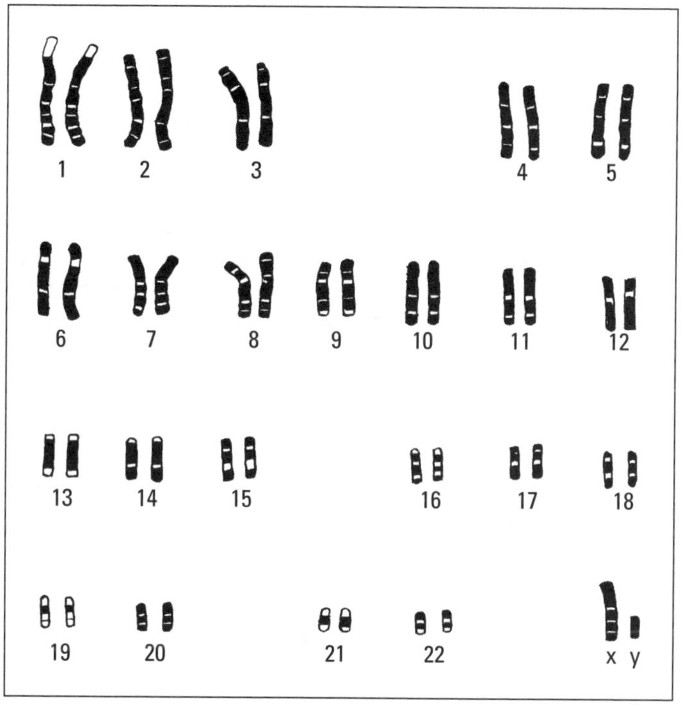

Figure 8.1 : Les 23 paires de chromosomes humains.

Certaines anomalies dans le nombre ou la structure des chromosomes sont à l'origine de pathologies chez le bébé. Le syndrome de Down, plus connu sous le nom de trisomie 21, est une maladie génétique due à la présence d'un chromosome surnuméraire sur la 21e paire. Elle retarde considérablement le développement physique et intellectuel de l'enfant. L'amniocentèse, le prélèvement de villosités choriales et d'autres examens permettent de détecter de telles anomalies car ils permettent d'élaborer un caryotype, autrement dit, une image agrandie des chromosomes d'un individu (voir figure 8.1). Par ailleurs, si un couple présente un risque évident de transmission de maladie génétique (Tay-Sachs ou mucoviscidose, par exemple), le médecin pourra utiliser le caryotype fœtal pour procéder au dépistage d'autres maladies. Pour les autres couples, seuls le nombre et la structure des chromosomes seront contrôlés.

ASTUCE

Certaines femmes à risques refusent l'analyse chromosomique parce qu'elles craignent une fausse couche ou qu'elles ne conçoivent pas de subir une interruption de grossesse en cas de résultat positif.

Même si vous ne pouvez envisager une interruption de grossesse, le fait de connaître à l'avance des malformations congénitales du fœtus vous laisse le temps de prendre vos dispositions pour accueillir un enfant nécessitant des soins spécifiques.

À RETENIR

Si vous avez moins de 38 ans et que vous tenez absolument à effectuer un diagnostic prénatal, c'est votre droit. Sachez que ces examens coûtent très cher et ne seront pas pris en charge par la Sécurité sociale si vous ne faites pas partie des catégories à risques. En revanche, le dépistage du risque trisomique est pratiqué dans tous les cas, par simple prise de sang. Cet examen s'appelle également triple test.

La biopsie du trophoblaste

Les villosités choriales sont les minuscules fragments de tissus en forme de bourgeons qui forment le placenta. Issues des cellules souches, elles présentent les mêmes marqueurs chromosomiques que le fœtus. Ce prélèvement permet de savoir si les chromosomes du fœtus sont conformes du point de vue de leur nombre et de leur structure, de connaître le sexe du bébé et de procéder au dépistage de risques spécifiques, s'il y a lieu.

Réalisé autour de la 12e semaine, le prélèvement de villosités choriales (biopsie du trophoblaste ou choriocentèse) se déroule en prélevant un peu de tissu placentaire (contenant les villosités choriales) sous anesthésie locale et à l'aide d'une aiguille creuse insérée dans l'abdomen ou d'un cathéter souple inséré dans le col de l'utérus (voir figure 8.2), en fonction de la position du placenta, de la forme et de l'état de l'utérus. Ces examens s'effectuent par guidage échographique, puis les prélèvements sont analysés au microscope et les cellules mises en culture, en laboratoire.

Le prélèvement de villosités choriales entraîne un risque de fausse couche (de 1 à 2 %). Le risque est le même pour les deux méthodes de prélèvement.

Les résultats du prélèvement sont généralement disponibles au bout de dix à quinze jours. Le seul avantage de cet examen est qu'il fournit des résultats plus tôt dans la grossesse. Le facteur temps est important pour les femmes qui envisagent une interruption de grossesse en cas de malformations congénitales sévères.

Contrairement à l'amniocentèse, le prélèvement de villosités choriales ne permet pas de doser l'alpha-fœtoprotéine ou AFP (voir la partie « Les examens de routine du deuxième trimestre »). Toutefois, votre médecin pourra effectuer ce dosage en vous prescrivant une prise de sang entre la 15e et la 18e semaine.

En fonction du résultat du prélèvement de villosités choriales, si vous êtes Rhésus négatif, il sera nécessaire de vous injecter un sérum anti-D pour prévenir les complications liées à ce Rhésus (voir le chapitre 16).

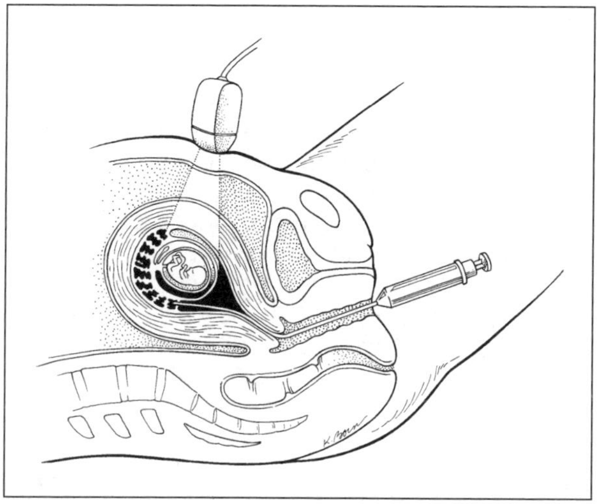

Figure 8.2 : Pour le prélèvement de villosités choriales, le médecin introduit un cathéter souple dans le col de l'utérus et prélève une petite quantité de tissu placentaire par guidage échographique.

L'échographie : elle se pratique à la 12e ou 13e semaine

L'échographie est un examen qui permet au médecin de contrôler la croissance du fœtus. Une sonde émet des ultrasons qui se réfléchissent sur le fœtus et reviennent à leur source d'émission. Les vibrations ainsi émises sont alors transformées en images qui s'affichent sur un écran (voir les clichés échographiques du chapitre 23).

L'échographie n'est pas douloureuse. Le médecin enduit votre abdomen d'un gel puis il déplace la sonde sur votre ventre (voir figure 8.3). Il n'est pas nécessaire d'avoir la vessie pleine puisque le liquide amniotique dans lequel baigne le fœtus fournit l'élément liquide nécessaire à la transmission des ondes sonores qui formeront une image claire et détaillée. La qualité des images varie en fonction de la graisse maternelle, du tissu conjonctif et de la position du fœtus.

L'échographie est en quelque sorte un examen de routine du fœtus. Elle fournit des informations sur les aspects suivants au premier trimestre :

- Nombre de fœtus dans l'utérus
- Âge gestationncl
- Rythme cardiaque
- Mesure de la nuque
- A ce stade on peut observer la tête, la colonne vertébrale, les 4 membres.

Amniocentèse précoce

Pour procéder à une amniocentèse, le médecin insère une fine aiguille creuse à travers l'abdomen et l'utérus pour prélever un échantillon de liquide contenu dans le sac amniotique. Les cellules extraites du liquide sont mises en culture afin de fournir le caryotype. L'amniocentèse a lieu en général entre la 15e et la 20e semaine, mais un examen précoce peut être réalisé au bout de 11 à 14 semaines de grossesse. Plus l'examen est pratiqué tôt, plus vite on obtient les résultats, mais le taux d'avortement spontané est alors plus élevé que pour une amniocentèse de routine ou un prélèvement de villosités choriales. De récentes études réalisées au Canada et en Grande-Bretagne font état d'un nombre plus élevé de pied bot parmi les nouveau-nés dont les mères avaient subi une amniocentèse précoce, de rupture des membranes de pertes foetales.

Les examens de routine du deuxième trimestre

Les examens de la grossesse varient selon la croissance du fœtus. Au cours du 2e trimestre, le médecin vous prescrira une ou deux analyses de sang et vous passerez la deuxième échographie, celle qui vous permettra de connaître le sexe de votre bébé.

Analyses de sang du deuxième trimestre

Les analyses de sang suivantes fournissent des résultats standard. Le fait de devoir passer des examens approfondis ne signifie pas forcément qu'il y a un problème, mais plutôt que votre médecin souhaite s'assurer que tout est en ordre.

Dosage de l'alpha-fœtoprotéine

L'alpha-fœtoprotéine est une protéine produite par le fœtus qui circule aussi dans le sang maternel. Une simple prise de sang, effectuée entre la 15e et la 18e semaine, suffit à l'analyse du taux d'alpha-fœtoprotéine. Le résultat doit être interprété en fonction du poids, de l'origine ethnique et d'un éventuel diabète chez la mère. Un taux d'alpha-fœtoprotéine est jugé élevé lorsqu'il est supérieur à 2,0 ou 2,5 multiples de la médiane, pour une grossesse simple, et supérieur à 4,0 ou 4,5 multiples de la médiane, pour des jumeaux. Les mesures correspondant aux triplés et quadruplés n'ont pas encore fait l'objet d'études suffisamment approfondies.

Un taux d'alpha-foetoprotéine élevé peut être simplement lié à:

- Une erreur de datation du terme de la grossesse
- La présence de jumeaux
- Contamination du sang maternel par du liquide amniotique (par exemple à cause d'un saignement de début de grossesse.

Mais dans de rares cas, un taux élevé d'alpha-foetoprotéine révelera :

- Des anomalies du tube neural (spina bifida amencéphalie) (voir l'encadré anomalies de fermetures du tube neural)
- Un défaut de la paroi abdominale (omphalocèle ou protubérance des anses digestives)
- Plus rares : maladie des reins du foetus, pré éclampsie, oedeme foetal, mort foetale.

Le dosage du taux d'alpha-fœtoprotéine n'est qu'un test de dépistage. La plupart des femmes dont le taux d'alpha-fœtoprotéine est élevé mettent au monde des bébés en pleine santé. Dans seulement 5 % des cas de résultat positif, le fœtus présente véritablement une anomalie du tube neural. Par ailleurs, ce test de dépistage n'est pas totalement fiable et ne permet donc pas d'identifier tous les fœtus atteints de malformations. Afin de réduire le risque d'un résultat faussement positif (c'est-à-dire un résultat positif d'anomalie alors que le fœtus est normal), on procède à un nouvel examen (notamment si le premier dosage n'est pas très élevé ou inférieur à 3,0 multiples de médiane). Si le résultat est à nouveau positif ou supérieur à 3,0 multiples de médiane, il faudra procéder à une exploration plus approfondie sous échographie en vue de repérer les éventuelles malformations du fœtus.

Si vos résultats font état d'un taux d'alpha-fœtoprotéine élevé dans les deux cas, le médecin pourra envisager une amniocentèse afin de connaître le taux d'alpha-fœtoprotéine du liquide amniotique (voir la partie « Qu'est-ce que l'amniocentèse ? » plus loin dans ce chapitre). L'amniocentèse permet également de détecter une substance appelée acétylcholinestérase, lorsque le fœtus présente une anomalie du tube neural (voir l'encadré « Anomalies de la fermeture du tube neural » plus loin dans ce chapitre). Dans la plupart des cas, le résultat est négatif et la grossesse se poursuit normalement. Selon certaines études, les femmes dont le dosage d'AFP est anormal et le résultat de l'amniocentèse négatif risquent davantage d'accoucher prématurément, de mettre au monde des bébés de faible poids ou de souffrir d'hypertension. Si vous correspondez à ce schéma, votre médecin souhaitera réaliser une exploration plus poussée, comme une échographie ou un dépistage de la souffrance fœtale (voir la partie « Évaluation du bien-être du bébé » plus loin dans ce chapitre). Les protocoles spécifiques de surveillance fœtale varient d'un médecin à l'autre.

Double, triple et maintenant quadruple test de dépistage de la trisomie 21

L'analyse sanguine utilisée pour le dosage du taux d'alpha-fœtoprotéine peut servir aussi à détecter la trisomie 21, la maladie chromosomique la plus fréquente chez les nouveau-nés. Dans ce cas le dosage d'alpha-foetoprotéine sera diminué par rapport aux normes habituelles. Cet examen permet également d'identifier les femmes qui risquent de transmettre d'autres malformations congénitales à leurs enfants, comme la trisomie 18 ou la trisomie 13 (chromosome surnuméraire sur la 18e ou la 13e paire).

Le médecin effectue cette analyse en mesurant deux, trois ou quatre substances dans le sang :

- Alpha-fœtoprotéine
- hCG
- Œstriol (un type d'œstrogène)
- Inhibiline A

Anomalies de la fermeture du tube neural (AFTN)

Le système nerveux central du bébé se construit à partir des cellules de la plaque neurale qui vont s'enrouler sur elles-mêmes pour former un tube au fur et à mesure de la grossesse. Le haut du tube, qui se ferme au 23e jour de la conception environ, formera le cerveau. L'extrémité basse du tube, qui se ferme autour du 28e jour de conception, constituera la base de la colonne vertébrale. Si l'une ou l'autre de ces extrémités ne se ferme pas (pour des raisons encore inconnues), on parle d'anomalie de fermeture du tube neural. Les formes les plus courantes d'AFTN sont le *spina-bifida* (lésion de la colonne), l'anencéphalie (absence totale ou partielle de cerveau) et l'encéphalocèle (lésion du crâne). Les symptômes les plus courants chez les nouveau-nés sont la paralysie, l'excès de liquide dans le cerveau ou un important retard mental. Les nouveau-nés atteints d'anencéphalie ne sont pas viables.

Tout cela est bien effrayant mais les AFTN restent heureusement rares. Nous les évoquons ici car des examens de dépistage sont pratiqués dans la plupart des pays et parce qu'il existe des moyens de prévenir le risque d'AFTN, en prenant de l'acide folique avant la conception (voir le chapitre 1) par exemple, ou en contrôlant le taux de glucose dans le sang des femmes diabétiques.

En France, les AFTN concernent environ 1 naissance sur 1 000, au Royaume-Uni, elles touchent 4 à 8 bébés sur 1 000. Elles sont nettement inférieures au Japon (environ 1 cas sur 2 000 naissances). Les raisons de ces variations entre pays demeurent inconnues mais relèveraient de multiples critères (environnementaux, génétiques, etc.). Si des cas d'AFTN existent dans votre famille ou dans celle de votre partenaire, faites-le savoir à votre médecin, car le risque sera légèrement plus élevé. Vous pourrez alors décider de la méthode de dépistage à envisager (échographie ou amniocentèse). Par ailleurs, si vous avez déjà fait une grossesse pour laquelle une AFTN avait été décelée, vous devrez augmenter votre prise d'acide folique au début de la grossesse à 4 mg par jour.

Le médecin étudie ces résultats pour évaluer le risque trisomique. Chez les femmes de moins de 35 ans, la trisomie 21 est dépistée dans environ 60 % des cas réels (autrement dit, si 100 femmes qui attendent un enfant trisomique 21 se soumettent au test, cette anomalie sera détectée pour environ 60 d'entre elles). À l'aide du quadruple test (quatre marqueurs), le taux de dépistage atteint 75 à 80 %. Ce test n'est qu'un dépistage : même si le résultat s'avère positif, le fœtus est en bonne santé dans la majorité des cas. Si votre test est positif, votre médecin envisagera avec vous l'éventualité d'une amniocentèse pour contrôler les chromosomes du bébé.

ASTUCE

Contrairement au dépistage des AFTN (dosage élevé d'alpha-fœtoprotéine) qui est pratiqué plusieurs fois pendant la grossesse, le triple (ou double) test de dépistage du risque trisomique ne peut être refait, car son résultat serait encore moins fiable.

Test de tolérance au glucose : ou test de O'Sullivan.

Le test de tolérance au glucose sert à détecter un éventuel diabète gestationnel (voir le chapitre 17).

Vous devrez tout d'abord boire une solution d'eau avec 50 g de glucose au goût désagréable. Une heure plus tard, on vous fera une prise de sang pour analyser votre taux de glucose. Un taux élevé indique un risque de diabète gestationnel (>1,30 g/l).

Ce test est généralement prescrit entre la 24e et 28e semaine. Environ 25 % des obstétriciens prescrivent uniquement ce test aux femmes qui présentent un risque de diabète gestationnel. Les facteurs de risque, décrits ci-dessous, sont nombreux. Près de 50 % des femmes enceintes connaissent l'une ou l'autre des situations suivantes :

- Âge maternel supérieur à 25 ans
- Naissance précédente d'un gros bébé
- Antécédent de mort fœtale
- Antécédent de diabète gestationnel
- Forte hérédité
- Obésité

Si le test de tolérance au glucose fournit un résultat anormal, cela ne signifie pas nécessairement que vous développez un diabète gestationnel (ce n'est qu'un test de dépistage !). Le médecin procédera à une exploration plus poussée pour confirmer son diagnostic. Cet examen s'appelle l'hyperglycémie provoquée orale (HGPO). Pour ce nouvel examen, vous devrez être à jeun pour la première prise de sang, puis on vous fera boire une solution sucrée avant de vous refaire une prise de sang par heure pendant trois heures. Certains médecins conseillent à leurs patientes de manger des pâtes ou du riz trois jours avant le test pour préparer le corps.

Un test est dit positif (anormal) si deux des quatre résultats le sont. Si le diagnostic de diabète gestationnel est confirmé, le médecin vous prescrira un régime alimentaire adapté, on vous conseillera de voir une diététicienne. Il vous demandera de surveiller votre glycémie à jeun et après à domicile avec un carnet d'auto-surveillance jusqu'à la fin de la grossesse. Si votre taux de glucose reste élevé malgré le régime, il existe des traitements à l'insuline ou des comprimés oraux pour le ramener à un seuil acceptable (voir le chapitre 17).

Numération formule sanguine (NFS)

La numération formule sanguine est souvent pratiquée en même temps que le test de tolérance au glucose afin de dépister une anémie (manque de fer) ou d'autres problèmes moins courants. Fréquente pendant la grossesse, l'anémie nécessite une supplémentation en fer.

L'échographie : voyage aux pays des ultrasons

L'échographie est un examen qui permet au médecin de contrôler la croissance du fœtus. Une sonde émet des ultrasons qui se réfléchissent sur le fœtus et reviennent à leur source d'émission. Les vibrations ainsi émises sont alors transformées en images qui s'affichent sur un écran (voir les clichés échographiques du chapitre 21).

L'échographie n'est pas douloureuse. Le médecin enduit votre abdomen d'un gel puis il déplace la sonde sur votre ventre (voir figure 8.3). Il n'est pas nécessaire d'avoir la vessie pleine puisque le liquide amniotique dans lequel baigne le fœtus fournit l'élément liquide nécessaire à la transmission des ondes sonores qui formeront une image claire et détaillée. La qualité des images varie en fonction de la graisse maternelle, du tissu conjonctif et de la position du fœtus.

L'échographie est en quelque sorte un examen de routine du fœtus. Elle fournit des informations sur les aspects suivants :

Au premier trimestre :

- Nombre de fœtus dans l'utérus
- Âge gestationnel
- Rythme cardiaque
- Mesure de la nuque
- A ce stade on peut observer la tête, la colonne vertébrale, les 4 membres.

L'échographie du 2e trimestre

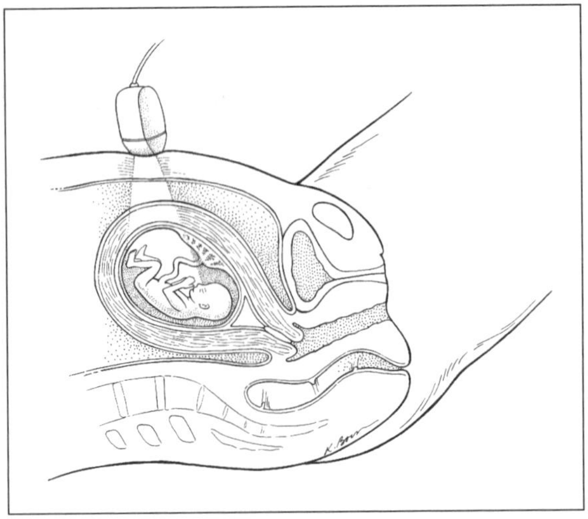

Figure 8.3 : Échographie du deuxième trimestre.

Cette échographie est particulièrement importante puisqu'elle sera l'occasion de faire l'étude morphologique du bébé. On vous demandera de ne pas mettre de crème sur le ventre dans les 3 jours qui précedent l'examen.

Seront vérifiés :

- Quantité de liquide amniotique
- Emplacement du placenta
- Morphologie du fœtus, avec détection d'éventuelles anomalies congénitales
- Différentes mesures du foetus
- Sexe du bébé
- Position, mouvements actifs, mouvements respiratoires.

Un médecin (obstétricien, néonatologue ou radiologue) ou une sage femme sont habilités à procéder à une échographie. En général, le praticien mesure d'abord le fœtus, puis il étudie sa morphologie. La durée et la précision de l'examen varient selon les cas. Une échographie approfondie permet de visualiser :

- Bras et jambes
- Vessie
- Cerveau et crâne
- Visage
- Parties génitales
- Cœur, thorax et diaphragme
- Reins
- Colonne vertébrale
- Estomac, cavité et parois abdominales

Outre les trois échographies obligatoires en France (une par trimestre), votre médecin pourra vous prescrire un examen supplémentaire si vous appartenez à une catégorie à risques. C'est le cas, par exemple, des situations suivantes :

- Grossesse multiple (jumeaux ou plus)
- Le fœtus semble trop petit ou trop gros pour son âge
- Contrôle de la quantité de liquide amniotique en cas de doute
- Risque d'accouchement prématuré ou de béance du col utérin (voir le chapitre 16)
- Vous souffrez de diabète ou d'hypertension (voir le chapitre 17)
- Vous avez des saignements
- Pour établir le profil biophysique du fœtus : analyse de ses mouvements actifs, de ses exercices de respiration, du volume du liquide amniotique et du tonus fœtal (capacité à contracter ses muscles)

Question fréquemment posée

Q : L'échographie est-elle sans danger ?

R : Cette technologie est utilisée systématiquement depuis maintenant plus de trente ans sans qu'aucun risque n'ait été décelé pour le fœtus ou la mère. Par ailleurs, les renseignements fournis par l'échographie sont précieux. Certaines pathologies (telles que l'obstruction du canal d'évacuation des urines) peuvent être traitées pendant la grossesse et d'autres (comme une malformation cardiaque congénitale) sont diagnostiquées à temps et permettent de se préparer correctement à l'accouchement. La détection de problèmes de croissance fœtale ou de volume du liquide amniotique permet à votre médecin de suivre au mieux votre grossesse.

Depuis quelques années, les médecins se servent de l'échographie pour analyser de plus près le col de l'utérus des femmes qui présentent un risque d'accouchement prématuré ou de béance du col. Seule l'échographie vaginale permet de mesurer la longueur du col et d'examiner la partie inférieure de l'utérus.

Qu'est-ce que l'amniocentèse ?

L'amniocentèse consiste à insérer une fine aiguille creuse à l'intérieur du sac amniotique pour prélever un échantillon du liquide à l'aide d'une seringue placée au bout de l'aiguille (voir figure 8.4). Le liquide amniotique est ensuite analysé de plusieurs manières. L'amniocentèse génétique (analyse chromosomique du fœtus) est prescrite entre la 15e et la 20e semaine. Mais il existe d'autres raisons de prescrire une amniocentèse, comme le contrôle de la maturation des poumons du fœtus, réalisé en fin de grossesse.

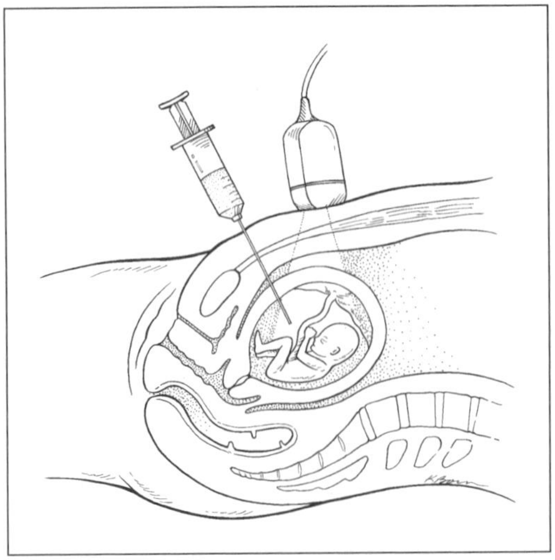

Figure 8.4 : Amniocentèse.

Pendant l'amniocentèse, vous êtes allongée sur le dos et l'on enduit votre abdomen d'une solution iodée. Lorsque l'image du fœtus s'affiche à l'échographie et que le sac amniotique est visible à l'écran, le médecin ou l'échographiste insère une fine aiguille à travers la paroi abdominale et utérine pour atteindre l'intérieur du sac amniotique. Après avoir prélevé une quantité suffisante de liquide amniotique (environ 15 à 20 cm^3 ou 1 à 2 cuillerées à soupe), il retire l'aiguille.

On croit souvent à tort que l'aiguille est insérée dans le nombril. Le point d'insertion dépend en fait de la position du fœtus, du placenta et du sac amniotique dans l'utérus. Vous savez peut-être que l'on utilise une aiguille extrêmement longue afin de pouvoir atteindre le sac amniotique. Rassurez-vous, elle n'est pas plus douloureuse pour autant. La douleur provoquée par une aiguille est fonction de sa grosseur, or celle que l'on utilise pour une amniocentèse est très fine.

L'examen en lui-même ne prend pas plus d'une à deux minutes, mais il peut sembler une éternité si vous êtes nerveuse. Il n'est pas très agréable, mais pas vraiment douloureux. La plupart du temps, vous ressentez une petite contraction au moment où l'aiguille est insérée dans l'utérus, puis une sorte de tiraillement pendant le prélèvement. Sans être totalement indolore, l'amniocentèse est nettement moins impressionnante qu'elle ne le paraît. Vous devrez ensuite vous reposer et éviter les activités intenses et les rapports sexuels pendant un ou deux jours.

L'amniocentèse génétique permet d'abord de confirmer la présence des 23 paires de chromosomes et leur bonne configuration. Après quoi, le liquide est envoyé pour analyse en laboratoire. Des cellules seront prélevées puis mises en culture avant de fournir des résultats exploitables, au bout d'une à deux semaines.

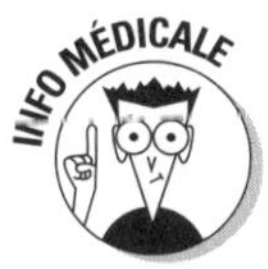

Si le résultat des analyses sanguines du diagnostic prénatal indique que vous êtes Rhésus négatif, il faudra vous injecter un sérum anti-D pour prévenir les complications liées à ce Rhésus (voir le chapitre 16).

Risques et effets secondaires de l'amniocentèse

L'amniocentèse entraîne peu de complications, mais sachez qu'il existe un faible risque de :

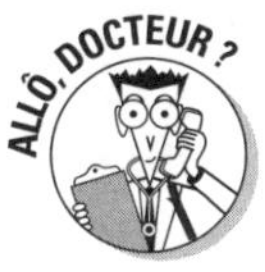

- **Contractions** : certaines femmes ressentent des contractions pendant plusieurs heures après une amniocentèse. Le repos est le meilleur des traitements. Certains médecins conseillent de boire un petit verre de vin pour se détendre plus facilement.
- **Pertes de sang** : elles peuvent durer un ou deux jours.
- **Fuite de liquide amniotique** : une fuite d'une à deux cuillerées à café de liquide survient dans 1 à 2 % des cas et, en général, la membrane se referme au bout de 48 heures. Si les pertes de liquide amniotique sont très abondantes ou ininterrompues, il faut prévenir le médecin.
- **Blessure du fœtus** : cette situation est extrêmement rare, heureusement, grâce à l'échoguidage.
- **Fausse couche** : l'amniocentèse est un examen invasif, ce qui signifie qu'il accroît le risque de fausse couche (d'environ 0,5 %, le risque moyen de fausse couche passe donc de 0,5 à 1 %).

Le choix de recourir ou non à l'amniocentèse est délicat, car les risques doivent être mesurés au cas par cas. Par exemple, une femme de 40 ans ayant eu des difficultés de conception préférera ne pas subir cet examen plutôt que d'accroître le risque de fausse couche, même si le risque d'une anomalie chromosomique est plus important dans sa situation. En revanche, une femme de 32 ans exerçant une profession médicale (et confrontée quotidiennement à la maladie), comme Joanne lors de sa première grossesse par exemple, choisira sans doute d'avoir une amniocentèse même si le risque d'attendre un enfant atteint d'une anomalie chromosomique est relativement faible, plus faible en tout cas que le risque de fausse couche lié à l'examen. Le désir d'être rassurée peut ainsi parfois l'emporter sur le risque médical.

À RETENIR

Une amniocentèse pratiquée après 20 semaines ne présente pas le même risque de fausse couche mais un faible risque d'infection, de rupture des membranes (poche des eaux) ou de déclenchement du travail.

Intérêt de l'amniocentèse

Une amniocentèse est conseillée dans les cas suivants :

- À partir de 38 ans. L'âge limite varie en fonction des pays et de la grossesse (simple ou multiple). Dans le cas d'une grossesse gémellaire, le médecin pourra décider de pratiquer une amniocentèse plus tôt.
- Dosage d'alpha-fœtoprotéine élevé (voir la partie « Dosage de l'alpha-fœtoprotéine » au début de ce chapitre), ou trop bas.
- Résultat anormal du dépistage de la trisomie 21 si le risque est supérieur à 1/250.
- Faible croissance du fœtus ou signes d'anomalies morphologiques décelés à l'échographie.
- Un premier enfant est atteint de malformation congénitale ou des anomalies génétiques avaient été détectées lors d'une grossesse précédente.
- L'un des parents est porteur d'un gène muté.
- À la demande des futurs parents qui veulent s'assurer que le fœtus ne souffre d'aucune anomalie génétique.

Par ailleurs, l'amniocentèse sera envisagée dans les situations suivantes :

- **Travail prématuré** : une infection du liquide amniotique peut déclencher prématurément l'accouchement. Le médecin devra prélever un échantillon de liquide et l'analyser pour identifier une éventuelle infection. Si le résultat est positif, vous devrez accoucher le plus rapidement possible afin de réduire les risques de complications.
- **Autres infections** : certaines patientes ne sont pas immunisées contre la toxoplasmose, le cytomégalovirus ou le parvovirus B19 (voir le chapitre 17). Une analyse du liquide amniotique est parfois réalisée pour confirmer ce diagnostic chez les patientes à risques.

- **Incompatibilité sanguine** : le liquide amniotique d'un fœtus dont la mère est Rhésus négatif est analysé pour vérifier que les globules rouges du fœtus ne sont pas détruits (voir le chapitre 16).
- **Maturation pulmonaire** : si votre accouchement doit être déclenché, le médecin voudra s'assurer que les poumons du fœtus sont assez développés pour fonctionner à l'extérieur. Des analyses du liquide amniotique permettent d'évaluer la maturation des poumons.

Autres examens

Les examens abordés dans cette partie ne sont pas prescrits à toutes les femmes enceintes, loin de là. La majorité d'entre eux sont des interventions rarissimes, pratiquées dans des centres spécialisés en néonatalogie. Ils vous paraîtront effrayants mais nous les incluons ici à titre d'information.

Les échographies en 3D et 4D

Certains centres échographiques de néonatalogie disposent d'appareils spéciaux, capables d'afficher des images du fœtus en trois dimensions, appelés échographie 3D. L'échographie en 4D suit le même principe mais elle fournit en outre une animation du fœtus en mouvement. Ces appareils ultra modernes ne sont pas disponibles dans toutes les maternités et aucune étude n'indique qu'ils offrent de meilleurs résultats que l'échographie traditionnelle. Ils permettent toutefois sans doute de mieux visualiser certains aspects du fœtus, tels que son visage, ses mains et ses pieds. Le lien qui se crée entre la mère et l'enfant est plus fort avec une image en 3D. Ne soyez pas déçue si vous ne pouvez pas bénéficier de cette technologie dernier cri, le modèle en chair et en os ne saurait tarder !

Prélèvement de sang fœtal

Également appelé cordocentèse, cet examen consiste à prélever un peu de sang au niveau du cordon ombilical. Les indications sont : obtenir l'analyse rapide des chromosomes foetaux (quand un gros retard de croissance ou des malformations ont été notées à l'échographie), préciser une infection virale, ou des anomalies du sang du foetus en cas d'incompatibilité rhésus. Un spécialiste en néonatologie effectue la cordocentèse sous échographie. Cette procédure est semblable à celle d'une amniocentèse sauf que l'aiguille est insérée directement dans le cordon ombilical. Les risques d'infection, de rupture des membranes ou de fausse couche sont de l'ordre de 1 à 2 %.

Par cette technique, certains fœtus atteints d'anémie, peuvent être traités *in utero*, par transfusion sanguine directement dans le cordon ombilical. Dans l'avenir on pourra administrer des médicaments au foetus par cette voie.

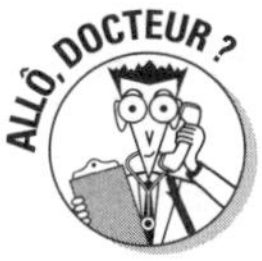

Échocardiogramme

Un échocardiogramme est une échographie centrée sur l'activité cardiaque du fœtus. Les néonatologues, les cardiologues spécialisés en pédiatrie et les radiologues sont habilités à réaliser cet examen. Il est pratiqué en cas de diabète gestationnel, de risque de malformation cardiaque congénitale avéré ou si une anomalie cardiaque a été décelée lors de l'échographie de routine. Le médecin vous prescrira un échocardiogramme s'il repère une quelconque anomalie structurelle à l'échographie car les malformations cardiaques sont souvent associées à d'autres anomalies congénitales.

Examens Doppler

L'échographie sert aussi à réaliser des examens Doppler. Le Doppler évalue la quantité du débit sanguin dans les vaisseaux de la mère et du « foetus de l'artère utérine » chez la mère, aux artères du foetus : ombilicale, cérébrale, cardiaque. Aujourd'hui beaucoup d'échographistes l'utilisent de façon systématique pour dépister d'éventuels problèmes vasculaires. Un Doppler permet, en outre, d'évaluer le bien-être des fœtus présentant un retard de croissance intra-utérin (voir le chapitre 16), ou en cas d'hypertension de la mère.

Les examens du troisième trimestre

Votre grossesse touche à sa fin et votre médecin souhaite désormais réaliser quelques examens pour s'assurer que votre bébé est en parfaite santé. Certaines analyses, comme la recherche de streptocoque du groupe B, servent à détecter d'éventuelles complications, alors que d'autres, tels que le dépistage de la souffrance fœtale ou le profil biophysique, sont pratiqués pour évaluer le bien-être du bébé (ou score de Manning). L'anesthésiste vous prescrira un bilan sanguin comportant la numérotation des plaquettes et un test de coagulation.

Recherche de streptocoques du groupe B

Le seul examen de routine que vous subirez peut-être lors de la dernière consultation prénatale est un prélèvement vaginal destiné à déceler la présence de streptocoques du groupe B, une bactérie fréquemment présente dans le vagin et l'anus. La question de l'intérêt réel de cette analyse divise la communauté scientifique. Certains obstétriciens la prescrivent à la 36e semaine, d'autres non. Environ 15 à 20 % des femmes sont porteuses de ce germe. Si le test s'avère positif à 36 semaines, vous prendrez des antibiotiques pendant l'accouchement pour réduire les risques de transmission de la bactérie au bébé. Il est inutile de traiter plus tôt car la bactérie pourrait de toute façon réapparaître au moment de l'accouchement. Les résultats de cette analyse ne pouvant pas être obtenus immédiatement, il n'est pas possible de dépister le streptocoque du groupe B juste au moment de l'accouchement.

Évaluation de la maturation pulmonaire

Si vous devez subir une deuxième césarienne (vous avez déjà accouché par césarienne pour une précédente naissance) ou que votre accouchement doit être déclenché avant la 39e semaine, le médecin souhaitera peut être pratiquer une amniocentèse pour évaluer la maturation des poumons du fœtus.

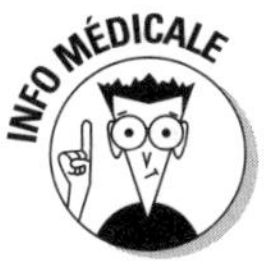

Pour évaluer la maturation pulmonaire du fœtus, on mesure généralement le rapport lécithine/sphingomyéline (deux substances présentes dans le liquide amniotique). S'il est supérieur ou égal à 2,0 et/ou que le médecin détecte la présence de phosphatidyl-glycérol (une substance produite par les cellules pulmonaires matures du fœtus présente dans le liquide amniotique), cela signifie que les poumons du bébé sont prêts à fonctionner.

Évaluation du bien-être du bébé

À certains moments de la grossesse, le médecin vous prescrira des examens visant à détecter tout signe de souffrance fœtale. Ces tests ont lieu entre 24 et 26 semaines environ en cas de doute ou au bout de 41 semaines, si le bébé n'est pas encore né. Nous présentons ici ces différents tests.

Dépistage de la souffrance fœtale : enregistrement du rythme cardiaque foetal

Cet examen consiste à enregistrer le rythme cardiaque du fœtus, à observer ses mouvements, et l'activité utérine en général à l'aide d'un appareil spécifique. Il enregistre vos contractions utérines et le rythme cardiaque du bébé et les retranscrit ensuite sur papier. C'est un appareil semblable à celui utilisé pendant l'accouchement pour contrôler le rythme cardiaque du fœtus et la fréquence des contractions. Vous devrez également appuyer sur un bouton à chaque fois que vous percevrez un mouvement à l'intérieur de l'utérus. L'examen dure 20 à 40 minutes. Le médecin analyse ensuite le graphique pour repérer les accélérations du rythme cardiaque du fœtus. Si elles sont fréquentes, l'examen est dit réactif, ce qui signifie que le fœtus est en bonne santé et qu'il peut patienter encore une petite semaine (99 % des cas). Si les accélérations ne semblent pas normales (test non réactif), inutile de vous inquiéter. Dans 80 % des cas, le fœtus est en bonne santé, mais un examen complémentaire est souvent effectué par sécurité.

Ce test (renouvelé une ou deux fois par semaine) est pratiqué dans les cas suivants :

- Le terme de la grossesse a été dépassé.
- Le bébé ne grossit pas normalement.
- Le volume de liquide amniotique a diminué.
- Votre tension artérielle est élevée.
- Vous êtes diabétique.

Mesure des contractions utérines

La mesure des contractions utérines est un examen assez similaire au dépistage du risque de souffrance fœtale. Un capteur posé sur le ventre de la mère enregistre le durcissement de l'utérus : intensité, durée et fréquence des contractions utérines. Les contractions surviennent parfois d'elles-mêmes, après administration de faibles doses d'ocytocine ou une stimulation des mamelons.

ATTENTION !

N'essayez pas de stimuler vos mamelons chez vous pour faire venir les contractions. Attendez plutôt que le médecin soit présent pour contrôler que tout se passe bien.

Trois bonnes contractions en l'espace de 10 minutes suffisent à interpréter le résultat. Si le rythme cardiaque du fœtus ne diminue pas après les contractions, le test est jugé négatif et le bébé peut passer encore une semaine dans l'utérus. Si le test est positif (les battements de cœur diminuent) ou peu probant, le médecin procédera à un examen plus approfondi. Chaque cas étant particulier, la décision ne sera pas la même dans toutes les situations. Cet examen est prescrit si les résultats du dépistage de souffrance fœtale ne sont pas concluants ou si le médecin souhaite approfondir l'évaluation du bien-être du bébé.

Ce test ne doit pas être pratiqué en cas de *placenta praevia* (voir le chapitre 16) ou de risque d'accouchement prématuré.

Profil biophysique ou score de Manning

Le profil biophysique peut être établi grâce à l'échographie à la place ou en complément du dépistage de la souffrance fœtale, selon le choix du médecin. Le profil biophysique consiste à examiner les paramètres suivants :

- Mouvements actifs du fœtus, observés par échographie
- Tonus général, observé par échographie
- Mouvements respiratoires (la poitrine se soulève et s'abaisse, imitant la respiration), observés par échographie
- Quantité de liquide amniotique, observée par échographie
- Enregistrement du rythme cardiaque du foetus (voir la partie « Évaluation du bien-être du bébé » plus haut)

Le bébé reçoit 2 points pour chaque paramètre normal. Un résultat parfait équivaut à une note de 10 sur 10. Les fœtus qui obtiennent une note supérieure ou égale à 8 sur 10 sont considérés en bonne santé. Une note de 6 sur 10 reste correcte, mais nécessite une surveillance accrue. En dessous de 6, il est préférable de procéder à des examens complémentaires : dopplers ombilical et cérébral. À noter que le doppler doit être pratiqué par un opérateur expérimenté et spécialisé en doppler pulsé et doppler couleur.

Stimulation vibro-acoustique

Dans le cadre du dépistage de la souffrance fœtale, le médecin pourra réaliser une stimulation vibro-acoustique afin d'observer la réaction du fœtus aux sons et aux vibrations. Il fait vibrer le ventre de la mère à l'aide d'un appareil spécifique. Normalement, le rythme cardiaque du fœtus s'accélère lorsque le fœtus est stimulé de cette manière. La stimulation vibro-acoustique est habituellement pratiquée lorsque le dépistage de la souffrance fœtale n'est pas réactif au bout de 20 à 30 minutes.

Chapitre 9

Votre grossesse semaine après semaine

Dans ce chapitre :

- Savoir à quoi vous devez vous attendre au fil de votre grossesse
- Programmer les rendez-vous médicaux et les analyses de routine
- Vous préparer à la naissance de votre bébé

En réponse aux demandes des femmes, nous avons ajouté dans la nouvelle édition de *La grossesse pour les Nuls* un chapitre leur permettant de suivre l'évolution de leur grossesse semaine après semaine. Comme nous le répétons souvent dans cet ouvrage, nous partons du principe qu'une grossesse dure généralement 40 à 41 semaines, ce qui peut parfois induire en erreur. La grossesse débute dès la conception, soit dans le cas d'un cycle normal de 28 jours, deux semaines après le début des dernières règles et ne dure donc que 38 semaines. Cependant, les obstétriciens parlent de 40 semaines parce que la plupart des femmes ne connaissent pas la date exacte de la conception mais se souviennent du début de leurs dernières règles.

Un certain nombre d'indications que nous mentionnons à une période précise de la grossesse gardent leur importance tout au long de celle-ci. Par exemple, ce n'est pas parce que nous conseillons de faire une échographie à la 22e semaine que vous ne pouvez pas en faire à n'importe quel autre moment de la grossesse. Notez toujours exactement à quelle semaine de votre grossesse vous êtes et cochez chaque paragraphe après l'avoir réalisé.

Certains éléments mentionnés dans ce chapitre sont facultatifs et ne sont peut-être pas indispensables. Nous les citons dans le souci de traiter complètement un sujet et de vous fournir des informations qui vous guideront dans votre discussion avec votre gynécologue. Par ailleurs, nous indiquons de manière approximative la(les) semaine(s) durant laquelle(lesquelles) surviennent des changements dans votre grossesse et où doivent être effectuées des analyses prénatales. Ne soyez pas trop inquiète si, au cours de votre grossesse, la date ne correspond pas à la semaine près.

Semaines 0 à 4

Vous pensez être enceinte ? L'impatience vous gagne et il vous tarde de savoir si vous l'êtes vraiment. Les quatre premières semaines sont très importantes car c'est pendant cette période que la grossesse s'installe par le processus de nidation.

Au cours de ces premières semaines,

- Notez le début de vos dernières règles. Votre gynécologue pourra ainsi calculer votre terme prévu (40 semaines à partir du début de vos dernières règles ou 41 semaines pour la sécurité sociale). Si vos cycles sont irréguliers, pensez à le lui signaler.
- Soyez attentive à la période d'ovulation. Certaines femmes savent reconnaître à quel moment l'ovulation a lieu car elles ressentent ce que l'on appelle un *Mittelschmerz* (mot allemand signifiant « douleur abdominale », légère douleur que l'on peut ressentir quand l'ovule est expulsé de l'ovaire, généralement 14 jours après le début des règles). D'autres le savent en observant un changement dans la texture du mucus cervical ou en notant un résultat positif du kit de détection d'ovulation (voir chapitre 1).

  L'ovule est parfois fécondé dans la trompe de Fallope. Au tout début, l'embryon n'est constitué que d'une seule cellule. Pendant la première semaine, celle-ci se divise à plusieurs reprises tout en descendant la trompe de Fallope en direction de la cavité utérine.
- Faites votre premier test de grossesse. Il permet de détecter la présence d'une hormone appelée la gonadotrophine chorionique humaine (hCG pour human chorionic gonadotropin) qui est produite par le sac gestationnel lorsqu'il s'implante dans la paroi de l'utérus, habituellement cinq à sept jours après la conception. Au moment où vous remarquerez le retard de vos règles, soit 10 à 15 jours après la conception, le test de grossesse sera très probablement positif.
- Commencez dès maintenant à prendre quotidiennement un cocktail de vitamines. Vérifiez qu'il contienne au moins 0,4 mg d'acide folique, indispensable à la bonne santé de votre bébé.
- Ne soyez pas inquiète si vous observez de légers saignements au moment où vous devriez avoir vos règles : ils sont dus à l'embryon qui s'installe dans la muqueuse utérine (saignements d'implantation).

À la fin de la 4e semaine, votre bébé mesure 4 millimètres.

Semaines 5 à 8

La grossesse est désormais bien installée. Vous en ressentez les signes caractéristiques tels que les nausées et la fatigue. C'est le moment privilégié pour changer certains aspects de votre mode de vie si vous ne l'avez pas déjà fait (par exemple, arrêter de fumer ou adapter un traitement médicamenteux à votre état).

Pendant cette période,

- Prenez rendez-vous avec votre gynécologue pour votre première visite prénatale. La plupart des praticiens souhaitent voir leurs patientes avant la 8e semaine, voire la 10e.
- Prévoyez avec votre médecin une échographie ou faites pratiquer un doppler pour écouter les pulsations cardiaques de l'embryon et s'assurer du bon déroulement de la grossesse. Pendant cette période, une échographie permet d'établir avec une très grande précision le terme prévu et de déterminer si vous attendez un ou deux bébés, voire plus !

  Au cours de ces huit semaines, la plupart des organes commencent à se former. Le premier à fonctionner est le cœur qui bat à seulement cinq semaines bien que l'échographie ne permette pas de détecter ses pulsations avant la 6e semaine. Les bras et les jambes de l'embryon se développent également. La tête est la partie du corps la plus volumineuse car le cerveau est l'organe qui se développe le plus rapidement à cette période. (Reportez-vous au chapitre 5 pour plus de détails sur le premier trimestre.) Le placenta grossit lui aussi très vite et représente désormais le principal moyen d'acheminement des nutriments et de l'oxygène vers l'embryon.

À la fin de la 8e semaine, votre bébé mesure 30 millimètres et votre utérus a à peu près la taille d'une orange moyenne.

Semaines 9 à 12

À cette période, votre bébé commence à bouger même si vous ne le sentez pas encore. Si vous faites une échographie à ce moment-là, vous verrez ses mouvements sur l'écran. Avant la 10e semaine, les embryons masculins et féminins se ressemblent. Après, leurs organes génitaux externes se développent de manière spécifique. Cependant, l'échographiste ne pourra les distinguer avant la 15e ou la 16e semaine. À la fin de la 10e semaine, tous les organes sont formés. Le cerveau occupe une place à part puisqu'il continue à se développer tout au long de la grossesse et même pendant toute l'enfance.

Au cours de ces quatre semaines, vous devrez effectuer des dépistages de maladies génétiques :

- Prenez rendez-vous auprès d'un spécialiste en génétique si vous avez des antécédents familiaux de maladies génétiques. Votre gynécologue pourra également vous recommander ce rendez-vous en fonction de votre cas personnel.

- Vous pouvez programmer un test de dépistage de la trisomie 21 qui produira les résultats les plus fiables entre la 11e et la 13e semaine (voir chapitre 8). Ce test peut également être fait entre la 14e et la 18e semaine.
- Si vous prévoyez de faire pratiquer un prélèvement des villosités choriales (choriocentèse), sachez que la meilleure période pour le faire se situe entre la 10e et la 12e semaine. Lisez le chapitre 8 pour de plus amples informations sur ce prélèvement.

À la fin de la 12e semaine, votre bébé mesure 5,4 millimètres et pèse environ 14 grammes. Votre utérus a la taille d'une grosse orange.

Semaines 13 à 16

Félicitations ! Votre bébé et vous avez terminé le premier trimestre. À partir de maintenant, vous vous sentirez mieux ; vous aurez plus d'énergie et moins de nausées. Après la 14e semaine, la majeure partie du liquide amniotique dans lequel baigne votre bébé est constituée de son urine. Vers la 15e semaine, un échographiste expérimenté pourra vous indiquer si vous attendez un garçon ou une fille. Vers la 16e semaine, les ongles commencent à se développer et un duvet fin et doux (appelé *lanugo*) pousse sur tout le corps de l'embryon.

Pendant cette période,

- Faites une analyse de sang entre la 15e et la 18e semaine pour contrôler le taux d'alpha-fœtoprotéine. Elle permet de détecter des malformations fœtales comme le spina bifida. C'est aussi à cette période que vous passerez la seconde partie de votre dépistage de la trisomie 21 (triple test).
- Prévoyez une amniocentèse entre la 16e et la 18e semaine si vous envisagez de pratiquer cet examen. Lisez le chapitre 8 qui expose les diverses indications médicales d'une amniocentèse.
- Commencez à faire quelques achats pour votre bébé. À cette période, la grossesse commence à être visible chez de nombreuses femmes. Si ce n'est pas votre cas, pas d'inquiétude : selon votre morphologie, votre grossesse se verra plus ou moins.

À la fin de la 16e semaine, votre bébé mesure 11,6 centimètres et pèse environ 100 grammes. Votre utérus a la taille d'un gros pamplemousse.

Semaines 17 à 20

Pendant ces quatre semaines, votre bébé accumule un peu de graisse et ressemble davantage à un « vrai » bébé. Son squelette, jusqu'à présent principalement composé de cartilage, se transforme en os. De plus en plus souvent, vous percevrez une légère sensation de frôlement dans votre ventre. Ce sont peut-être des ballonnements mais il s'agit plus probablement des premiers mouvements du fœtus, appelés *quickening*. Vers la 20e semaine, le fond de l'utérus se trouve au niveau du nombril. Vous êtes désormais à mi-chemin du terme, vous pouvez vous en féliciter ! En règle générale, la seconde moitié s'écoule plus vite que la première.

- Soyez attentive aux mouvements du bébé. À ce stade de la grossesse, de nombreuses mères commencent à sentir leur bébé bouger. Cependant, les femmes qui sont enceintes pour la première fois ne les sentent pas aussi tôt ; par conséquent, ne vous inquiétez pas si c'est votre cas.

Votre bébé pèse désormais environ 300 grammes et mesure environ 26 centimètres.

Semaines 21 à 24

Pendant cette période,

- Prévoyez une échographie qui permet au gynécologue d'examiner toute l'anatomie du bébé, de s'assurer qu'il se développe correctement et qu'il baigne dans une quantité normale de liquide amniotique.

  Les poumons du bébé entrent dans une phase de développement très importante. Leur paroi s'affine suffisamment pour permettre les échanges gazeux. Vous sentirez peut-être une gêne de chaque côté du bas-ventre (dans la région de l'aine), appelée « douleur du ligament rond ». Ce ligament inséré sur le fond de l'utérus suit un trajet en direction du canal inguinal qu'il traverse pour se fixer sur les grandes lèvres de la vulve. À ce stade de la grossesse, les femmes sentent parfois des sensations de tiraillement qui s'aggravent en position debout et s'améliorent en position assise ou allongée. Mais en règle générale, après la 24e semaine, cette douleur disparaît.

  Votre bébé avale régulièrement de grandes quantités de liquide amniotique et urine dans la cavité utérine. Ses ongles sont presque entièrement formés, ses sourcils et ses cils commencent à pousser. Le lanugo, auparavant d'une couleur pâle, prend une teinte plus foncée.

Vers la 24e semaine, votre bébé est considéré comme *viable*, ce qui signifie qu'il peut survivre à l'extérieur de l'utérus ; mais il aurait alors besoin de soins médicaux intensifs. Le fond de votre utérus est généralement au niveau du nombril, voire au-dessus. À la fin de cette période, votre bébé pèse environ 600 grammes et mesure environ 30 centimètres.

Semaines 25 à 28

Les os du bébé poursuivent leur calcification. Désormais, ses ongles, ses orteils, ses sourcils et ses cils sont totalement formés. Sa peau reste encore assez transparente mais elle devient de plus en plus opaque. N'oubliez pas de consulter votre gynécologue toutes les quatre semaines environ.

Pendant cette période,

- Prévoyez le test d'O'Sullivan pour mettre à l'épreuve des mécanismes de régulation du glucose et dépister le diabète gestationnel. Au laboratoire d'analyses, on fait boire, à jeun, 50 grammes de glucose (la boisson a le goût d'un soda fade) puis on pratique un prélèvement sanguin une heure plus tard. Si le taux de glucose est trop élevé, vous devrez alors effectuer un autre test appelé test de tolérance au glucose (GTT) ou hyperglycémie provoquée.
- GTT : on vous demandera d'être à jeun le jour du test afin que votre taux de glucose à jeun puisse être comparé au premier prélèvement sanguin. Vous boirez ensuite 100 grammes de glucose liquide. Puis on vous fera un prélèvement sanguin toutes les heures pendant les trois heures suivantes. Il faut deux valeurs anormales pour poser un diagnostic de diabète gestationnel. Pendant le test de glucose sanguin, votre médecin prescrira peut-être quelques prélèvements sanguins supplémentaires pour déceler une éventuelle anémie.
- Si vous êtes rhésus négatif (voir chapitre 17), vous devez recevoir une injection d'immunoglobuline anti-D (Rhophylac). Elle permet de prévenir les conséquences d'une incompatibilité entre votre bébé et vous.

Le fond de votre utérus est 2 ou 3 centimètres au-dessus du nombril. Vers la 28e semaine, votre bébé pèse environ 1 kilogramme et mesure environ 35 centimètres.

Semaines 29 à 32

Votre bébé est désormais capable d'ouvrir les yeux. Ses dents définitives sont présentes dans la mâchoire, ses poumons et son système digestif presque matures. Pour vous surveiller tous deux de près, votre gynécologue programmera des visites prénatales toutes les deux à quatre semaines à partir de cette période.

Pendant cette période,

- Commencez dès maintenant à participer à des cours de préparation à la naissance. Il existe de nombreuses formules que vous pouvez étudier avec votre médecin ou votre obstétricien (voir la partie de dix). Si vous bénéficiez d'une aide pour prendre soin de votre nouveau-né, il peut être judicieux que toutes les personnes appelées à s'en occuper (y compris vous et votre partenaire) prennent des cours de secourisme et de réanimation cardio-pulmonaire spécifiques aux enfants.

- Soyez plus attentive aux mouvements du bébé. Bien qu'à ce stade, les fœtus passent la majeure partie de leur temps à dormir, ils mettent petit à petit en place des cycles de sommeil et de veille. En général, on considère que sentir environ six mouvements par heure est un signe de bien-être fœtal. Vous ne les percevrez peut-être pas tous mais si vous vous inquiétez, allongez-vous et comptez les mouvements ; vous les sentirez mieux.

  La nature des mouvements fœtaux peut aussi changer : à la place des coups de pied et de poing que vous sentiez auparavant, les mouvements deviennent au fil de la grossesse plus légers, évoquant des roulements.
- Passez une échographie de suivi sur prescription de votre gynécologue. Elle peut confirmer la bonne croissance du bébé et une quantité adéquate de liquide amniotique. La plupart des gynécologues contrôlent la croissance du bébé en mesurant la hauteur de l'utérus à chaque visite.

Le fond de votre utérus est à mi-chemin entre le nombril et le sternum. Vers la 32e semaine, votre bébé pèse entre 1,6 et 1,7 kilogramme et mesure environ 40 centimètres.

Semaines 33 à 36

Si vous êtes enceinte de jumeaux, vous devriez vous préparer à la naissance dès maintenant car les jumeaux naissent, en moyenne, entre la 35e et la 36e semaine. Pendant cette période, vous sentirez peut-être un grand nombre de mouvements rythmiques : ils sont le signe que le bébé a le hoquet. Ce hoquet peut même se reproduire souvent après sa naissance.

Pendant cette période,

- Faites pratiquer un prélèvement vaginal en vue du dépistage du streptocoque du groupe B (GBS), bactérie très fréquente, présente dans le vagin ou le rectum. Si le dépistage est positif, votre médecin vous placera sous antibiotique pendant l'accouchement pour empêcher que le bébé ne soit infecté à son tour. Il n'est pas nécessaire de traiter avant car les bactéries peuvent recoloniser les mêmes régions.
- Continuez à surveiller les mouvements du bébé. Même si vous êtes habituée à ses coups de pied et de poing, il est normal que ceux-ci diminuent en intensité pendant les dernières semaines de la grossesse. C'est plus leur *nombre* qui importe que leur intensité. Lisez le chapitre 7 pour de plus amples détails sur les mouvements du bébé au cours du troisième trimestre.

Le fond de votre utérus se trouve entre 5 à 7 centimètres du sternum. À la 36e semaine ou juste après, vous consulterez votre gynécologue au moins une fois par semaine jusqu'à l'accouchement. Votre bébé pèse environ 2,3 kilogrammes et mesure près de 45 centimètres.

Semaines 37 à 40

Bravo ! Vous êtes désormais *à terme*. Même si vous n'êtes pas encore arrivée à la date prévue d'accouchement, toute naissance qui survient à partir de la 37e semaine est considérée comme à terme. Vous sentirez des contractions irrégulières qui se manifestent par à-coups.

L'accouchement peut désormais se déclencher n'importe quand ; soyez prête à partir à la maternité, de jour comme de nuit.

Les points suivants vous permettent d'être bien préparée pour le grand jour !

- Vérifiez que vos bagages soient prêts, avec le numéro de téléphone de votre médecin à portée de main ! Si vous avez d'autres enfants, prenez toutes les dispositions nécessaires pour les faire garder dès votre départ à la maternité.

  Au cours des jours précédant l'accouchement, la perte du bouchon muqueux, des saignements ou des selles molles peuvent être des signes que l'accouchement est imminent mais malheureusement, ils ne permettent pas de déterminer avec précision le moment exact où celui-ci va débuter.
- Si vous souhaitez provoquer l'accouchement avant la 39e semaine, soit en déclenchant le travail, soit par césarienne, vous devrez subir une nouvelle amniocentèse pour vérifier la maturité des poumons du bébé. À ce stade, les risques que représente cette procédure sont faibles : elle peut provoquer la perte des eaux ou déclencher le travail. Mais généralement, rien de tel ne se produit.

En moyenne, un bébé à terme pèse environ 3,5 kilogrammes mais la fourchette des poids considérés comme normaux est très large. À ce stade de la grossesse, votre bébé grossit d'environ 700 grammes par semaine, jusqu'à la naissance. Le fond de votre utérus est au niveau du sternum ou juste en dessous. À la 40e semaine, les bébés mesurent en moyenne 50 à 52 centimètres.

Semaines 40 à 42

Ne vous inquiétez pas, la fin de la grossesse arrive. Si le travail n'a pas démarré naturellement, votre gynécologue est susceptible de programmer un déclenchement du travail ou une césarienne vers la 42e semaine. Au-delà, la poursuite de la grossesse comporte un risque important, le bébé doit donc naître à ce moment-là. Pendant cette période, votre médecin s'assure qu'il reste en bonne santé :

- Votre médecin vous surveille à l'aide de tests pour s'assurer du bien-être fœtal. Cette méthode non invasive permet de vérifier que le bébé tolère bien son environnement *in utero* (voir chapitre 16 pour plus de détails).
- Le volume du liquide amniotique tendant généralement à décroître après la 36e semaine, votre médecin en calcule la quantité pour vérifier qu'il est toujours adéquat. Une faible quantité de liquide amniotique est une raison fréquemment invoquée pour déclencher l'accouchement pendant cette période.

Bien que le bébé continue à se développer après la 40e semaine, son rythme de croissance ralentit légèrement.

Troisième partie

Le grand jour : travail, accouchement et rétablissement

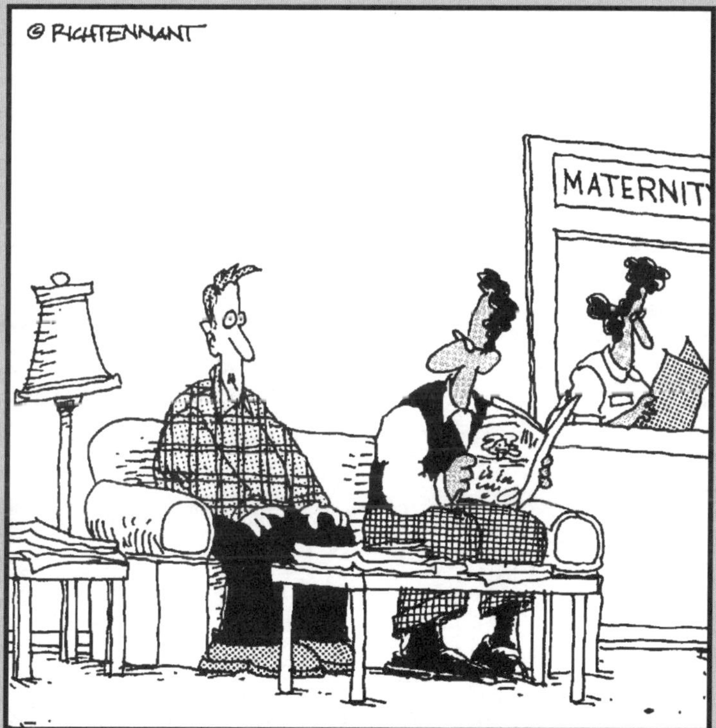

« On nous a dit qu'on verrait des changements une semaine avant l'accouchement. Ben, c'est vrai : il y a 5 jours, l'essence a pris 6 centimes, ma tondeuse à gazon est tombée en panne, et le voisin a fait repeindre sa maison. »

Dans cette partie...

Voici venu le moment que vous attendez tous....

Comme la grossesse, l'accouchement se passera mieux si vous savez ce qui vous attend. Vous avez sans doute envie de savoir quels sont les différents modes d'accouchement possibles ou les choix existants en matière d'anesthésie. De même, il peut vous sembler plus rassurant de connaître à l'avance les soins à donner à un nouveau-né. Les chapitres de cette partie foisonnent donc d'infos sur l'accouchement et le nouveau-né. Nous avons essayé d'apporter des renseignements précis et complets afin que vous soyez le mieux préparée possible à ce grand jour !

Chapitre 10

Chéri, je crois que je vais accoucher !

Dans ce chapitre :

- Reconnaître les signes du début du travail
- L'arrivée à la maternité
- Surveiller les signes vitaux du bébé pendant l'accouchement
- Le travail dans certaines circonstances
- Les trois étapes de l'accouchement
- Gérer la douleur de l'accouchement
- Les différents modes d'accouchement possibles

En dépit des nombreux progrès médicaux et scientifiques, on ne sait pas précisément quels sont les facteurs déclenchant l'accouchement. Il pourrait répondre à des stimuli émis par la mère, le bébé et le placenta ou à un accroissement du taux de certaines substances biochimiques fabriquées par la mère ou le bébé. Dans la mesure où on ignore ce qui le déclenche, l'on ne peut pas en prévoir la date précisément.

Même après plusieurs grossesses, les femmes ne savent pas toujours si le travail a réellement commencé ou non. Ce chapitre devrait toutefois vous aider à repérer les prémices de l'accouchement. Il ne vous empêchera peut-être pas d'appeler votre médecin inutilement à plusieurs reprises ou de vous rendre à la maternité trop tôt !

Reconnaître les prémices de l'accouchement

Vous détecterez peut-être les tout premiers signes de l'accouchement avant que le travail n'ait réellement commencé. Ils peuvent en effet simplement annoncer l'accouchement pour les jours ou les semaines à venir. Certaines femmes les ressentent pendant plusieurs jours, voire plusieurs semaines, d'autres uniquement pendant quelques heures. Le travail se révèle rarement aussi rapide que dans les films ou les feuilletons, et vous avez en général largement le temps d'arriver à la maternité !

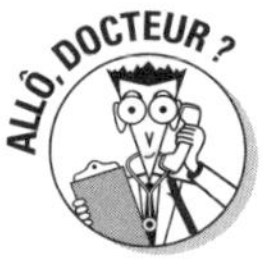

Même si vous pensez que le travail est réellement engagé, ne vous précipitez pas d'emblée à la maternité, commencez par appeler votre médecin.

Les signes annonciateurs

En fin de grossesse, vous remarquerez peut-être quelques signes annonçant un changement prochain. Peut-être aussi ne noterez-vous aucune transformation particulière ! Chez certaines femmes, ces symptômes apparaissent plusieurs semaines avant l'accouchement, chez d'autres, juste quelques jours auparavant.

- **Descente du bébé** : le bébé descend souvent dans le bassin plusieurs semaines avant l'accouchement (voir le chapitre 7), en particulier chez les femmes enceintes pour la première fois. Vous ressentirez alors une pression, et parfois des douleurs diffuses, au niveau du vagin. Vous constaterez aussi que l'utérus se trouve plus bas et que vous pouvez mieux respirer.
- **Diarrhée** : quelques jours avant l'accouchement, votre organisme produit des prostaglandines qui favorisent les contractions utérines et sont susceptibles de provoquer une diarrhée.
- **Intensification des contractions** : vous remarquerez peut-être une intensification des contractions (à la fois plus fortes et plus fréquentes). Elles peuvent aussi devenir tout simplement plus gênantes. Certaines femmes commencent à avoir des contractions plus marquées plusieurs semaines avant l'accouchement.
- **Perte du bouchon muqueux** : pendant la grossesse, ces glaires situées à l'intérieur du col de l'utérus ont fait barrière aux infections. Elles peuvent être éliminées lorsque le col commence à se dilater.
- **Saignement** : lorsque le col de l'utérus commence à s'ouvrir, vous pouvez expulser des glaires mêlées de sang, provenant de l'éclatement des petits vaisseaux du col de l'utérus.

Comment être sûre que le travail a véritablement commencé ?

Il n'est pas toujours facile de savoir avec certitude que le travail est réellement engagé. Quelques éléments peuvent toutefois vous aider à déterminer si le moment est venu ou non.

Ce n'est en général pas le cas si les contractions

- restent irrégulières et peu fréquentes
- disparaissent lorsque vous changez de position, marchez ou vous reposez
- ne s'avèrent pas particulièrement pénibles
- se situent dans le bas-ventre
- ne deviennent pas de plus en plus douloureuses

En revanche, ce pourrait bien être le cas si les contractions

- deviennent plus fréquentes, plus fortes et plus douloureuses et régulières
- durent de 40 à 60 secondes
- ne disparaissent pas quand vous changez de position, marchez ou vous reposez
- s'accompagnent de la rupture de la poche des eaux
- vous empêchent de parler normalement
- touchent la partie supérieure de l'abdomen ou partent du dos pour irradier dans le ventre

Il faut dans certains cas se rendre chez le médecin ou à la maternité pour savoir avec certitude. Le médecin effectue alors un examen pelvien pour vérifier si le travail a commencé ou non. Il peut aussi mesurer la fréquence des contractions et contrôler le rythme cardiaque du bébé. Même si le travail n'a pas encore démarré, il peut décider de vous garder en observation quelques heures pour surveiller l'évolution de la situation.

Question fréquemment posée

Q : Je n'ai jamais eu de contractions, comment puis-je savoir ce que c'est ?

R : Une contraction correspond à un durcissement de l'utérus, qui pousse le bébé vers le col de l'utérus. Ce n'est pas une sensation très agréable et elle ne passe pas inaperçue en général. Néanmoins, beaucoup de femmes se demandent comment elles les reconnaîtront le moment venu. Voici une petite astuce simple à utiliser. Touchez vos joues et votre front, puis la partie supérieure de votre abdomen, au niveau du haut de l'utérus. S'il est relâché, vous aurez la même sensation qu'en touchant votre joue, mais s'il est tendu, vous aurez l'impression de toucher votre front. Vous pouvez également faire ce test si vous craignez d'accoucher avant terme (voir le chapitre 16 à ce sujet).

On considère que le travail est engagé lorsque les contractions sont régulières et que le col de l'utérus s'est modifié. Certaines femmes passent plusieurs semaines avec un col partiellement dilaté avant que le travail ne commence véritablement.

Quand appeler le médecin ?

Appelez votre médecin au moindre doute et ne vous sentez pas gênée s'il vous répond que le travail n'est sans doute pas commencé (cela se produit fréquemment). Mesurez la fréquence de vos contractions sur plusieurs heures avant de l'appeler afin d'essayer de déterminer si elles s'intensifient. Si elles surviennent toutes les 5 à 10 minutes de manière de plus en plus forte, il est temps d'appeler. Avant la 37e semaine de grossesse, il faut appeler le médecin immédiatement si vous sentez des contractions de ce type.

Appelez votre médecin si vous observez l'un des éléments suivants :

- Les contractions se rapprochent et deviennent plus douloureuses.
- La poche des eaux se rompt. Vous sentez un écoulement soudain de liquide. Informez votre médecin dans les plus brefs délais s'il s'agit d'un liquide verdâtre, brun ou rouge.

  Le méconium (première selle du bébé) apparaît généralement après la naissance, mais dans environ 20 % des cas, il est émis pendant le travail, en particulier pour les bébés nés après terme. Il révèle parfois une souffrance fœtale, mais il ne faut pas y voir systématiquement une anomalie.
- Vous saignez abondamment (plus que des règles) ou expulsez des caillots de sang. Dans ce cas, allez sans attendre à la maternité.
- Vous ne sentez plus le bébé bouger (lisez le chapitre 7 pour davantage d'informations à ce sujet).
- Vous éprouvez une douleur continue dans l'abdomen, qui ne s'interrompt pas entre les contractions.
- Vous sentez le cordon ombilical dans votre vagin : il est grand temps de vous précipiter à la maternité !

Vérifier l'avancement du travail avec un examen interne

Pour déterminer avec certitude si le travail a véritablement commencé, le médecin va vous examiner afin de vérifier plusieurs points :

- **Dilatation du col de l'utérus** : fermé pendant la grossesse, le col peut commencer à se dilater au cours des dernières semaines, surtout si vous avez déjà eu des enfants. Lorsque le travail est enclenché, la dilatation s'accélère et le col est ouvert de 10 cm à la fin de la première phase. On considère généralement que le travail a commencé lorsque le col est déjà ouvert de 4 cm ou qu'il est totalement effacé.
- **Effacement du col de l'utérus** : en fin de grossesse, le col se raccourcit. Ce phénomène s'effectue en plusieurs étapes (voir la figure 10.1).
- **Progression de la présentation** : elle désigne la position de la tête du bébé (ou du siège le cas échéant) par rapport aux épines sciatiques, qui servent de repère (voir le chapitre 7 pour davantage de renseignements sur cette notion).
- **Position** : au début du travail, le bébé est tourné du côté droit ou gauche, puis il se tourne de telle sorte que son visage soit orienté vers le sol au moment de la sortie. Il arrive quelquefois qu'il se tourne de l'autre côté, vers le plafond (la maman étant allongée, bien sûr).

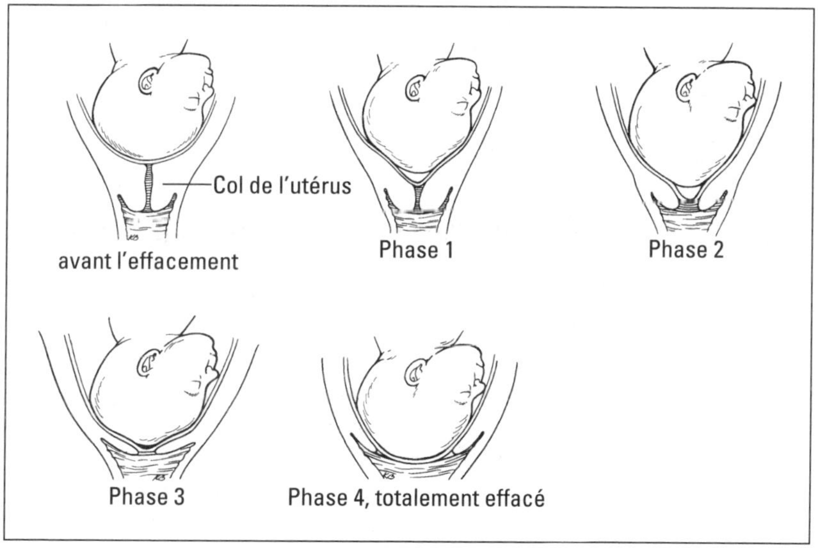

Figure 10.1 : Effacement du col de l'utérus, en phase finale, il est totalement effacé et partiellement dilaté.

L'arrivée à la maternité

Quelle que soit la façon dont va se dérouler l'accouchement (naturel, provoqué, césarienne), il vous faut aller à la maternité. Vous êtes en principe déjà inscrite dans la maternité de votre choix. À votre arrivée, présentez-vous au bureau des admissions afin que l'on ressorte votre dossier et que l'on vous attribue une chambre.

Installation dans la chambre

Les établissements ont chacun leur propre système de fonctionnement, mais les procédures d'arrivée sont en général les mêmes.

- Vous vous mettez en chemise de nuit.
- Une infirmière ou une sage-femme vient vous poser quelques questions sur le déroulement de votre grossesse, votre état de santé, votre passé obstétrical et votre dernier repas. Le cas échéant, faites-lui savoir que vous avez perdu les eaux.
- On vous examine pour savoir quel est l'état d'avancement du travail.
- On contrôle les battements de cœur du bébé et l'intensité de vos contractions.
- On vous fait une prise de sang et l'on prévoit dans certains cas la pose d'une perfusion (en cas de besoins particuliers en liquides ou en médicaments).
- Vous signez un document indiquant que vous acceptez les soins qui vous seront dispensés pendant l'accouchement (y compris la possibilité d'une césarienne en cas d'urgence).

ASTUCE

N'emportez pas d'objets de valeur à la maternité ou remettez-les à votre partenaire ou à la personne qui vous a accompagné.

La salle de travail / de naissance

Selon les établissements, les accouchements se font dans une salle spéciale, la salle de naissance, ou dans la salle de travail. Elles sont en général équipées des appareils et éléments suivants :

- **Lit** : il peut se transformer rapidement en table de travail. Dans certaines maternités, vous restez dans la même chambre pendant le travail, l'accouchement proprement dit et la phase de repos qui suit.
- **Doppler / stéthoscope** : ces appareils permettent d'écouter ponctuellement les battements de cœur du bébé.
- **Monitoring** : cet appareil enregistre les battements de cœur du bébé et l'intensité de vos contractions. Il génère une courbe des battements cardiaques, qui indique la manière dont la fréquence cardiaque du bébé croît et décroît au rythme des contractions (voir la figure 10.2).
- **Perfusion** : elle est reliée à une solution contenant du glucose afin que vous ne souffriez pas de déshydratation.
- **Couveuse** : cet appareil peut accueillir le nouveau-né peu après la naissance pour ne pas qu'il prenne froid.
- **Fauteuil** : il est destiné à votre partenaire ou à la personne qui restera à vos côtés pendant l'accouchement.

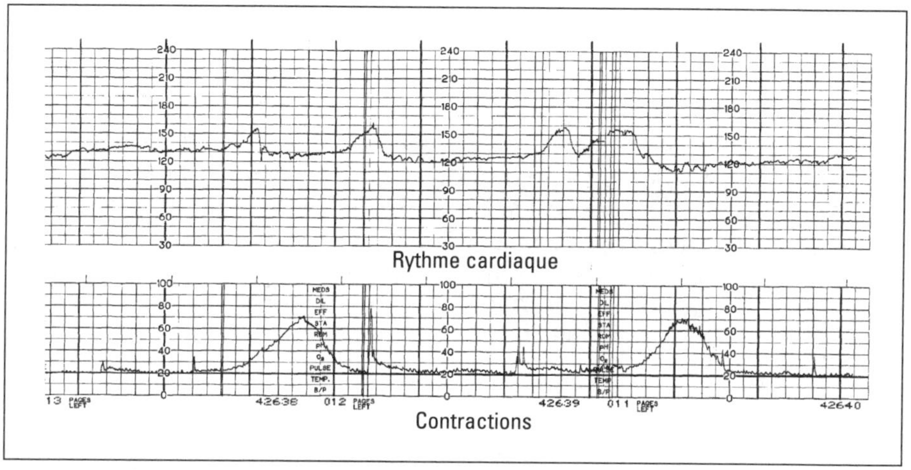

Figure 10.2 : Effacement du col de l'utérus, en phase finale, il est totalement effacé et partiellement dilaté.

Surveillance du bébé

L'équipe médicale va surveiller le bébé de différentes manières afin de s'assurer que tout se passe bien. Les médecins choisissent généralement eux-mêmes les appareils qu'ils utilisent, en fonction notamment du risque éventuel présenté par l'accouchement.

Surveillance du rythme cardiaque du bébé

Le travail représente une épreuve physique pour vous-même et pour le bébé. Le monitoring permet de vérifier que le bébé le supporte bien. Il reste en place pendant toute la durée de l'accouchement. Cette surveillance peut s'effectuer de différentes manières.

Monitoring externe

Cet appareil comprend un capteur que l'on vous place sur l'abdomen afin d'enregistrer les battements cardiaques du bébé. Un second capteur, fixé par une ceinture en caoutchouc autour de votre ventre, enregistre les contractions. Il permet de mesurer leur fréquence et leur durée, mais pas leur force. L'enregistrement du cœur du bébé renseigne sur la manière dont réagit le bébé aux contractions et permet de lire les variations cardiaques sur la durée.

INFO MÉDICALE

Voici quelques termes que l'équipe médicale prononcera peut-être en parlant du monitoring :

- **Normal** : 120 à 160 pulsations par minute.
- **Bradycardie** : diminution du rythme cardiaque, il tombe au-dessous de 120 pulsations par minute pendant plus de 2 minutes.
- **Tachycardie** : augmentation du rythme cardiaque, il dépasse 160 pulsations par minute pendant plus de 2 minutes.
- **Accélérations** : brèves augmentations du rythme cardiaque, elles surviennent souvent après un mouvement du bébé et sont un bon signe.
- **Décélérations** : diminutions du rythme cardiaque, leur signification dépend de leur fréquence, de leur intensité et du moment où elles se produisent par rapport aux contractions. Elles sont ainsi qualifiées de précoces, régulières ou tardives.

Monitoring interne

Pour surveiller plus étroitement le rythme cardiaque du bébé ou si le monitoring externe ne s'avère pas assez précis (en cas de grossesse multiple, par exemple), le médecin peut recourir au monitoring interne. Il ne peut être réalisé que si la poche des eaux est rompue et que le col de l'utérus est déjà dilaté de 1 ou 2 cm. Une petite électrode est mise en place sur le cuir chevelu du bébé lors d'un toucher vaginal. C'est une opération qui n'est pas douloureuse et qui ne provoque généralement ni infection chez la mère, ni irritation sur le crâne du bébé.

On a parfois également recours au monitoring interne pour mesurer avec davantage de précisions l'intensité des contractions. Ce capteur se présente sous la forme d'un cathéter fin et souple rempli d'eau à l'extrémité d'un fil électrique étanche. L'équipe médicale peut décider de le mettre en place dans la cavité utérine si le travail ne progresse pas rapidement, afin par exemple de déterminer s'il faut renforcer artificiellement les contractions (lisez à ce sujet la partie « L'accouchement déclenché artificiellement » plus loin dans ce chapitre). Cette sonde permet parfois également de transfuser une solution saline dans l'utérus, en particulier s'il ne reste pas suffisamment de liquide amniotique, si les enregistrements cardiaques suggèrent une compression du cordon ombilical.

Autres types de contrôles

Si les données fournies par le monitoring s'avèrent préoccupantes, le médecin peut demander d'autres analyses afin de mieux surveiller l'évolution du travail.

Le pH in utero

La mesure du pH *in utero* permet de détecter une éventuelle souffrance du fœtus. Elle évalue le taux d'acidité du sang (le pH correspond au rapport entre le taux d'acidité et le taux de base du sang). Quand l'organisme souffre, il produit davantage de gaz carbonique et le taux d'acidité du sang augmente (ce qui se traduit par un pH bas). Cet examen peut se pratiquer si la poche des eaux est rompue et que le col de l'utérus est dilaté d'au moins 1 à 2 cm (toutes les maternités ne sont toutefois pas équipées pour le faire).

On introduit dans le vagin un cylindre creux ouvert aux deux extrémités, permettant ainsi au médecin d'apercevoir le cuir chevelu du bébé. Il y fait une légère éraflure et recueille une gouttelette de sang dans un tube en verre très fin. Le prélèvement est immédiatement analysé en laboratoire et l'on obtient le résultat en une dizaine de minutes.

Stimulation du fœtus

Par un toucher vaginal, le médecin touche légèrement le cuir chevelu du bébé : une accélération du rythme cardiaque signifiera que le bébé se porte bien et réagit normalement.

Question fréquemment posée

Q : Existe-t-il un lien entre le monitoring et l'accouchement par césarienne ?

R : Les femmes craignent souvent que le recours au monitoring annonce une césarienne ou un accouchement difficile (avec forceps, par exemple). Il n'en est rien : cet appareil permet à l'équipe médicale de détecter d'éventuels problèmes et de pouvoir y répondre le plus rapidement possible.

Il y a quelques années, les médecins décidaient sans doute plus rapidement qu'aujourd'hui de pratiquer une césarienne dès la moindre difficulté. Ils disposent à présent de différents moyens pour réagir en cas de problème.

Si certains médecins (et certaines femmes enceintes) préfèrent ne pas utiliser le monitoring, la plupart reconnaissent son utilité et ses avantages, même s'il peut parfois entraîner une césarienne qui ne s'avère pas indispensable.

L'accouchement déclenché artificiellement

On peut provoquer le déclenchement du travail avant qu'il ne démarre naturellement, soit pour des raisons de convenance, soit pour des raisons médicales.

Déclenchement de convenance

Certaines femmes préfèrent laisser Dame Nature agir, d'autres sont rassurées par l'idée d'une naissance programmée. De même, les médecins peuvent encourager cette pratique ou au contraire s'y opposer totalement. Les raisons les plus courantes conduisant les femmes à demander un accouchement programmé sont les suivantes :

- Organiser la garde des aînés, s'adapter aux disponibilités professionnelles du partenaire ou des proches.
- Être sûres que le médecin accoucheur qui les ont suivies sera présent.
- Accoucher en présence d'une équipe médicale complète et disponible, pour parer à toute complication.
- Accoucher dans de meilleures conditions que les fois précédentes (après un accouchement naturel difficile, par exemple).
- Être certaines d'arriver à temps à la maternité en cas d'éloignement important ou d'expériences précédentes d'accouchement très rapide.

Selon certaines études, le déclenchement artificiel se conclurait plus souvent par une césarienne. Ce peut être en effet le cas si le col n'est pas effacé ni suffisamment dilaté ou que la tête du bébé n'est pas engagée dans la partie supérieure du bassin. En revanche, si toutes les conditions sont favorables au déclenchement artificiel, le risque de césarienne n'est pas plus élevé que pour un accouchement naturel. Il faut néanmoins souligner que la mère passe certainement davantage de temps à la maternité dans le cas d'une naissance programmée.

Si l'on décide de déclencher l'accouchement avant la 37e semaine on pratique parfois une amniocentèse pour vérifier la maturation des poumons du fœtus. Si vous envisagez de recourir à cette possibilité, demandez à votre médecin le plus d'informations possibles sur les risques qu'elle comporte afin de prendre votre décision en toute connaissance de cause.

Déclenchement pour raisons médicales

Le déclenchement peut s'avérer nécessaire lorsqu'il devient plus dangereux de poursuivre la grossesse (pour la mère ou pour le fœtus) que de mettre au monde le bébé avant terme.

Les raisons médicales liées à la santé de la mère sont les suivantes :

- Pré-éclampsie (voir le chapitre 16 pour davantage d'informations)
- Maladies (diabète mal équilibré ou cholestase, voir le chapitre 17) qui peuvent être atténuées après l'accouchement
- Infection au niveau du liquide amniotique (chorioamniotite, par exemple)
- Mort fœtale

Les raisons médicales liées à la santé du bébé sont les suivantes :

- Dépassement du terme (le risque de mort fœtale s'accroît de manière significative à partir de la 42e semaine)
- L'HAS préconise un déclenchement à 41 semaines + 6 jours
- Rupture de la poche des eaux sans mise en route du travail (le bébé risque de contracter une infection) dans les 48 heures au maximum
- Retard de croissance intra-utérine (voir le chapitre 16)
- Risque de macrosomie fœtale (poids de naissance supérieur à 4 kg)
- Incompatibilité Rhésus avec complications (voir le chapitre 16)
- Diminution du liquide amniotique
- Émission du méconium
- Souffrance fœtale révélée par les examens
- Grossesse gemellaire : l'HAS recommande de ne pas dépasser 39 semaines + 6 jours

Déclencher l'accouchement

La façon de déclencher l'accouchement dépend de la manière dont se présente le col de l'utérus. S'il n'est pas effacé, mou et dilaté, l'on peut vous donner des médicaments pour accélérer le processus. Les décollements des membranes peut déclencher un accouchement quand celui-ci est souhaité sans raison médicale urgente.

L'on utilise souvent des prostaglandines (substances qui ramollissent le col de l'utérus et entraînent des contractions), sous forme de gel ou de comprimé directement introduit dans le vagin. L'on emploie parfois aussi du misoprostol (administré de la même façon), sauf chez les femmes ayant déjà subi une césarienne. Enfin, certains médecins introduisent dans le vagin une sonde de Foley à ballonnet rempli d'air ou d'eau stérile afin de favoriser la dilatation du col. Les 2 dernières méthodes ne sont pas recommandées par l'HAS.

D'une manière générale, vous entrerez certainement à la maternité en fin de journée et commencerez le traitement destiné à dilater l'utérus immédiatement, afin qu'il fasse effet pendant la nuit. On vous administrera ensuite sans doute des hormones comme l'ocytocine (hormones de synthèse proches de celles fabriquées par l'organisme pendant le travail) afin de déclencher les contractions.

Si, en revanche, votre col est déjà dilaté, vous pouvez entrer à la maternité le matin. Il vous sera administré de l'ocytocine en intraveineuse ou le médecin percera la poche des eaux (avec un petit crochet en plastique, lors d'un toucher vaginal). Cette opération est indolore. L'injection d'ocytocine commence dans ce cas après la perte des eaux. Une pompe permet d'ajuster le dosage régulièrement : très faible au début, il augmente progressivement, jusqu'à ce que les contractions soient suffisamment fortes. Le travail démarre souvent quelques heures après le déclenchement, mais l'ensemble du processus dure quelquefois beaucoup plus longtemps, parfois jusqu'à 2 jours.

RELAX !

On croit souvent à tort que l'ocytocine rend les contractions plus douloureuses. Cette substance est du même type que les hormones libérées par l'organisme pendant le travail et elle est administrée à des doses identiques à celles qui seraient fabriquées naturellement.

Intensification du travail

L'ocytocine permet également d'accélérer le travail lorsqu'il est déjà en cours, notamment si les contractions ne sont pas assez fortes ou que le travail dure trop longtemps. Là encore, les contractions induites par cette injection ne s'avéreront pas plus douloureuses que celles survenant naturellement.

Le grand moment : les différentes phases du travail

La durée et la nature du travail varient d'une femme à l'autre et chacune le vit à sa propre manière. Les accouchements nous réservent aussi souvent des surprises, à nous médecins. Nous pensons parfois que tout va se dérouler très vite et le travail dure finalement longtemps, ou à l'inverse, les choses s'accélèrent parfois de façon inattendue. Cependant, le travail suit un rituel immuable et passe toujours par les mêmes étapes.

INFO MÉDICALE

Le médecin peut suivre la progression du travail en pratiquant un examen interne à intervalles réguliers. Il verra ainsi le degré de dilatation du col de l'utérus et la manière dont le bébé est engagé dans le bassin. Grâce à la mesure de la dilatation et à l'évaluation de la descente de la présentation (voir la partie « Comment être sûre que le travail a véritablement commencé ? » plus haut dans ce chapitre pour davantage de détails à ce sujet), le médecin peut déterminer plus précisément l'avancement du travail. Il peut ainsi dessiner votre courbe de travail (voir figure 10.3) et la comparer éventuellement à une courbe moyenne pour mieux évaluer votre propre situation.

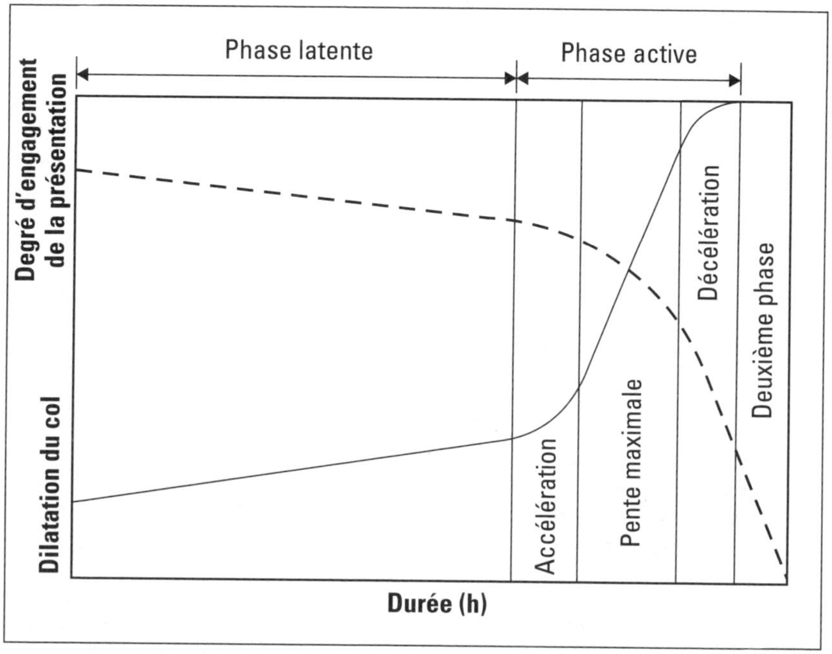

Figure 10.3 : Le médecin peut dessiner une courbe de travail pour suivre la progression de celui-ci.

Le fœtus, le mobile, le moteur

Pour bien comprendre ce qui se passe il faut s'imaginer que le fœtus est un mobile dont la tête doit traverser le bassin. Un moteur (les contractions) l'aide à passer l'obstacle du col.

Les médecins s'inquiètent en général si le travail progresse trop lentement ou si le col de l'utérus, insuffisamment dilaté, ne permet pas la descente du bébé. Ils prennent en considération trois facteurs essentiels : la taille et la position du bébé, la taille du bassin de la mère et l'intensité des contractions. Si le travail ne se déroule pas normalement, ils peuvent envisager d'intervenir afin de faciliter l'accouchement (ventouse, forceps, césarienne).

Lors d'une première grossesse, le travail dure souvent de 12 à 14 heures. Il est généralement plus court (environ 8 heures) pour les accouchements suivants. Le travail comprend trois phases bien distinctes, décrites dans les parties qui suivent.

La première période : la dilatation

La première phase s'étend de la mise en route du travail à la dilatation complète du col de l'utérus. C'est la plus longue des trois (11 heures en moyenne pour une première naissance, 7 heures ensuite) et elle se décompose elle-même en trois phases : la phase de latence, la phase active et la phase de transition, présentant chacune leurs caractéristiques.

Phase de latence

C'est le tout début du travail. Les contractions surviennent tout d'abord toutes les 5 à 20 minutes, puis elles augmentent pour se produire à moins de 5 minutes d'intervalle. Elles durent de 30 à 45 secondes dans un premier temps, puis de 60 à 90 secondes. Le col de l'utérus va se dilater progressivement de 3 à 4 cm et s'effacer totalement.

La phase de latence dure en moyenne de 6 à 7 heures pour une première naissance, de 4 à 5 heures pour les accouchements suivants. Cette durée reste toutefois difficile à prévoir dans la mesure où on ne sait pas exactement quand débute le travail.

Au tout début de cette phase, les contractions ressemblent un peu aux douleurs des règles, accompagnées parfois de maux de dos. La poche des eaux se rompt quelquefois à ce moment-là, ou vous pouvez aussi constater un léger saignement (voir la partie « Les signes annonciateurs » plus haut dans ce chapitre). Si vous êtes déjà à la maternité, le médecin peut rompre lui-même la poche des eaux à l'aide d'un petit crochet en plastique pour accélérer le processus.

Vous pouvez rester chez vous pendant cette phase si vous le souhaitez et choisir la position qui vous convient le mieux. Certaines femmes préfèrent demeurer occupées le plus longtemps possible pour ne pas être obnubilées par les contractions. Si vous avez faim, vous pouvez prendre un repas léger (soupe, fruit, pain, par exemple). Il vaut mieux en effet ne pas trop manger pour pouvoir supporter l'anesthésie si elle s'avérait nécessaire plus tard. Mesurez éventuellement la durée de vos contractions, mais essayez surtout de vous détendre et de ne pas fixer toute votre attention dessus.

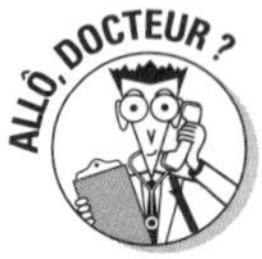

Si vous ne vous sentez pas bien, que les contractions s'intensifient ou se rapprochent ou que vous perdez les eaux, appelez le médecin et partez pour la maternité.

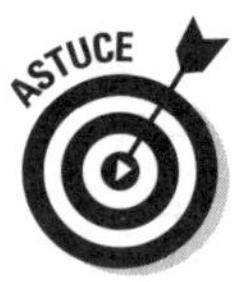

Selon les cas, les femmes préfèrent rester allongées pendant le travail ou au contraire marcher pour ne pas penser sans arrêt à la douleur. Renseignez-vous à la maternité pour savoir si vous pourrez faire quelques pas dans la chambre le cas échéant.

Phase active

La phase active est plus courte et plus facile à évaluer que la précédente. Pour un premier accouchement, elle dure en moyenne 5 heures (4 heures pour les naissances suivantes). Les contractions se produisent toutes les 3 à 5 minutes, pendant 45 à 60 secondes. La dilatation du col de l'utérus atteint de 4 à 9 cm.

Les contractions deviennent en général plus douloureuses au cours de cette phase et s'accompagnent parfois de maux de dos. Ceux-ci s'avèrent d'ailleurs quelquefois plus intenses que les contractions elles-mêmes. Cela signifie dans certains cas que le bébé se présente visage tourné vers l'avant plutôt que vers la colonne vertébrale.

Vous êtes normalement déjà arrivée et installée à la maternité. Comme pendant la phase latente, vous pouvez rester allongée ou marcher, selon la position qui vous est la plus confortable, sauf bien sûr si votre état exige le monitoring en permanence. C'est le moment de commencer à appliquer les techniques de respiration et de relaxation acquises pendant la préparation à l'accouchement.

Si la douleur devient trop forte, faites-le savoir à l'équipe médicale (pour davantage d'informations à ce sujet, reportez-vous à la partie « Combattre les douleurs de l'accouchement » plus loin dans ce chapitre). Votre partenaire peut vous masser le dos, en s'aidant éventuellement d'une balle de tennis.

Phase de transition

Beaucoup de praticiens considèrent que la période de transition fait partie de la phase active, mais nous préférons la décrire séparement. Pendant cette phase, les contractions, très intenses, se succèdent toutes les 2 ou 3 minutes et durent une soixantaine de secondes. La dilatation du col se poursuit et il atteint de 8 à 10 centimètres de diamètre.

Vous observerez en outre un écoulement de sang plus important et ressentirez également davantage de pression, en particulier au niveau du rectum, au fur et à mesure que la tête du bébé descend. Vous aurez aussi peut-être l'impression que vous devez aller à la selle : ne vous inquiétez pas, c'est juste le signe que le bébé est engagé normalement dans le bassin.

C'est souvent à ce moment-là que vous commencez à trouver le temps long. Courage, vous y êtes presque !

Essayez de réfréner votre envie de pousser. Même si le col est dilaté au maximum, poussez uniquement lorsque la sage-femme vous l'indique. Si vous poussez avant la dilatation complète, vous risquez de ralentir le travail ou de provoquer une déchirure du col de l'utérus.

Appliquez les techniques de respiration et de relaxation que vous avez apprises pendant la grossesse. Faites savoir le cas échéant à l'équipe médicale que vous souhaitez recevoir une péridurale ou prendre un médicament contre la douleur. Elle décidera de ce qui vous convient le mieux, en fonction de l'avancement du travail, de votre santé et de celle du bébé.

Difficultés pouvant survenir pendant la première phase du travail

Cette première phase se déroule la plupart du temps sans problème particulier. Les informations fournies ci-après vous permettront toutefois de savoir ce qui peut se passer à ce moment-là et comment réagir.

- **Phase de latence prolongée** : on considère que la phase de latence est prolongée si elle dure plus de 20 heures lors d'un premier accouchement, ou plus de 14 heures pour les naissances suivantes. Cependant, dans la mesure où il est difficile de déterminer précisément le début du travail, il s'avère tout aussi délicat de décider que cette toute première phase dépasse la durée normale.

  Si le médecin estime néanmoins que cette phase dure trop longtemps, il peut réagir de différentes manières. Il peut tout d'abord vous administrer un sédatif afin de vous aider à vous détendre. Le travail peut alors s'interrompre totalement (en d'autres termes, ce n'est pas encore le bon moment !) ou reprendre de façon plus active. Il peut par ailleurs tenter d'accélérer le processus en rompant la poche des eaux (en perçant les membranes) ou en vous donnant de l'ocytocine. Vous trouverez davantage de renseignements sur ces deux procédés plus haut dans ce chapitre.

- **Évolution lente** : l'avancement du travail est jugé lent si le col de l'utérus se dilate trop lentement ou que la tête du bébé ne descend pas normalement. Lors d'un premier accouchement, le col doit se dilater d'au moins 1,2 cm par heure et la tête du bébé descendre de 1 cm par heure. Si vous avez déjà eu des enfants, la dilatation du col doit être d'au moins 1,5 cm par heure et la tête du bébé doit descendre d'environ 2 cm par heure.

  La disproportion céphalo-pelvienne (la tête du bébé est d'une taille trop importante par rapport au bassin de la mère) peut être à l'origine d'un travail particulièrement lent. Ce peut être aussi parce que la tête est mal positionnée ou parce que les contractions ne sont pas suffisamment intenses. Dans ces deux derniers cas, les médecins administrent souvent de l'ocytocine pour accélérer le processus.

- **Interruption du travail** : on parle d'interruption du travail si la dilatation du col s'arrête ou si la tête du bébé ne descend plus pendant plus de 2 heures alors que le travail était réellement engagé. Ce phénomène s'explique souvent par une disproportion céphalo-pelvienne (voir ci-dessus), mais une injection d'ocytocine peut y remédier. Si cette substance demeure sans effet, il faudra alors sans doute pratiquer une césarienne.

La deuxième période : l'expulsion

La deuxième phase commence lorsque le col de l'utérus est totalement dilaté (environ 10 cm de diamètre) et se termine par la naissance du bébé. C'est la phase où vous devez pousser ! Elle dure environ 1 heure pour un premier accouchement, de 30 à 40 minutes pour les suivants. Elle peut s'avérer un peu plus longue sous péridurale. Nous présentons cette deuxième phase en détail au chapitre 11.

La troisième période : la délivrance

La troisième phase débute après la naissance du bébé et se conclut par la délivrance ou expulsion du placenta. Elle ne dépasse pas une vingtaine de minutes pour tous les accouchements. Nous présentons cette troisième phase en détail dans le chapitre 11.

Gérer les douleurs de l'accouchement

Au cours de la première phase du travail, la douleur est provoquée par les contractions et la dilatation du col de l'utérus. Elle se rapproche des douleurs des règles et peut même évoquer une véritable crampe musculaire. Pendant la deuxième phase, les douleurs sont dues à la distension des muscles par la tête du bébé. Elles donnent l'impression de subir une très forte pression au niveau du bassin ou du rectum. Il est aujourd'hui parfaitement possible de diminuer ces douleurs, grâce notamment aux divers exercices de respiration et de relaxation, ainsi que, dans nombre de cas, aux médicaments.

Il faut reconnaître que, bien souvent, l'accouchement apparaît comme une épreuve douloureuse même pour les femmes qui ont consciencieusement effectué une préparation à la naissance. Le seuil de tolérance à la douleur varie selon chacune. Pour la combattre, certaines font appel à leurs propres ressources et s'en tiennent aux techniques qu'elles ont apprises pendant la préparation. D'autres préféreront recourir à l'anesthésie. Ces deux choix sont tout à fait recevables.

À RETENIR

N'allez pas vous imaginer que vous serez une mauvaise mère ou que votre grossesse n'est pas « naturelle » si vous demandez une péridurale lors de l'accouchement. Nous réagissons toutes différemment à la douleur, tant d'un point de vue physiologique que psychologique. Alors, quoique vous dise votre meilleure amie, votre sœur ou votre mère en la matière, vous restez parfaitement libre de votre choix. Soulignons aussi qu'en cas de douleur insupportable, il devient particulièrement difficile de maîtriser sa respiration. Mal oxygénés, les muscles se contractent encore plus et le travail risque d'en être ralenti.

Autrefois, les médecins effectuaient parfois une anesthésie générale en fin de travail, mais cette technique n'est quasiment plus employée aujourd'hui. On utilise désormais des médicaments systémiques (administrés par injection intraveineuse ou intramusculaire) ou une anesthésie péridurale ou locale.

Médicaments systémiques

Les médicaments les plus utilisés sont des dérivés morphiniques, comme la mépéridine, le fentanyl, le butorphanol et la nalbuphine. Ils sont injectés toutes les 2 à 4 heures, selon les besoins, par voie intraveineuse ou intramusculaire.

À RETENIR

Tous les médicaments peuvent avoir des effets secondaires et ces analgésiques ne font pas exception à la règle. Le médecin essaiera certainement de les limiter en associant plusieurs médicaments. Les plus fréquents pour la mère sont des nausées, des vomissements, des vertiges ou une chute de la tension artérielle. Les effets secondaires sur le bébé varient en fonction du moment où sont administrés les médicaments. Pris à forte dose moins de 2 heures avant la naissance, ils peuvent étourdir le bébé, voire, plus rarement, ralentir son rythme respiratoire. En cas de danger, il lui sera donné immédiatement un médicament pour pallier cet effet. Utilisés à bon escient et accompagnés d'une surveillance médicale appropriée, ces analgésiques ne semblent pas avoir une incidence négative sur l'avancement du travail ni entraîner davantage de césariennes.

Anesthésies loco-régionales

Les médicaments systémiques se répandent dans tout le corps. Or la douleur se concentrant surtout au niveau de l'utérus, du vagin et du rectum, l'on préfère souvent effectuer une anesthésie locale. Elle repose sur le même principe que celle que vous fait le dentiste avant de soigner une dent cariée. On injecte dans ce cas un anesthésiant local (comme de la lidocaïne), un narcotique (du type de ceux indiqués plus haut) ou une combinaison des deux. Ces anesthésies peuvent être péridurales, rachidiennes, caudales ou des nerfs du périnée.

Anesthésie péridurale

La péridurale est devenue le moyen le plus simple et le plus courant de diminuer les douleurs de l'accouchement. Les femmes accouchant sous péridurale se demandent bien souvent pourquoi elles ne l'avaient pas choisi avant ou pourquoi elles redoutaient tant cette injection ! Celle-ci doit être effectuée par un anesthésiste spécialement formé. Aussi renseignez-vous au préalable à la maternité, pour savoir si elle dispose du personnel compétent.

INFO MÉDICALE

L'anesthésiste pique au niveau des vertèbres lombaires, dans l'espace autour de la dure-mère, la membrane qui enveloppe la moelle épinière, afin de placer un cathéter (un tuyau en plastique très fin). Il désinfecte et anesthésie localement la peau avant de procéder à la piqûre. Celle-ci n'est généralement pas plus douloureuse qu'une intramusculaire classique. On ressent parfois un bref fourmillement dans les jambes. Lorsque le cathéter est posé, l'aiguille est retirée et l'on commence à injecter le produit qui va permettre d'insensibiliser les nerfs qui transmettent les douleurs utérines et vaginales au cerveau. Le cathéter reste en place pendant toute la durée de l'accouchement afin de réinjecter du produit en cas de besoin.

La péridurale présente l'avantage de nécessiter des doses assez réduites d'anesthésiant. Cependant, il faut signaler que vous pouvez perdre une certaine mobilité de vos jambes pendant le temps de l'accouchement si l'on vous injecte une forte dose, les nerfs sensitifs touchés étant très proches des nerfs moteurs.

La dose de produit sera ajustée en fonction de l'avancement du travail. Pendant la première phase, il s'agit surtout de soulager les douleurs des contractions, alors que pendant la deuxième, vous souffrez de la distension des muscles du vagin et du périnée par le passage du bébé.

Il y a quelques années, les médecins hésitaient à effectuer une péridurale en tout début de travail car elle obligeait ensuite les femmes à rester allongées. Les péridurales ambulatoires se sont depuis largement développées. À base d'anesthésiant n'affectant pas la mobilité des jambes, elles permettent de se déplacer. Certains anesthésistes les jugent toutefois moins efficaces. Parlez-en à votre médecin, les techniques progressent rapidement.

L'anesthésie péridurale peut s'appliquer en cas de césarienne, avec un autre type d'anesthésiant. Elle permet à la mère d'être conscient à la naissance et d'accueillir tout de suite son bébé. Elle n'est toutefois pas toujours possible en cas d'urgence ou si la mère présente un problème de coagulation.

L'on a pensé un temps que la péridurale, notamment si elle était effectuée en début de travail, ralentissait ce dernier et accroissait la nécessité d'utiliser les forceps ou la ventouse ou de recourir à une césarienne. Le corps médical considère désormais que ces problèmes ne se posent plus si la péridurale est réalisée par un anesthésiste expérimenté, après le début réel du travail.

La péridurale nécessite parfois la pose d'une sonde urinaire, la vessie étant anesthésiée. Si les nerfs moteurs sont touchés également, vous pouvez éprouver des difficultés à pousser. Enfin, on constate quelquefois une chute de la tension artérielle chez la mère, qui peut entraîner un ralentissement ponctuel du rythme cardiaque du bébé.

D'une manière générale, la péridurale permet de mieux vivre et apprécier l'accouchement, tant pour la mère que pour son partenaire (et pour l'équipe médicale !).

Anesthésie rachidienne ou rachi-anesthésie

Elle se distingue de l'anesthésie péridurale par le fait que le produit est injecté sous la dure-mère (la membrane enveloppant la moelle épinière) et non autour. Elle est souvent utilisée pour les césariennes, en particulier lorsqu'elles n'ont pas été prévues et qu'un cathéter péridural n'a pas été placé au préalable. Les renseignements donnés ci-dessus au sujet de l'anesthésie péridurale s'appliquent également à ce type d'anesthésie.

Anesthésie caudale ou bloc paracervical

L'anesthésie caudale consiste à injecter le produit anesthésiant au niveau du canal sacré afin qu'il ne touche que les nerfs sensitifs correspondant aux douleurs du vagin et du périnée. Elle agit plus rapidement que l'anesthésie péridurale, mais son effet se dissipe également plus vite. Enfin, elle nécessite la présence d'un anesthésiste expérimenté, ce qui n'est pas le cas dans toutes les maternités.

Anesthésie des nerfs du périnée ou bloc pudendal

L'injection du produit anesthésique, très localisée, se fait par le vagin. Il agit sur les nerfs du périnée. Cette anesthésie n'a aucun effet sur les douleurs des contractions, mais elle atténue celles de l'expulsion.

Anesthésie inhalatoire

On fait respirer la futur maman dans un masque, un mélange de protoxyde d'azote et d'oxygène. Le mélange, légèrement euphorisant, m'anesthésie, mais attenue les douleurs.

Les différents modes de péridurales

La méthode utilisée pour l'anesthésie péridurale est déterminée par les habitudes et préférences de l'anesthésiste et selon votre état de santé.

Les différentes techniques sont les suivantes :

- L'injection en bolus : c'est l'injection intermittente manuelle : c'est la méthode standard. Des doses intermittentes d'anesthésique local sont injectées à travers le cathéter en fonction de la douleur exprimée par la patiente ou à des intervalles précis. L'inconvénient est que la douleur peut réapparaître et que cette méthode nécessite la présence de l'anesthésiste.
- La perfusion continue procure un soulagement régulier et constant de la douleur. Si nécessaire la dose peut être changée.
- L'analgésie autocontrôlée par la patiente (PCEA : « patient-controlled epidural anesthésia ») : c'est vous-même qui contrôlez la quantité de produit. C'est la plus courante en France. Certains anesthésistes utilisent cette méthode seule, d'autres la combinent avec l'injection continue.
- La rachianesthésie combinée à la péridurale : une dose pour le rachis pour un soulagement immédiat et au même moment un cathéter est placé dans l'espace péridural pour une injection continue.
- La péridurale déambulatoire : le soulagement n'interfère pas avec les fonctions motrices. Vous pouvez marcher, mais en vérité beaucoup de femmes ne vont pas se promener pendant le travail.

Anesthésie générale

L'anesthésie générale fait perdre conscience et vous n'assistez pas à la naissance du bébé. Rarement utilisée, elle ne peut parfois pas être évitée pour une césarienne, en particulier si le risque de caillots sanguins exclut la possibilité d'effectuer une péridurale ou si la césarienne répond à une urgence.

Autres moyens de lutte contre les douleurs de l'accouchement

Un grand nombre de femmes se tournent vers des méthodes dites alternatives (non médicamenteuses) pour diminuer les douleurs de l'accouchement. Certaines s'essaient ainsi à l'hypnose, qui conduit, grâce à des suggestions, à un état de conscience modifié, permettant de mieux supporter la douleur. Une personne formée à cette technique peut vous assister pendant l'accouchement, mais il est possible de pratiquer seule les autosuggestions (dans le cadre de l'hypnose ericksonienne).

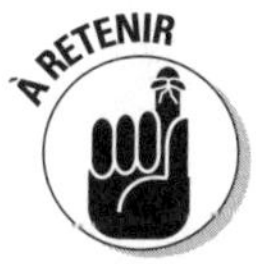

Pour parvenir à maîtriser la douleur par le biais de l'hypnose, il faut se préparer et s'entraîner activement pendant plusieurs semaines avant l'accouchement. Tout le monde ne réagit pas à l'autosuggestion : seule une personne sur trois ou quatre est suffisamment réceptive pour atteindre l'état de conscience modifié requis.

Parmi les autres méthodes souvent utilisées, citons l'acupuncture, la phytothérapie, la réflexologie plantaire ou les massages. Voir la partie de dix sur les méthodes de préparation à l'accouchement.

Les autres modes d'accouchement

Les modes d'accouchement non conventionnels se développent de plus en plus et suscitent un intérêt croissant. Les différentes possibilités indiquées ci-après ne peuvent en aucun cas s'appliquer à toutes les femmes, mais il n'est pas inintéressant de les connaître.

Accoucher sans anesthésie

On parle en général « d'accouchement naturel » pour désigner un accouchement sans intervention médicale ni médicament. (Ce terme n'est d'ailleurs pas très heureux puisqu'il laisse supposer que la prise de médicaments pour réduire la douleur rendrait l'accouchement non naturel.)

Ce mode d'accouchement se fonde sur le principe que l'accouchement est un processus naturel et que les femmes peuvent le vivre dans de bonnes conditions sans médicament.

Il permet une grande maîtrise du corps et de l'accouchement dans son ensemble et implique fortement les femmes : c'est à elles de déterminer la position qui leur convient le mieux, de décider ou non si elles veulent marcher ou de choisir les techniques de relaxation qu'elles souhaitent employer. On peut accoucher de cette façon à la maternité ou chez soi. Les équipes médicales se montrent parfois un peu réticentes parce qu'elles veulent pouvoir intervenir en cas de nécessité. Il est indispensable d'en parler au préalable avec votre médecin.

Accoucher à domicile

Un certain nombre de femmes choisissent aujourd'hui d'accoucher à domicile, dans un cadre familier et rassurant, avec l'aide d'une sage-femme. Ce mode d'accouchement ne peut bien évidemment être envisagé que pour les grossesses ne présentant a priori aucun risque, car en cas de complications, le transport dans une unité hospitalière se fait dans des conditions d'urgence extrême. Les études comparatives n'apportent pas vraiment de résultats concluants : elles montrent que l'accouchement à domicile est plus risqué pour la mère et le bébé, sauf dans les cas où la femme est en bonne santé et qu'elle ne présente pas de risque particulier.

Inscrivez-vous quand même dans une maternité proche de votre domicile, et gardez près de vous le numéro de téléphone du SAMU.

Ce type d'accouchement ne dispense pas du suivit habituel. Il se prépare longuement et minutieusement.

Accoucher dans l'eau

Certaines maternités possèdent des piscines ou baignoires d'accouchement.

Le travail, et parfois l'expulsion, se fait dans une eau à 37 °C, qui favorise la détente de la mère et atténue la douleur des contractions et diminuerait le traumatisme de la naissance pour le bébé. Toutes les maternités ne sont pas équipées pour proposer ce mode d'accouchement et les avis du corps médical sont partagés sur ses avantages. Parlez-en au préalable avec votre médecin et avec des spécialistes de cette technique.

Une préparation aquatique à la naissance et indispensable dans ce cas. Si cette façon d'accoucher correspond à votre philosophie, sachez que vous n'aurez pas de péridurale.

Et le papa dans tout ça ?

La salle d'accouchement

Si vous souhaitez suivre votre compagne en salle d'accouchement (ce que nous vous encourageons vivement à faire !), n'oubliez pas que c'est elle qui va concentrer toute l'attention de l'équipe médicale. Votre rôle est de la soutenir, quoi qu'il arrive. Si elle se montre agressive avec vous, ne le prenez pas mal, elle vit un moment peut-être un peu difficile, mais elle est heureuse que vous soyez à ses côtés. Aidez-la aussi le cas échéant à prendre une décision concernant la gestion de la douleur (demander ou non une épidurale, par exemple), sans a priori. La décision finale lui appartient, car elle seule connaît son seuil de tolérance.

Certains pères préfèrent ne pas assister à l'accouchement et les mères souhaitent parfois ne pas être vues par leur compagnon à ce moment-là. Nous expliquons en détail dans le chapitre 10 toutes les étapes du travail et de l'expulsion. Nous n'y reviendrons pas ici, mais rappelons tout de même que le bébé ne sort pas tout propre et rose du ventre de sa mère ! Les hommes choisissent quelquefois de ne pas assister du tout à la naissance, refusant de voir le sexe de leur compagne de cette façon. (Ceux qui assistent à l'accouchement souffrent parfois de troubles sexuels ensuite, mais tout rentre généralement vite dans l'ordre.)

Si vous décidez d'assister à l'accouchement, faites de votre mieux pour soulager votre compagne. Surtout, soyez patient et compréhensif. Ne la brusquez pas. Au contraire, essayez de l'aider à se détendre en l'incitant à pratiquer les exercices de respiration et de relaxation appris pendant la préparation à l'accouchement. Voici aussi quelques petites conseils pour la rassurer :

- Répétez-lui que tout se passe bien
- Soyez compréhensif si elle s'énerve
- Montrez-lui que vous comprenez sa douleur
- Rafraîchissez-la avec des poches de glace ou un linge humide
- Distrayez-la (parlez-lui, chantonnez, etc.)
- Faites part de ses besoins au personnel médical

Lorsque l'expulsion est proche, vous l'aiderez efficacement de la manière suivante :

- Comptez avec elle jusqu'à 10 pendant les poussées
- Annoncez-lui éventuellement le début d'une contraction (en regardant l'écran du monitoring)
- Soulevez-lui les jambes ou maintenez-lui la tête sur la poitrine afin d'accentuer les contractions
- Faites ce qu'elle vous demande pour la soulager, rafraîchissez-lui le front avec un linge humide si elle le souhaite, par exemple
- Encouragez-la dans ses efforts de poussée
- Tenez-lui la main
- Massez-la si elle le souhaite
- Faites ce qu'elle vous dit, même (et surtout !) si elle vous demande de vous taire

Enfin, lorsque bébé est né, n'oubliez pas de la féliciter d'avoir été si courageuse.

Chapitre 11

La naissance : mise au monde du bébé

Dans ce chapitre :

- L'expulsion
- Le recours aux forceps ou à la ventouse
- La césarienne
- Les tout premiers moments avec le nouveau-né

À la fin de la deuxième phase du travail, le moment que vous attendez tant et pour lequel vous vous êtes préparée pendant ces derniers mois est tout proche : la naissance du bébé. Essayez de ne pas trop vous inquiéter à l'avance à ce sujet. Les cours de préparation à la naissance, les nombreux ouvrages qui existent dans ce domaine (y compris celui-ci !) contribueront certainement à atténuer vos appréhensions. Le jour J, n'oubliez pas que l'équipe médicale est présente pour vous guider et vous aider. Faites confiance à son expérience. Enfin, n'ayez aucune crainte, vous saurez mener à bien ce processus naturel qu'est la mise au monde.

Le bébé descend dans le bassin guidé par vos poussées, soit aidé par les forceps ou la ventouse. Une césarienne s'avère parfois nécessaire. La façon dont il naît dépend de multiples facteurs, notamment vos antécédents médicaux, la manière dont il se présente et son état de santé, ainsi que la taille de votre bassin.

L'expulsion

Au fil des semaines de la grossesse, les futures mères pensent généralement de plus en plus à l'accouchement, souvent avec appréhension, voire une certaine angoisse s'il s'agit du premier enfant. Même après, il est parfaitement naturel de s'inquiéter un peu à ce sujet. Là encore, il n'est pas inutile d'être bien informée et bien préparée, afin d'envisager cette ultime étape avec davantage de sérénité.

L'expulsion par le vagin est le mode de mise au monde le plus courant (la figure 11.1 présente l'intégralité du processus). Dans la plupart des cas, il s'agit d'une expulsion active, résultat de vos efforts pour guider le bébé vers le jour. Il arrive parfois que vous ayez besoin d'aide, qui se présente sous la forme de forceps ou d'une ventouse. On parlera alors d'expulsion dirigée. Nous abordons ces deux sujets dans ce chapitre.

Pendant la première phase du travail, le col de l'utérus se dilate et la poche des eaux se rompt. Lorsque la dilatation est complète (10 cm de diamètre), commence la deuxième phase du travail, au cours de laquelle vous poussez pour aider le bébé à descendre dans le bassin et le vagin. À la fin de la première phase, on ressent parfois une très forte pression au niveau du rectum, semblable à une envie irrépressible d'aller à la selle. Cette sensation s'accentue encore au fil des contractions. Elle est provoquée par la descente de la tête du bébé dans le bassin, qui appuie sur les organes voisins.

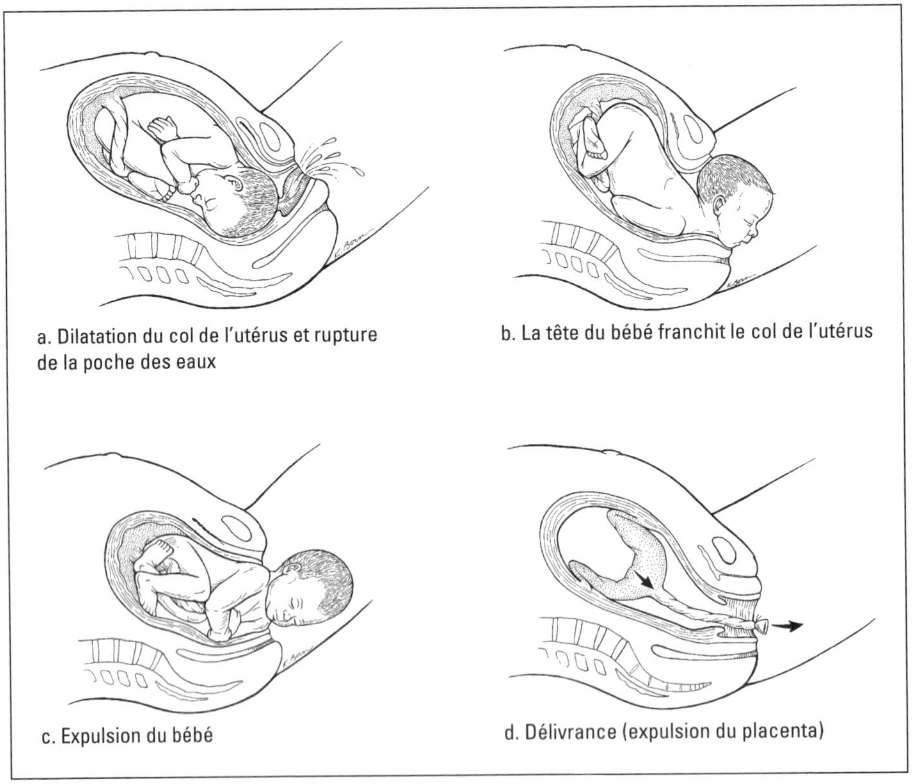

Figure 11.1 : Les différentes étapes de l'accouchement.

Sous péridurale (anesthésie loco-régionale destinée à diminuer la douleur, voir le chapitre 10), vous ne ressentirez sans doute pas cette pression dès le début, ou de manière très atténuée. Lorsque vous la sentirez, elle indiquera certainement que le col de l'utérus est totalement dilaté et que vous allez pouvoir commencer à pousser. Le médecin le vérifiera en pratiquant un toucher vaginal et vous demandera de pousser si le moment est venu.

Selon les maternités et les pratiques, vous serez guidée par une sage-femme, un médecin accoucheur ou une infirmière. Faites-lui confiance et suivez bien ses conseils.

Parfois, la dilatation est complète, mais la tête du bébé n'a pas encore entamé sa descente dans le bassin. Dans ce cas, vous devrez attendre que de nouvelles contractions l'amènent plus bas avant de commencer à pousser.

Poussez, poussez, respirez

La phase d'expulsion dure de 30 à 90 minutes (parfois même jusqu'à 3 heures), selon la position et la taille du bébé, que vous êtes ou non sous péridurale et que vous avez déjà eu des enfants. S'il ne s'agit pas de votre premier accouchement, le col de l'utérus peut commencer à se dilater plusieurs semaines avant le jour J et dès la dilation complète, il suffit alors de pousser une ou deux fois pour mettre au monde le bébé ! La sage-femme ou le médecin accoucheur vont vous guider en vous donnant des instructions précises. C'est en effet grâce à ces poussées que le bébé progresse dans le bassin. On commence généralement à pousser dès que la tête du bébé est engagée dans la partie basse du bassin osseux, afin de l'amener à traverser le bassin mou et à atteindre le vagin. Après l'expulsion de la tête, le médecin peut vous demander d'arrêter de pousser, pour nettoyer la bouche du bébé, et vérifier qu'il n'a pas de cordon ombilical autour du cou. L'expulsion du corps se fait ensuite rapidement, en quelques poussées.

Plusieurs positions permettent de pousser (voir la figure 11.2). On adopte fréquemment la position de lithotomie : allongée sur le dos ou assise, vous remontez les jambes à la hauteur de la poitrine et baissez la tête pour poser le menton sur le haut de la poitrine. Votre corps forme une espèce de C. Cette position permet d'aligner l'utérus et le bassin, ce qui facilite l'expulsion.

Vous pouvez également essayer de vous mettre à quatre pattes ou accroupie. Dans ce dernier cas, vous bénéficiez de l'effet de la pesanteur, mais vous risquez en revanche de vous fatiguer plus vite. Cette position n'est en outre guère pratique en cas de nécessité de monitoring en continu ou de pose d'une perfusion. Vous parviendrez parfois mieux à pousser à quatre pattes si la tête du bébé ne se présente pas dans le bon sens. Peu confortable, cette position ne peut toutefois souvent pas être maintenue longtemps. Il vous faudra peut-être tester ces différentes positions les unes après les autres pour trouver celle qui vous convient le mieux.

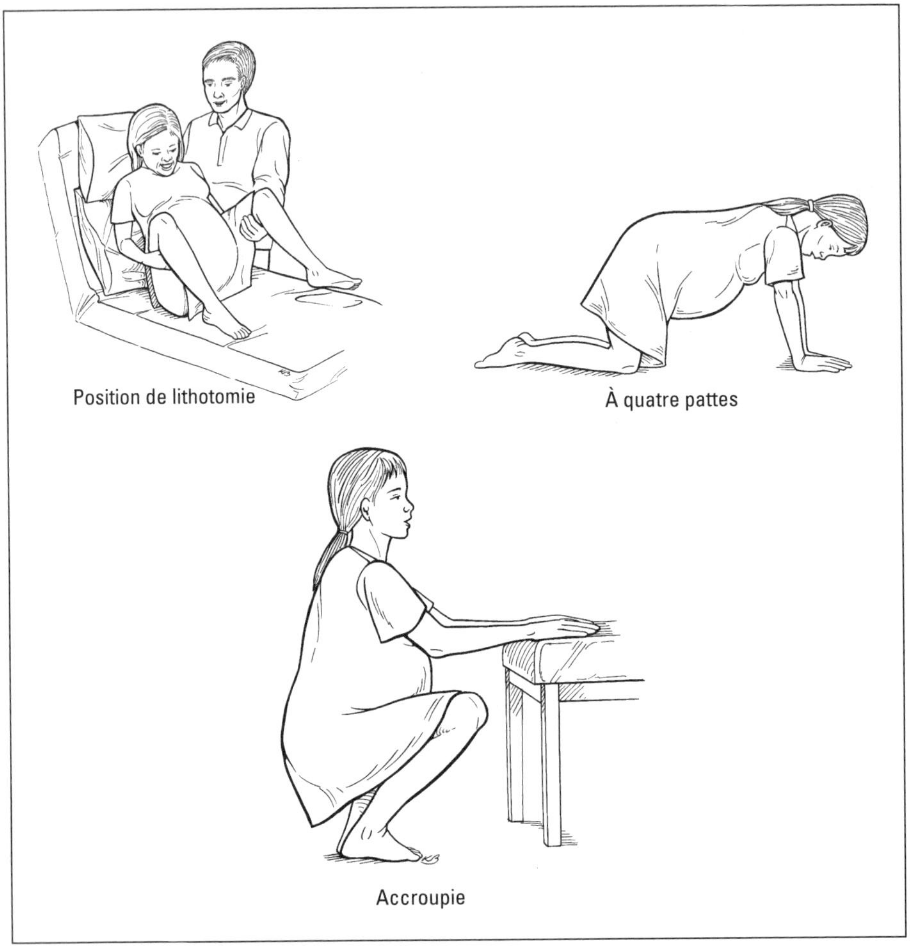

Figure 11.2 : Les différentes positions facilitant l'expulsion.

ASTUCE

Si vous avez l'impression que le bébé ne descend pas, essayez une autre position, peut-être plus adaptée à votre morphologie.

Lorsqu'une contraction débute, la sage-femme ou le médecin accoucheur vous recommande de vider complètement vos poumons, puis de les emplir à fond et de poussez de toutes vos forces en bloquant votre respiration. Il faut appuyer vers le bas et pousser en direction du rectum et du périnée (comme si vous étiez à la selle), en essayant de ne pas contracter le périnée. Ne soyez pas embarrassée si vos sphincters se relâchent à ce moment, c'est tout à fait courant. L'équipe médicale en a parfaitement l'habitude et c'est d'ailleurs le signe que vous poussez correctement. Vous pouvez donc être fière de vous !

Il faut pousser en continu pendant une dizaine de secondes. Les sages-femmes comptent en général jusqu'à dix pour vous encourager. Soufflez ensuite rapidement l'air emmagasiné, emplissez de nouveau vos poumons et poussez de nouveau pendant 10 secondes. Vous recommencerez ainsi pendant toute la durée de la contraction.

Après chaque contraction, essayez de vous détendre et de vous reposer pour récupérer toutes vos forces pour la suivante. Votre partenaire peut à ce moment-là vous rafraîchir le front et les tempes avec une linge humide ou un brumisateur.

Lorsque la tête du bébé est parvenue dans la partie basse du vagin, elle apparaît à chaque poussée au niveau du périnée, jusqu'à la fente vulvaire qui va s'élargir et laisser voir les cheveux. Après la contraction, elle peut remonter légèrement et disparaître de nouveau. C'est un phénomène normal : à chaque poussée, le bébé descend davantage et la tête finit par sortir, coiffée par la vulve, qui l'enserre comme un anneau.

L'épisiotomie

Après s'être engagée dans la partie basse du vagin, la tête du bébé distend le muscle du périnée (qui sépare l'anus de la vulve) et la peau autour du vagin. Lorsqu'elle franchit la vulve, elle risque de provoquer une déchirure du périnée. Pour éviter cette dernière, il est préférable de pratiquer une épisiotomie : le médecin incise le bas de la vulve pour laisser facilement passer la tête du bébé. Cette intervention diminue le risque de déchirure mais ne le supprime pas totalement (l'incision effectuée pour l'épisiotomie peut s'élargir lors du passage du bébé).

La place du partenaire : assister ou non à l'accouchement

Si certains pères ne manqueraient pour rien au monde la naissance de leur enfant, d'autres ne se sentent pas bien à la simple idée d'entrer dans la salle d'accouchement. De même, telle femme souhaitera que son partenaire soit présent à ses côtés et assiste à l'accouchement, telle autre préférera au contraire qu'il ne la voie pas dans ces circonstances.

Quel que soit votre point de vue sur la question, parlez-en avec votre partenaire afin que les choses soient claires et que vous preniez une décision qui vous convienne à tous les deux. Il ne faut pas que l'un de vous soit gêné ou mal à l'aise pendant ce moment d'émotions intenses et de bonheur.

Ce n'est qu'au moment où la tête commence à sortir que le médecin décide de faire ou non une épisiotomie. Elle n'est pas systématique, mais elle s'avère parfois nécessaire pour le premier enfant. Le périnée se distend plus facilement après le premier accouchement.

Le type d'épisiotomie pratiquée dépend de votre corps, de la position de la tête du bébé et du choix du médecin. Elle peut être médiane (de la vulve à l'anus) ou médio-latérale (à environ 45° de l'anus). Une anesthésie locale est effectuée si vous n'êtes pas sous péridurale.

L'épisiotomie médiane se révèle moins douloureuse par la suite et cicatrise plus facilement (voir le chapitre 11 pour davantage de détails sur les soins consécutifs à l'épisiotomie). Elle peut toutefois s'étendre vers le rectum lors du passage du bébé. Ce risque est moindre dans le cas de l'épisiotomie médio-latérale.

Les vives douleurs ressenties au moment où la tête du bébé franchit la vulve sont souvent provoquées par une déchirure du périnée. Lorsque le bébé est d'un poids supérieur à la normale ou que l'on recourt aux forceps, le col de l'utérus, les parois du vagin, les lèvres ou les bords de l'urètre peuvent être déchirés également. Après l'accouchement, le médecin vous examinera soigneusement afin de recoudre le cas échéant les tissus déchirés. Ils cicatrisent en général facilement et vous ne conservez en principe pas de séquelles particulières.

Si la deuxième phase du travail se prolonge...

Pour un premier enfant, on considère que la deuxième phase du travail est trop longue si elle dure plus de 2 heures (3 sous péridurale). À partir du deuxième enfant, la durée normale est de 1 heure (ou 2 sous péridurale).

Elle peut être ralentie parce que les contractions ne sont pas assez efficaces ou en raison d'une disproportion céphalo-pelvienne (voir le chapitre 10). La tête du bébé peut se présenter dans une position qui bloque la descente. Une injection d'ocytocine permet parfois d'accélérer les contractions. Le médecin peut également tenter d'orienter différemment la tête du bébé. Vous-même pouvez essayer de vous installer dans une autre position, vous permettant peut-être de mieux pousser. Enfin, si la tête est suffisamment descendue, le médecin peut employer les forceps (voir plus loin dans ce chapitre la partie « Aider la Nature : l'expulsion dirigée »). La césarienne sera envisagée en dernier recours.

Question fréquemment posée

Q : L'épisiotomie est-elle vraiment indispensable ?

R : La réponse dépend de nombreux facteurs, notamment de l'opinion du médecin. C'est une question souvent débattue par le personnel médical pratiquant les accouchements. Ainsi que par les femmes enceintes ou ayant déjà eu des enfants, comme vous vous en êtes peut-être déjà aperçue ! Pour beaucoup de médecins, il est plus facile de recoudre une incision délimitée qu'une déchirure complète du périnée. Ils estiment aussi que l'épisiotomie cicatrice plus rapidement. Pour d'autres, en revanche, la différence n'est pas forcément aussi évidente. Il s'avère de toute façon difficile de savoir avant le début du travail s'il sera nécessaire ou pas d'effectuer une épisiotomie.

Pendant l'expulsion, la tête du bébé distend les muscles du périnée. Souvent, ils peuvent s'étirer suffisamment pour que la tête franchisse la vulve sans qu'il soit nécessaire de les inciser, mais ce n'est pas toujours le cas. Si vous pouvez « retenir » la tête au niveau du périnée afin qu'il s'étende progressivement, elle pourra sortir ensuite plus aisément. C'est toutefois plus facile à dire qu'à faire compte tenu de la pression exercée par le bébé pour parvenir à la lumière ! En ralentissant quelque peu le processus de l'expulsion, la péridurale diminue du même coup la nécessité de pratiquer une épisiotomie.

La tendance actuelle est d'essayer de faire le moins d'épisiotomie possible.

Le moment tant attendu : la mise au monde du bébé

Lorsque la tête du bébé apparaît, la sage-femme vous aide à vous installer en position gynécologique si ce n'est pas encore fait (jambes écartées soutenues par des porte-cuisses). Si des difficultés surviennent à ce moment-là, vous pouvez être transportée (sur la table d'accouchement) dans une salle d'accouchement plus médicalisée.

Vous devez continuer à pousser à chaque contraction. Les infirmières nettoient le périnée, en général avec une solution iodée, et peuvent vous recouvrir les jambes d'un drap stérile pour protéger le bébé. Le périnée se distend de plus en plus et c'est à ce moment que la sage-femme ou le médecin accoucheur vont décider de la nécessité ou non de pratiquer une épisiotomie.

La tête du bébé descend un peu plus à chaque poussée et finit par franchir totalement la vulve. La sage-femme vous demande alors d'arrêter de pousser afin de pouvoir essuyer les sécrétions du nez et de la bouche.

ASTUCE

Il est parfois difficile d'arrêter de pousser à ce moment-là, car la pression ressentie est très forte. La technique de la respiration haletante, dite « du petit chien », peut vous aider à réfréner votre envie de pousser. Sous péridurale, l'on ressent généralement moins cette pression.

La sage-femme vérifie également que le cordon ombilical n'entoure pas le cou du bébé. C'est un phénomène relativement courant : il suffit de l'écarter de la tête avant de sortir le corps du bébé pour prévenir tout risque d'étouffement.

Enfin, elle vous demande de pousser à nouveau pour accompagner la sortie du corps du bébé, qui se fait généralement facilement, la tête étant la partie la plus large. Les sécrétions de ses muqueuses sont une nouvelle fois nettoyées.

Dès que la tête est sortie, les épaules et le reste du corps suivent facilement. Les épaules restent parfois bloquées par l'os pubien. On parle alors de dystocie des épaules. Dans ce cas, la sage-femme peut effectuer plusieurs manœuvres pour les dégager, telles que :

- Appuyer au-dessus de l'os pubien pour repousser l'épaule bloquée
- Vous aider à plier davantage les jambes afin de faciliter l'expulsion
- Faire tourner légèrement la tête du bébé pour entraîner les épaules
- Dégager un bras en premier

La dystocie des épaules semble plus fréquente dans les cas suivants :

- Bébé d'un poids supérieur à la normale
- Mère diabétique
- Travail trop long
- Antécédant d'accouchement avec dystocie des épaules

La délivrance

Après la mise au monde du bébé commence la troisième et dernière phase de l'accouchement : la délivrance, ou expulsion du placenta (voir figure 10.1). Elle dure de 5 à 15 minutes. Les contractions reprennent, nettement moins intenses cette fois, afin de décoller le placenta de l'utérus. Vous devez encore pousser quelques minutes pour l'expulser totalement. Généralement épuisée et ravie par la mise au monde du bébé, vous vous rendez souvent à peine compte de cette dernière phase.

Réparation du périnée

Après l'expulsion du placenta, le médecin examine le col de l'utérus, le vagin et le périnée pour évaluer l'importance des déchirures éventuelles ou de l'épisiotomie, qu'il va suturer (à l'aide de fils ou d'agrafes). Si vous n'avez pas eu de péridurale, il effectuera une anesthésie locale avant d'intervenir.

Une infirmière nettoie ensuite l'espace périnéal, retire les porte-cuisses et vous propose une couverture. Vous allez encore continuer à éprouver de légères contractions. Elles sont tout à fait normales et contribuent à réduire les saignements.

Aider la Nature : l'expulsion dirigée

Si le bébé n'est pas encore suffisamment engagé dans le bassin mais que la sage-femme estime qu'il faut accélérer l'expulsion ou bien que celle-ci ne parvient pas à s'effectuer naturellement, elle peut décider d'employer les forceps ou la ventouse. On parle dans ce cas d'expulsion dirigée. Les circonstances suivantes nécessitent notamment l'utilisation de ces instruments :

- Vous poussez depuis longtemps et vous avez épuisé vos forces, vous ne parviendrez pas à accoucher sans intervention extérieure
- Malgré tous vos efforts, la tête ne progresse pas suffisamment et la sage-femme estime nécessaire d'intervenir
- Le rythme cardiaque du bébé ralentit et nécessite d'accélérer l'expulsion
- Le bébé se présente dans une position rendant difficile l'expulsion naturelle

La figure 11.3 présente des forceps, qui se composent de deux manches terminés par une sorte de cuillère que l'on pose de chaque côté de la tête du bébé pour l'aider à franchir le bassin. La sage-femme peut aussi utiliser une ventouse, placée sur le sommet du crâne. On crée un vide d'air pour accroître son adhérence, puis on guide la tête du bébé vers la sortie.

Utilisés correctement, ces deux instruments ne présentent aucun danger pour vous ou pour le bébé si celui-ci est déjà suffisamment engagé dans le bassin. Ils permettent souvent d'éviter de pratiquer une césarienne. La décision de la sage-femme ou du médecin accoucheur en la matière dépendra de son expérience et de la présentation du bébé.

Si vous n'êtes pas sous péridurale, on vous fera certainement une anesthésie locale avant la pose des forceps ou de la ventouse. Une épisiotomie est également souvent pratiquée. Lorsque les forceps ou la ventouse sont en place, vous devez continuer à pousser jusqu'à ce que la tête apparaisse. On retire alors les instruments et le corps du bébé est expulsé naturellement.

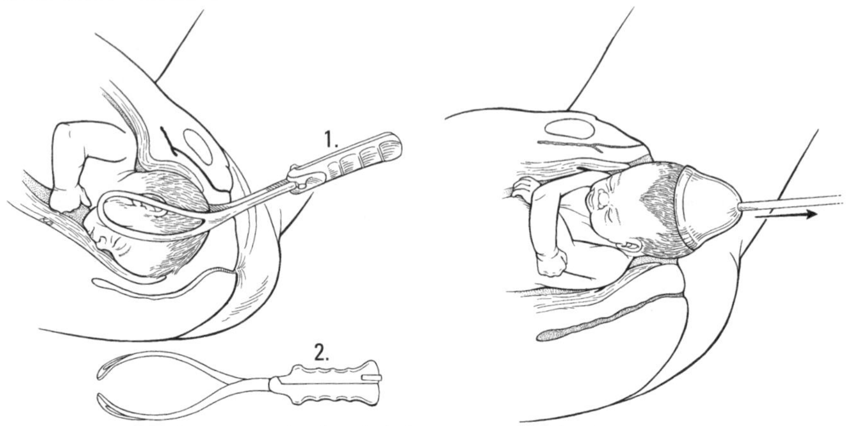

a. 1. Position des forceps sur la tête du bébé
2. Forceps

b. Ventouse

Figure 11.3 : l'expulsion dirigée se fait au moyen de forceps (a) ou d'une ventouse (b), qui permettent de guider le bébé vers la sortie.

Votre bébé naîtra sans doute avec les marques des forceps sur le crâne, à l'endroit où les cuillères ont été posées. Très courantes, elles disparaissent en quelques jours. De même, la ventouse peut laisser une petite bosse sur le sommet du crâne, qui disparaîtra également en quelques jours.

La césarienne

Les futures mères se posent souvent beaucoup de questions sur la césarienne et aimeraient bien savoir à l'avance si elles devront en passer par là ou non. Elle peut se révéler indispensable avant même que le travail n'ait commencé, en cas de placenta praevia par exemple (voir le chapitre 16 à ce sujet) ou de présentation par le siège. Si elle n'est pas programmée, c'est au cours du travail que le médecin prendra sa décision, en fonction de votre propre état de santé et de celui du bébé.

La césarienne étant une intervention chirurgicale, elle est toujours effectuée par un médecin. Les sages-femmes travaillent avec un obstétricien qui peut la réaliser en cas de besoin.

La césarienne est effectuée en salle d'opération, en milieu stérile. On pose une perfusion dans le bras de la patiente et une sonde dans sa vessie. L'abdomen est nettoyé avec une solution antiseptique, puis on tend de grands draps de manière à masquer le champ opératoire. (L'intervention suppose l'utilisation de scalpels et une mise à nu de tissus qui peuvent s'avérer impressionnantes).

Il est généralement permis au partenaire de rester près de la mère pendant la césarienne, mais tout dépend surtout des circonstances de l'intervention et de la politique de la maternité. Dans les cas d'urgence, les médecins et les infirmières doivent pouvoir agir rapidement pour assurer la sécurité de l'enfant et de la mère et il est préférable que le père sorte de la salle d'opération.

L'endroit où est pratiquée l'incision de l'utérus varie selon la raison pour laquelle a lieu la césarienne. Elle est généralement horizontale, juste au-dessus de l'os pubien (incision dite de Pfannenstiel), mais elle peut être aussi verticale, au milieu du ventre.

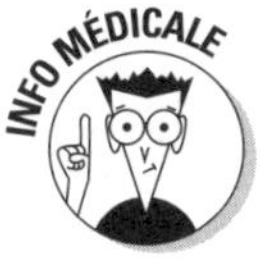

Le chirurgien commence par inciser la peau, puis les différents tissus de la cavité abdominale (ou cavité péritonéale) afin d'accéder à l'utérus. Il ouvre ensuite celui-ci afin d'extraire le bébé et le placenta. L'incision de l'utérus est horizontale (cas le plus fréquent) ou verticale, selon les circonstances. Après la naissance de l'enfant vient la suture des différentes couches, qui prend davantage de temps que la première phase de l'opération. La totalité de l'intervention dure de 30 à 90 minutes.

Les origines de la césarienne

La césarienne, intervention chirurgicale consistant à ouvrir l'utérus pour extraire le bébé, n'est pas une pratique récente. Elle apparaît dans des documents médicaux particulièrement anciens, et des œuvres d'art du Moyen âge et de la Renaissance la représentent.

L'origine du terme « césarienne » est controversée. Contrairement à ce que l'on a longtemps affirmé, Jules César ne serait pas né de cette façon. À cette époque, en effet, les femmes n'avaient guère de chance de survivre à cette opération. Or non seulement sa mère était encore vivante au début de sa vie politique, mais en outre les textes ne mentionnent pas l'événement, qui aurait pourtant certainement été jugé fort exceptionnel.

Ce terme proviendrait des « lois de César », le système législatif de l'Empire romain. L'une d'elles prévoyait que l'on incise l'abdomen d'une femme décédée alors qu'elle était enceinte afin que son enfant puisse être baptisé. Cette disposition devint ensuite une loi canonique dans la religion catholique. Enfin, la « césarienne » pourrait tout simplement venir du verbe latin caedere, qui signifie couper.

L'anesthésie

Les anesthésies péridurales et rachidiennes sont les plus fréquentes pour une césarienne (voir le chapitre 10 pour davantage de détails sur ces anesthésies). Elles vous permettent en effet d'assister à la naissance de votre enfant, tout en ne ressentant bien sûr aucune douleur, tout au plus des fourmillements ou des tiraillements. En fin d'opération, l'anesthésiste injecte parfois un produit analgésique avant de retirer le cathéter de façon à réduire les douleurs post-opératoires.

Lorsque le temps manque et qu'il faut intervenir d'urgence, ou en cas de complications particulières excluant la péridurale, le chirurgien peut demander une anesthésie générale. Vous êtes alors totalement endormie pendant toute la durée de l'opération et vous vous réveillez après la naissance.

Pourquoi effectuer une césarienne ?

De nombreuses raisons peuvent conduire à pratiquer une césarienne (voir celles que nous indiquons plus bas dans cette partie), mais il s'agit avant tout de faire naître l'enfant dans les meilleures conditions possibles, tout en préservant la santé et le bien-être de la mère. La césarienne peut être programmée, probable (l'accouchement naturel est possible à condition que le travail se déroule rapidement et sans difficulté, la césarienne sera sinon effectuée sans attendre) ou imprévue (elle est décidée en urgence pour pallier un incident soudain mettant la vie de la mère ou du bébé en danger).

RELAX !

Si le médecin estime qu'il est préférable que vous accouchiez par césarienne, il vous en parlera à l'avance. Qu'elle soit programmée ou décidée en cours de travail, vous aurez le temps de poser des questions à l'équipe médicale. Si le bébé se présente par le siège, vous pourrez discuter avec votre médecin du mode d'accouchement le plus indiqué dans votre cas, entre l'expulsion naturelle et la césarienne. Lors d'une césarienne pratiquée d'urgence, vous disposerez toujours de quelques minutes pour poser des questions, ne serait-ce que pendant les préparatifs ou lors de votre transfert en salle d'opération.

À RETENIR

Pas de panique si les choses semblent soudain se précipiter autour de vous : médecins et infirmières savent parfaitement intervenir et réagir dans l'urgence.

Les raisons de recourir à une césarienne sont multiples. Voici quelques-unes des plus fréquentes :

- Le bébé se présente dans une position ne permettant pas une expulsion naturelle (présentation par le siège ou transversale, par exemple).
- *Placenta praevia* (voir le chapitre 16).
- Vous avez déjà subi des opérations chirurgicales utérines, telles que d'autres césariennes ou des interventions sur des fibromes (voir le chapitre 13 pour davantage de renseignements sur les accouchements après une césarienne).
- Vous êtes enceinte de triplés (ou plus !).

Une césarienne peut être décidée en cours de travail (sans toutefois présenter un caractère d'urgence) dans les cas suivants :

- Le bébé est d'une taille trop importante par rapport à celle du bassin de la mère (disproportion céphalo-pelvienne) ou il ne se présente pas d'une façon favorable à l'expulsion naturelle.
- Le monitoring indique une souffrance fœtale.
- Votre état de santé interdit l'expulsion naturelle (problème cardiaque, par exemple).
- Le travail progresse trop lentement ou s'interrompt.

Enfin, les raisons de recourir à une césarienne en urgence sont les suivantes :

- Saignement excessif.
- Le cordon ombilical descend dans le col de l'utérus au moment de la perte des eaux (procidence du cordon).
- Ralentissement du rythme cardiaque du bébé pendant une période trop longue.

Pour le bébé, une naissance par césarienne ne fait guère de différence avec une naissance par les voies naturelles. Si l'intervention a lieu avant le début du travail, sa tête sera bien ronde et symétrique. Si elle s'est effectuée alors que le travail était commencé depuis un certain temps, il est probable qu'elle sera en pain de sucre, comme celle des bébés nés par voies naturelles (voir le chapitre 10 à ce sujet).

À RETENIR

Lorsque l'on annonce aux femmes en travail depuis plusieurs heures qu'elles vont devoir subir une césarienne, elles se sentent souvent déçues et frustrées. C'est une réaction naturelle et bien légitime. Quoi qu'il arrive, souvenez-vous que cette décision est prise pour préserver votre santé et celle de votre bébé. Une césarienne ne doit en aucun cas être vécue comme un échec et il n'y a absolument pas lieu de vous culpabiliser. Pendant le travail, les médecins respectent une série de procédures et de mesures évaluant votre état et celui de l'enfant, qui leur permettent de vous garantir un accouchement dans les meilleures conditions possibles.

Comme toutes les interventions chirurgicales, la césarienne n'est pas exempte de risques, même s'ils restent heureusement très rares. Peuvent notamment survenir les problèmes suivants :

- Saignement excessif, rarement hémorragique toutefois ou au point de nécessiter une transfusion.
- Infection au niveau de l'utérus, de la vessie ou des points de suture.
- Blessure au niveau de la vessie, de l'intestin ou des organes voisins pendant l'opération.
- Caillots sanguins dans les jambes ou le bassin après l'opération (phlébites).

Les suites de la césarienne

Après l'opération, on vous conduit en salle de repos pour quelques heures, jusqu'à ce que votre état se soit stabilisé. Votre bébé repose souvent à vos côtés.

Dans la mesure où il s'agit d'un acte chirurgical, le temps de récupération après une césarienne est légèrement plus long qu'après un accouchement naturel. On peut toutefois désormais quitter la maternité au bout de 6 à 8 jours (contre une dizaine autrefois), si tout se passe normalement. Reportez-vous au chapitre 13 pour davantage de détails sur les conditions de rétablissement après une césarienne.

Le taux de césariennes en question

Certaines femmes choisissent leur maternité en fonction du taux de césariennes (nombre de césariennes pratiquées par rapport au nombre total d'accouchements) qu'elle a enregistré. Il faut savoir que ce taux n'est pas significatif si vous ne connaissez pas précisément le type de population accueillie par la maternité. Si par exemple elle est spécialisée dans le suivi des femmes de la quarantaine, des grossesses à risques ou des grossesses multiples, elle affichera certainement un taux de césarienne plus élevé que si elle reçoit essentiellement des parturientes jeunes et sans problème de santé. Il est donc bien plus intéressant de chercher à savoir si les césariennes ont été pratiquées pour des raisons valables.

Félicitations ! Vous avez réussi !

Tout de suite après la naissance, vous serez certainement submergée par une vague d'émotions intenses, qui peuvent être de nature très différente. La plupart du temps, la joie d'avoir mis au monde ce petit être attendu depuis longtemps domine. Vous êtes aussi soulagée de constater qu'il est en bonne santé. S'il réclame des soins médicaux particuliers, vous ne pourrez peut-être pas le prendre dans vos bras immédiatement et vous vous sentirez sans doute un peu déçue. Ne vous inquiétez pas, ce moment viendra vite. Vous serez peut-être aussi tellement bouleversée que vous n'oserez pas le toucher ou vous occuper de lui tout de suite. Ce sont de sentiments parfaitement normaux. Prenez votre temps. Vous avez vécu un événement extraordinaire, ce temps d'adaptation est nécessaire.

Frissons et tremblements

Après l'accouchement, il n'est pas rare que les femmes se mettent à trembler de manière incontrôlable. On leur propose souvent une couverture, mais le froid n'est généralement pas à l'origine de ces tremblements. Encore inexpliqué, ce phénomène est quasiment universel (même les femmes ayant subi une césarienne le connaissent). Si vous craignez de ne pas pouvoir tenir votre bébé correctement, patientez quelques minutes, le temps de récupérer.

Ces tremblements ne doivent pas vous inquiéter. Ils auront totalement disparu quelques heures après l'accouchement.

Hémorragie de la délivrance

Après l'accouchement (par les voies naturelles ou par césarienne), l'utérus se contracte afin de comprimer les vaisseaux sanguins et de diminuer ainsi l'écoulement sanguin. S'il ne se contracte pas correctement, vous risquez une hémorragie. On parle alors d'atonie utérine. Cette situation se produit notamment en cas de grossesse multiple, d'infection utérine ou s'il reste dans l'utérus des débris de membranes ou de placenta après la délivrance, mais parfois, l'hémorragie n'a pas de raison apparente. La sage-femme peut commencer par vous masser l'utérus afin d'essayer de relancer les contractions. Si cela ne suffit pas, on vous administrera des médicaments appropriés, tels que l'ocytocine.

La sage femme examine minutieusement le placenta pour vérifier qu'il est complètement expulsé et qu'aucune portion même minime n'est restée accrochée à l'utérus.

Il peut s'avérer nécessaire d'effectuer une révision utérine afin de retirer manuellement tous les débris demeurés éventuellement dans l'utérus après la délivrance et de vérifier que l'utérus est parfaitement vide. Dans l'immense majorité des cas, l'hémorragie s'arrête après ces différents examens et soins. Dans le cas contraire, le médecin vous proposera un traitement adapté précisément à votre cas.

Le premier cri

Peu après sa naissance, votre bébé pousse son premier cri. Faible au début, il va s'intensifier au fur et à mesure que ses voies respiratoires se libèrent des sécrétions qui les encombrent encore. Contrairement à ce que l'on raconte parfois, le médecin ne lui donne pas une tape sur les fesses pour déclencher ce cri. Tout au plus se contente-t-il de lui frotter le dos ou les pieds. Ne vous inquiétez pas, il faut parfois patienter quelques secondes, voire quelques minutes, avant que bébé ne fasse entendre sa voix pour la première fois !

Vérification de l'état de santé du bébé

Dès la naissance, l'état de santé de tous les bébés est évalué à partir d'un test d'appréciation mis au point en 1952 par le docteur Virginia Apgar. Ce test prend en compte le rythme cardiaque, la respiration, le tonus musculaire, la réponse aux excitations et la coloration de la peau. Chacun de ces critères est noté de 0 à 2, 2 étant la note la plus élevée. Le test est réalisé à la première et à la cinquième minute après la naissance. Une note globale de 6 ou plus est parfaitement correcte. Les prématurés obtiennent souvent une note inférieure, ces différents critères variant fortement en fonction de l'âge gestationnel. Le résultat du test peut également être modifié si la mère a reçu des calmants.

Les parents attendent parfois cette note avec une certaine angoisse. Celle qui est calculée immédiatement à la naissance sert surtout à déterminer si le nouveau-né a besoin de soins particuliers et ne permet guère de préjuger de sa santé future. Effectué de nouveau quelques minutes plus tard, le même test permettra de savoir si les soins apportés se sont révélés efficaces. Même s'il montre une mauvaise oxygénation, il ne peut en aucun cas laisser supposer que le bébé connaîtra des problèmes de santé à l'avenir. Le principal objectif de ce test est de mettre en évidence les éventuels soins que peut réclamer le bébé dès sa naissance. Ne comptez pas sur ce résultat pour savoir si votre enfant fera l'ENA ou Polytechnique !

Couper le cordon ombilical

Après la naissance, il faut couper le cordon ombilical à l'aide de pinces. La sage-femme le fait elle-même ou propose à votre partenaire de s'en charger. Celui-ci n'est toutefois en aucun cas obligé d'accepter. En revanche, si vous-même ou lui désirez fortement accomplir cet acte symbolique, n'hésitez pas à en faire part à la sage-femme.

La sage-femme pose ensuite le bébé sur votre ventre. S'il a besoin de soins immédiats, il faudra peut-être le séparer de vous et le placer en couveuse, mais vous pourrez le voir et rester à proximité. (voir le chapitre suivant sur les soins du bébé)

Chapitre 12

Bienvenue au nouveau-né !

Dans ce chapitre :

- Premières impressions
- Les premiers jours avec votre bébé à la maternité
- Le retour à la maison
- Quand appeler le pédiatre ?

Pendant 9 mois, vous n'avez formé qu'un avec votre bébé, vous avez fait votre possible pour rester en bonne santé et pour accoucher dans les meilleures conditions. Et voilà, il est né et vous le découvrez pour la première fois. Il va peut-être vous surprendre, mais n'oubliez pas que les nouveau-nés se transforment rapidement : la tête perd rapidement sa forme de pain de sucre, les éruptions cutanées ou les petits grains blanchâtres de la peau disparaissent vite.

Vous trouverez dans ce chapitre quelques conseils pour savoir comment réagir face à votre bébé dès sa naissance et lors de votre retour à la maison.

Premiers regards, premiers contacts

Immédiatement après l'accouchement, la sage-femme désobstrue les voies respiratoires du bébé, l'essuie et le dépose dans vos bras ou sur votre ventre.

Vous ressentez certainement un amour infini pour cet être si petit et êtes à la fois soulagée et profondément étonnée. Sans nul doute vous pensez déjà que c'est le plus beau bébé que vous ayez jamais vu ! Mais peut-être éprouvez-vous aussi des sentiments plus partagés. Contrairement à ce que l'on voit dans les films, la peau du nouveau-né est rarement lisse et rosée. Il naît souvent recouvert de liquide amniotique, parfois d'un peu de sang, et d'une sorte d'enduit un peu gras et jaunâtre qui le protège, le *vernix caseosa*. La peau est parfois bleutée, en raison des frottements occasionnés par l'accouchement. Il n'est donc pas rare de ressentir une certaine surprise au premier regard.

Il est très fréquent que les mères éprouvent une certaine hésitation devant ce tout petit être. Il faut souvent quelques jours pour véritablement ressentir le lien qui vous unit à votre bébé. Ne vous inquiétez pas si vous avez l'impression qu'il vous laisse indifférente : vous allez le découvrir et apprendre à le connaître au fil des jours et, bientôt, vous vous sentirez plus à l'aise.

Vous ne manquerez sans doute pas de remarquer d'autres éléments étonnants, propres aux nouveau-nés, la surprenante longueur des ongles par exemple. Vous allez également observer toutes ses réactions, ses cris, ses soupirs. Nous présentons dans cette partie ces différentes particularités.

Le vernix caseosa

À la naissance, la peau du bébé est recouverte d'un enduit blanc appelé vernix caseosa. Il est constitué de desquamation de cellules superficielles de sa peau et de débris du liquide amniotique.

Cette substance permettrait de le protéger du dessèchement que pourrait occasionner la disparition brutale du liquide amniotique. Elle servirait également de lubrifiant pour faciliter le franchissement du bassin lors de l'expulsion. La couche de *vernix caseosa* varie selon les bébés et son épaisseur n'a pas d'importance particulière. Il peut prendre une teinte verdâtre si le méconium a été émis alors que le bébé se trouvait encore dans l'utérus (voir chapitre 7).

Le *vernix* partira certainement lors du premier bain. Il disparaît de toute façon naturellement en 24 heures.

La bosse séro-sanguine et la forme du crâne

La bosse séro-sanguine se forme sur la partie du crâne qui s'est présentée la première au niveau du col de l'utérus. De taille variable, elle peut atteindre la grosseur d'un œuf de pigeon ou de poule. Elle se résorbe en quelques jours, sans laisser aucune trace.

Le crâne peut par ailleurs présenter des déformations, liées au passage vaginal, lorsqu'il se fraie un chemin à travers le bassin (voir figure 12.1). Ces déformations ne laissent aucune séquelle non plus. La voûte crânienne se compose d'os malléables qui ne sont pas soudés entre eux, ce qui leur permet de se modeler en fonction des différentes parties du bassin. Le crâne est ainsi souvent en pain de sucre (voir figure 12.2). Le bébé retrouve une tête ronde et lisse en l'espace de quelques jours à peine.

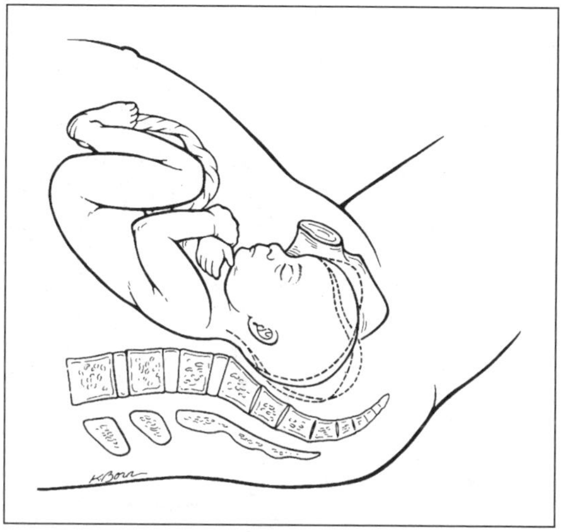

Figure 12.1 : La tête du bébé est souvent déformée après une naissance par les voies naturelles.

En cas de travail et d'expulsion rapides (si vous avez déjà eu des enfants, par exemple), le crâne n'est généralement pas déformé. Ce n'est pas non plus le cas lors d'un accouchement par césarienne ou d'une présentation par le siège.

Les oreilles peuvent sembler pliées ou enroulées de façon quelque peu surprenante et le nez peut paraître de travers. Ne vous inquiétez pas, tout va rentrer dans l'ordre en quelques jours !

Les bleus

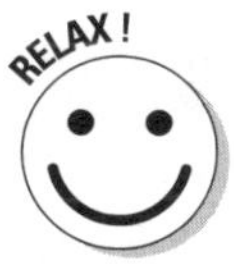

Le visage du nouveau-né présente parfois des marques bleutées, provoquées par les frottements du travail ou de l'expulsion ou par la pose des forceps ou de la ventouse. Elles reflètent seulement la vigueur de l'accouchement et ne doivent pas vous inquiéter. Elles s'estompent en quelques jours.

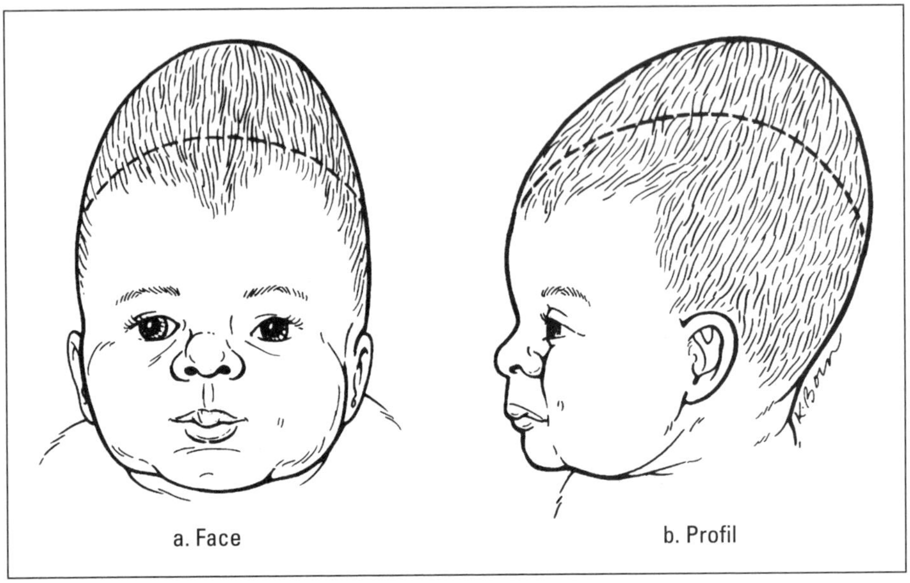

Figure 12.2 : La forme du crâne en pain de sucre disparaît en quelques jours.

Taches, petits boutons et irritations cutanées

Beaucoup de bébés présentent à la naissance de petites irritations de la peau, qui vont disparaître naturellement en quelques jours. Voici les plus fréquentes :

- **Desquamation** : les bébés nés après terme ont souvent la peau fripée et très sèche, qui pèle rapidement après la naissance. Appliquez éventuellement une crème hydratante.
- **Angiome plan** : de taille et de forme variable, cette tache rouge apparaît parfois quelques jours après la naissance, sur n'importe quelle partie du corps. Elle disparaît en général naturellement pendant la petite enfance. Elle peut sinon être traitée localement (si elle est très visible notamment). Vous pourrez en parler avec le pédiatre le moment venu.
- **Taches mongolique** : ces taches de couleur brunâtre tirant sur le bleu, présentes dans le bas du dos, peuvent concerner les bébés bruns, nés de parents originaires du pourtour méditerranéen, du Proche-Orient, d'Europe orientale et d'Asie. Elles s'effacent progressivement pendant l'enfance.

- **Acné néonatale** : des petits grains blanchâtres plus ou moins nombreux sont parfois visibles sur le nez, les joues, le front ou le menton dès la naissance ou apparaissent quelques semaines ou quelques mois plus tard. Ces petits kystes sébacés, appelés milium, s'estompent progressivement sans aucun traitement.
- **Points rouges** : une éruption rougeâtre plus ou moins marquée est très fréquente chez les nouveau-nés au bout de quelques jours. La plupart s'estompent sans laisser de trace, mais certaines peuvent former une tache de naissance.
- **Télengiectasies** : vous remarquerez peut-être que de petits vaisseaux sanguins ont éclaté autour des yeux et du nez du bébé, ou dans son cou. C'est un phénomène très courant et sans gravité qui disparaît en quelques mois tout au plus.

Les cheveux

Certains bébés naissent totalement chauves, d'autres possèdent une abondante chevelure. On ne peut toutefois en déduire comment seront ses cheveux plus tard car la plupart du temps, ils tombent quelques jours après la naissance et sont remplacés par d'autres un peu plus tard, qui pousseront plus ou moins vite selon les enfants.

Un fin duvet noir recouvre parfois les joues, le front et le corps du nouveau-né. Appelé lanugo, il est parfaitement normal (et assez fréquent chez les prématurés ou les enfants nés de mère diabétique) et tombe en quelques semaines.

Les ongles

Les nouveau-nés adoptent souvent la position qui leur était familière dans l'utérus, la position fœtale. Ils s'enroulent sur eux-mêmes et ferment les poings.

Leurs ongles peuvent s'avérer étonnamment longs. Certaines maternités fournissent des chemises pourvues de sorte de mitaines qui leur recouvrent les mains afin qu'ils ne puissent se griffer. Veillez à leur couper les ongles assez courts (avec une paire de ciseaux spéciale bébé, à bouts ronds).

Coupez-lui les ongles quand il dort profondément afin de ne pas le déranger.

Les yeux et les oreilles

La vision du nouveau-né est assez limitée. Il ne voit que les objets placés très près, tout au plus à une vingtaine de centimètres. Il semble aussi mieux distinguer les objets brillants.

Tous les nouveau-nés ont les yeux bleu foncé ou bruns, quelle que soit la couleur de ceux de leurs parents. C'est vers l'âge de 4 mois qu'ils prendront leur couleur définitive. À la naissance, le blanc de l'œil peut apparaître légèrement bleuté ou rouge : il va s'éclaircir en quelques semaines.

Parfois un peu gonflés au moment de la naissance, souvent en raison des pressions exercées sur la tête au moment de l'accouchement, les yeux dégonflent rapidement. Il peut aussi s'agir d'une réaction à un antibiotique en goutte appliqué sur les yeux après la naissance (voir la partie « Soins des yeux » plus loin dans ce chapitre).

Ils perçoivent clairement les sons dès la naissance. Vous remarquerez ainsi qu'ils sursautent en cas de bruit fort ou soudain. Leur odorat et leur goût sont également déjà développés.

Les organes génitaux et la poitrine

RELAX !

Il est courant que les organes génitaux des bébés soient enflés à la naissance ou que leur poitrine semble un peu gonflée. Ceci est dû aux hormones maternelles qui traversent le placenta. Chez les petites filles, on constate même parfois une sécrétion lactée au niveau des seins ou un petit écoulement sanguin par le vagin, évoquant les règles. Parfaitement normales, ces manifestations disparaîtront naturellement en quelques semaines.

Le cordon ombilical

L'extrémité du cordon ombilical est certainement protégée par un pansement. À la naissance, il a été coupé juste au-dessus d'une pince plastique qui restera en place quelques jours (généralement jusqu'à la sortie de la maternité). L'extrémité du cordon va peu à peu sécher et se ramollir, pour finalement tomber, 2 à 3 semaines plus tard. C'est un processus naturel, n'essayez pas de tirer sur le cordon avant.

À RETENIR

Pour nettoyer la pince, imbibez un coton ou une compresse d'alcool ou de solution antiseptique. Les pédiatres ne préconisent pas nécessairement ce nettoyage, sauf si des saletés se sont logées à la base du cordon.

La taille du nouveau-né

Un nouveau-né pèse généralement de 2,7 à 3,6 kg et mesure de 46 à 56 cm. Sa taille dépend de son âge gestationnel (nombre de semaines de grossesse), de son hérédité et d'autres facteurs, tels que l'état de santé de la mère, son hygiène de vie, son propre poids, ainsi que de nombreux autres éléments : diabète, tabagisme, nourriture.

Vous remarquerez sans doute que la tête du bébé paraît beaucoup plus grosse que le reste de son corps. C'est une caractéristique du nouveau-né. Il ne peut la soutenir naturellement et ses muscles vont mettre un certain temps à se développer. Vous avez aussi certainement senti sous vos doigts les fontanelles, ces deux creux situés l'un à la base du crâne, l'autre au sommet de la tête. Elles correspondent aux points de jonction entre les sutures du crâne et permettent la croissance du cerveau. La fontanelle postérieure (à l'arrière) se referme en quelques mois, mais la fontanelle antérieure reste souple pendant les dix à douze premiers mois du bébé.

La respiration

Tous les bébés ne poussent pas leur premier cri dès la première seconde au jour ! Le personnel médical s'y montre particulièrement attentif, car il correspond aux premiers efforts de respiration à l'air libre du nouveau-né. Ce n'est souvent pas un véritable pleur d'emblée, mais plutôt un gémissement, qui va croître progressivement. Sa respiration peut s'avérer parfaitement normale même s'il ne crie pas fort.

En revanche, si elle ne paraît pas se mettre en place naturellement, la sage-femme va lui frotter le dos ou lui tapoter la plante des pieds. Il n'y a plus que dans les vieux films que l'on voit une infirmière secouer le bébé par les pieds, tête en bas, pour déclencher ce premier cri !

Pendant la grossesse, le fœtus reçoit l'oxygène par le placenta. À la naissance, ses muscles respiratoires doivent se mettre à fonctionner. Les poumons doivent expulser les mucosités ou le liquide amniotique qui les encombrent. Cela s'effectue généralement pendant l'accouchement, mais si le bébé paraît gêné pour respirer, la sage-femme va désobstruer ses voies respiratoires avec une mini-pompe.

Vous constaterez que votre bébé respire à un autre rythme que vous : souvent de 30 à 40 fois par minute. Sa respiration s'accélère aussi pendant les périodes d'activité. Il respire facilement par le nez, plutôt que par la bouche, ce qui lui permet de continuer à respirer en tétant par exemple.

Les bébés possèdent souvent un petit ventre bien rebondi. Il se soulève à chaque inspiration et reste parfois un peu gonflé, le nouveau-né avalant de l'air. C'est un phénomène normal car il respire encore avec son diaphragme et non avec ses muscles pulmonaires, comme les enfants et les adultes.

Les soins effectués à la maternité

Dès que le personnel médical s'est assuré que votre bébé était en bonne santé (en procédant au test d'Apgar, voir le chapitre 12 pour davantage de détails), il lui fait sa première toilette et veille à l'aider à s'adapter à sa nouvelle vie. Après avoir quitté la vie utérine, il doit en effet s'habituer à son nouvel état. Ainsi, il respire seul et découvre tout un monde nouveau autour de lui.

À la maternité, votre bébé porte un bracelet indiquant ses nom et prénom, ainsi que l'heure de naissance, afin de faciliter son identification. Les maternités prennent généralement des mesures de sécurité supplémentaires pour éviter les risques de confusion entre les enfants. Les différents services sont souvent étroitement surveillés et fermés à clé.

De la vie intra-utérine à la vie normale

Le nouveau-né vit de nombreuses transformations dans les heures qui suivent la naissance. Le personnel médical intervient immédiatement pour qu'il s'y adapte le mieux possible.

Réchauffer et sécher bébé

Le nouveau-né ayant tendance à se refroidir rapidement, il faut veiller à le sécher et à le couvrir dès la naissance. Son besoin en oxygène augmente si sa température chute. Les infirmières la surveillent attentivement. Elles l'enveloppent dans une couverture et lui mettent un petit bonnet afin qu'il ne se refroidisse pas par la tête. À la nursery, il est revêtu d'une brassière et recouvert de nouveau d'une couverture.

Soins des yeux

Pour éviter tout risque d'infection après le passage dans le vagin, on dépose dans les yeux du nouveau-né quelques gouttes d'un collyre antibiotique. Il est totalement éliminé en quelques heures.

Les parents craignent parfois que le collyre empêche leur bébé de les voir distinctement pendant ces tout premiers instants. Il n'a aucune incidence sur la vision et, par ailleurs, les nouveau-nés ont de toute façon un champ de vision assez étroit (voir plus haut la partie « Les yeux et les oreilles »).

Supplémentation en vitamine K

De nombreuses maternités donnent systématiquement de la vitamine K par voie orale ou en injection pour prévenir des troubles de la coagulation. Cette vitamine joue en effet un rôle majeur dans la fabrication des substances favorisant la coagulation sanguine. Le foie des nouveau-nés, encore peu développé, ne peut en produire beaucoup. Il s'agit par conséquent d'une mesure préventive essentielle.

Empreinte des pieds

Pour compléter son dossier d'identité, on prend parfois l'empreinte des pieds du nouveau-né. (Toutes les maternités ne le font pas.) Vous en recevrez parfois une copie.

Vaccin contre l'hépatite B

On vous proposera certainement de vacciner rapidement votre bébé contre l'hépatite B. Ce vaccin réduit en effet considérablement les risques de contracter cette maladie à l'adolescence ou à l'âge adulte.

Comprendre la mise en route du système digestif du nouveau-né

Dès l'âge d'une semaine, les nouveau-nés mouillent leur couche de six à dix fois par jour. Par ailleurs, la fréquence des selles dépend du type de lait que vous lui donnez. Si vous allaitez, il aura en général des selles au moins deux fois par jour. Sinon, il en aura une ou deux par jour au maximum.

Les premières selles du bébé, le méconium, sont épaisses et noirâtres. Elles sont généralement émises dans les premières 24 heures, au plus tard dans les 36 heures qui suivent l'accouchement. Elles vont s'éclaircir et prendre une consistance normale au fil des jours. Un bébé nourri au biberon aura souvent des selles jaune-vert assez moulées, tandis que chez un bébé nourri au sein, elles seront d'un jaune plus marqué et plus granuleuses.

RELAX !

Les premières urines sont généralement émises quelques heures après la naissance, mais elles ne surviennent parfois pas avant le deuxième jour. L'émission d'urine et du méconium indique que l'appareil urinaire et gastro-intestinal du bébé fonctionne correctement.

La circoncision en question

La circoncision désigne l'ablation de la fine peau, le prépuce, qui recouvre la verge d'un garçon. C'est aux parents de choisir s'ils veulent faire circoncire leur fils, pour des raisons rituelles ou religieuses ou pour de simples préférences personnelles. Très pratiquée dans les pays anglo-saxons en dehors de toutes considérations religieuses, elle demeure rare dans les autres pays. Elle devient toutefois moins fréquente aux États-Unis, des études médicales ayant ces dernières années remis en cause son utilité.

L'on affirmait autrefois que la circoncision diminuait notamment le risque de cancer de la verge. Ces avantages n'ont toutefois pas été clairement établis et il est aujourd'hui admis que la circoncision systématique n'est pas indispensable. Ces considérations ne concernent bien évidemment pas la circoncision rituelle, dont la décision appartient pleinement aux parents.

En 2008, une étude française suggère que la circoncision diminue de 60 % le risque de transmission du VIH chez les hommes hétérosexuels. D'autres études sont en cours.

Si vous décidez de circoncire votre fils, l'opération sera effectuée le premier ou le deuxième jour après la naissance, dans la mesure où l'enfant est en bonne santé, né à terme ou presque et sans malformation congénitale. Les circoncisions rituelles se font au 8e jour de vie et donnent lieu à une cérémonie qui se déroule généralement à domicile.

Jusque très récemment, les circoncisions étaient pratiquées sans anesthésie. On applique désormais une pommade anesthésique sur la verge du bébé avant l'opération. La prise en compte de la douleur constitue un réel progrès médical et humain, d'autant que des études ont montré que les nouveau-nés souffraient pendant cette opération. Certains médecins préfèrent toutefois recourir le moins possible à ces analgésiques, car ils rallongent la durée de l'intervention, ce qui peut suffire à accroître la douleur ressentie par le bébé.

Après l'opération, le chirurgien enveloppe la verge dans une gaze enduite de vaseline. Elle tombera d'elle-même au bout de quelques heures. La verge apparaîtra alors peut-être un peu rouge et enflée.

Ne retirez pas la compresse de gaze si elle ne se décolle pas naturellement, mais aspergez-la d'eau tiède. Les jours suivants l'opération, nettoyez la verge à l'eau tiède et séchez-la soigneusement. À chaque fois que vous changez votre fils, appliquez une pommade antiseptique ou de la vaseline jusqu'à la cicatrisation complète.

La cicatrisation prend généralement une semaine. Une croûte va peut-être se former à l'extrémité de la verge pendant cette période. C'est un phénomène normal et cette croûte disparaîtra naturellement. Si en revanche la verge enfle ou change de couleur ou que votre bébé a de la fièvre, appelez le pédiatre.

Les soins intensifs en néonatologie

Lorsque l'accouchement s'est bien passé et que le bébé est en bonne santé, il reste avec sa mère dans la chambre de celle-ci ou bien elle peut le confier à la nursery pour se reposer. Cependant, dans certains cas, le nouveau-né réclame des soins intensifs dispensés dans un service de néonatologie spécialisé, équipé notamment de monitorings sophistiqués ou d'appareils respiratoires.

Un passage en unité de soins intensifs n'est pas nécessairement synonyme de pathologie grave. Le médecin peut souhaiter garder votre bébé quelques heures en observation pour différentes raisons. En voici quelques-unes (cette liste est toutefois loin d'être exhaustive) :

- Votre bébé est né prématurément.
- Il est d'un poids inférieur à celui considéré comme normal par votre maternité.
- Il a besoin d'antibiotiques (si vous avez eu de la fièvre pendant le travail, par exemple, ou que vous avez perdu les eaux longtemps avant l'expulsion).
- Le bébé semble respirer difficilement et le pédiatre préfère le placer en observation quelque temps.
- Il a de la fièvre.
- Il est anémié.
- Il est porteur de malformations congénitales.
- Il a besoin d'une intervention chirurgicale.

La première visite du pédiatre

Le pédiatre qui vous rend visite à la maternité est habilité à travailler dans cet établissement. Ce ne sera pas forcément celui qui continuera à suivre votre bébé lorsque vous serez rentrée chez vous, mais dans certains cas, ce peut être celui que vous aurez choisi au préalable ou que vous aura indiqué la sage-femme ou le médecin accoucheur. Selon l'heure à laquelle vous accouchez et les habitudes de la maternité, il passera dès le jour de la naissance ou le lendemain.

À chaque visite, il observe l'apparence du nouveau-né, il écoute son cœur, palpe les fontanelles (les creux du crâne marquant la jonction entre les os de la boîte cranienne) observe les membres, vérifie les hanches et s'assure d'une manière générale que le bébé est en bonne santé. Il prescrit également diverses analyses de sang et examens afin de détecter des troubles du métabolisme ou certaines maladies. Au 3e jour de la vie, le dépistage de la phénylcétonurie, de l'hyperplasie congénitale des surrenales, de l'hypothyroïdie, de la mucoviscidose sont systématiques. Celui de la drépanocytose est réservé aux nouveaux-nés dont les origines familiales prédisposent à cette maladie. Les résultats ne sont en général pas connu avant votre retour chez vous, mais vous serez avertie par courrier s'ils ont révélé une anomalie. Avant de quitter la maternité, n'oubliez pas de voir avec le pédiatre à quel moment doit se dérouler la prochaine visite.

Le rythme cardiaque et le système circulatoire

Pendant la période intra-utérine, vous vous en souvenez sans doute, le cœur du bébé battait à un rythme rapide, de 120 à 160 pulsations par minute. Ce rythme se poursuit dans les premiers temps de vie. Il s'accélère pendant les périodes de veille et diminue pendant le sommeil.

À la naissance, le système circulatoire du bébé se modifie profondément. Pendant la vie utérine, les poumons ne servent pas encore et le sang destiné à leur alimentation est détourné vers l'aorte par le canal artériel, qui se ferme au moment de la naissance. Ces transformations mettent parfois quelques jours à se réaliser et l'on peut entendre dans les premiers temps un souffle cardiaque temporaire, qui indique la persistance d'une communication entre les cavités du cœur. Le médecin peut demander par sécurité un examen plus approfondi, un échocardiogramme (échographie du cœur). Les souffles cardiaques disparaissent naturellement dans la grande majorité des cas. N'hésitez pas à poser des questions et à faire part de votre éventuelle inquiétude au pédiatre s'il décèle un souffle cardiaque, il saura vous rassurer.

L'évolution du poids

La plupart des nouveau-nés commencent par perdre un peu de poids dans les premiers jours (environ 10 % de leur poids total, soit dans les 450 g pour un bébé de 3,2 à 3,6 kg). Cette variation s'explique par l'émission de liquides (urines, sueur) et de selles. En outre, le nouveau-né n'absorbe dans les premiers jours pas suffisamment de nourriture ou de liquide pour compenser cette perte. Les prématurés perdent davantage de poids que les bébés nés à terme et mettent aussi plus de temps pour le récupérer. Les bébés nés avec un petit poids par rapport à leur âge gestationnel vont au contraire grossir plus rapidement. D'une manière générale, les nouveau-nés ont retrouvé leur poids de naissance au 10e jour de vie. Ils l'ont en principe multiplié par deux au 5e mois, par trois, au bout d'un an.

Le retour à la maison

Le moment est venu de rentrer chez vous avec votre bébé. Vous aurez pris soin de prévoir des habits pour l'habiller. Vous n'aurez que l'embarras du choix, mais optez de préférence pour des vêtements qui s'enfilent et s'attachent aisément pour vous faciliter la tâche lors du changement de couches.

Pour le trajet en voiture, il faut également avoir prévu un siège adapté, indispensable pour protéger votre bébé en cas d'accident (reportez-vous au chapitre 7 pour davantage de détails à ce sujet).

Il peut arriver que vous sortiez de la maternité seule, votre enfant devant encore recevoir des soins. C'est le cas par exemple des grands prématurés ou des enfants atteints de certaines maladies, telles qu'une jaunisse nécessitant une photothérapie (voir la partie consacrée à ce sujet, plus loin dans ce chapitre).

ASTUCE

La toilette de bébé

À l'heure de la toilette, vous vous sentirez peut-être maladroite avec votre tout-petit dans les premiers temps. Voici quelques conseils simples qui devraient vous permettre de faire du bain un moment agréable pour tous les deux.

- Testez la température de l'eau avec votre coude (la main n'est pas toujours suffisamment sensible) afin de vous assurer qu'elle n'est pas trop chaude.
- Avant d'installer votre bébé dans la baignoire, vérifiez que tout ce dont vous avez besoin est à portée de main : gant de toilette, coton, savon et shampooing éventuellement, serviette, couche et vêtements.
- Soutenez toujours sa tête dans l'eau, il ne peut encore la tenir droite tout seul.
- Nettoyez-lui le visage à l'eau, sans savon.
- Pour lui laver l'intérieur des oreilles, préférez un petit morceau de coton mou à des Cotons-Tiges (à éviter aussi pour le nez).
- Avec une petite fille, lavez les organes génitaux de l'avant vers l'arrière pour éviter toute infection due aux selles. Avec un garçon, nettoyez bien le dessous des testicules et le prépuce sans le tirer trop fortement en arrière.
- Si bébé a la peau très sèche ou de l'eczéma, diminuez la fréquence des bains (un tous les 2 jours seulement, par exemple) afin de ne pas aggraver ce phénomène. S'il persiste, parlez-en au pédiatre.
- Si votre bébé éprouve des difficultés à s'endormir le soir, essayez de le baigner juste avant de le coucher. Le bain peut avoir un effet relaxant.
- Si vous avez des jumeaux, essayez de baigner l'un pendant que l'autre dort afin de vous faciliter la tâche. Vous n'aurez ainsi à vous occuper que d'un bébé à la fois.
- Bien sûr vous ne l'auriez pas fait, mais vous ne nous en voudrez pas de vous le dire quand même : ne laissez pas votre bébé sans surveillance dans la baignoire !

Il s'avère souvent très décevant et frustrant de rentrer chez soi sans son bébé. C'est un sentiment tout à fait normal, quelle que soit la raison pour laquelle l'enfant doit rester à la maternité. Vous aviez imaginé votre retour chez vous avec lui, il est forcément difficile de vivre une réalité différente. Rappelez-vous que ce n'est l'affaire que de quelques jours. Cette séparation ne sera bientôt plus qu'un souvenir. Vous allez très vite pouvoir vivre de merveilleux moments avec votre bébé et nouer cette relation dont vous rêvez. Le plus important pour l'instant est qu'il vous revienne en pleine santé.

C'est une immense joie mais aussi une très grande responsabilité de rentrer chez soi avec un nouveau-né. Vous et votre partenaire devez du jour au lendemain prendre soin d'un bébé sans avoir la possibilité de solliciter l'aide du personnel de la maternité. Peut-être une personne de votre famille pourra-t-elle venir vous seconder, mais c'est vous qui serez responsable de ce petit être. Nous présentons dans les parties suivantes les différents soins que vous allez lui donner. La question des repas fait l'objet d'un traitement spécial, dans le chapitre 13.

Le bain

Tant que le cordon ombilical n'est pas tombé, faites la toilette de votre bébé sans lui donner de bain. Posez une cuvette d'eau tiède près de la table à langer ou d'une table recouverte d'une serviette ou d'un tapis en éponge. Allongez votre bébé et lavez-le avec un gant de toilette. Utilisez du coton humide pour les yeux. Séchez-le ensuite rapidement afin qu'il ne prenne pas froid. Vous préfèrerez peut-être tout d'abord laver et sécher la tête avant de passer au corps. Cette manière de procéder évite que bébé ne se refroidisse par la tête.

Lorsque le cordon est tombé, vous pouvez lui donner de vrais bains. Vous pourrez acheter une petite baignoire en plastique spécialement adaptée aux nouveau-nés, qui peut se placer dans la baignoire familiale ou l'évier ou sur une table. Vous trouverez quelques conseils sur la façon de baigner bébé dans l'encadré « La toilette de bébé ».

Les infections se transmettant facilement par simple contact, assurez-vous que toutes les personnes qui veulent toucher votre bébé se soient bien lavé les mains au savon (et pas seulement à l'eau) au préalable. N'oubliez pas que vous aussi vous devez avoir les mains très propres !

Le rot

Les bébés avalent de l'air en tétant, surtout s'il sont nourris au biberon. L'air qui s'accumule dans le ventre finit par être douloureux, d'où l'importance du rot qui permet à bébé de renvoyer l'air et le gaz produit par la digestion. Vous découvrirez au chapitre 12 quelques positions qui aident en général les bébés à faire leur rot.

Si vous tenez votre bébé contre vous pour l'aider à faire son rot, gardez une serviette à portée de main, car ce renvoi peut entraîner une régurgitation de lait.

Le sommeil

Les théories sur le sommeil des nouveau-nés ne manquent pas. Certaines préconisent de bien distinguer les cycles du sommeil de ceux des repas, ce qui vous permet, à vous parents, de mieux organiser votre emploi du temps et vos activités en fonction des besoins de votre bébé. D'autres recommandent plutôt de simplement respecter le désir de l'enfant et de le nourrir ou de le coucher lorsqu'il en exprime le besoin. De nombreux livres sont consacrés à ce sujet et vous trouverez sans mal de plus amples renseignements si vous vous sentez un peu perdue. Toutefois, si le rythme de votre bébé entraîne pour vous des difficultés d'organisation, n'hésitez pas à en parler au pédiatre.

ASTUCE

Gardez en mémoire ces quelques éléments concernant le sommeil de votre bébé :

- Pour prévenir la mort subite du nourrisson, il est désormais préconisé de coucher le bébé sur le côté ou mieux encore, sur le dos (et non plus sur le ventre comme autrefois). Calez votre enfant avec une couverture roulée ou un coussin spécialement adapté (vendu dans les boutiques pour bébés) afin qu'il reste allongé dans cette position.
- Vous pouvez suspendre des objets ou des mobiles au-dessus de son lit, qui le distrairont lorsqu'il sera éveillé. Ne placez ni jouet ni peluche sur son oreiller pour éviter les risques d'étouffement.
- Faites-lui écouter une berceuse ou une musique douce pour le détendre lorsque vous le couchez.
- Certains bébés s'endorment plus facilement lorsqu'ils sont bercés. Si vous ne souhaitez pas en faire une habitude, ne le prenez pas dans vos bras systématiquement au moment du coucher.
- Ne le laissez pas s'endormir en tétant un biberon de lait. Cette habitude peut entraîner des problèmes dentaires.

ASTUCE

Les bébés inversent parfois le jour et la nuit : ils dorment la journée et sont parfaitement éveillés la nuit. Dans ce cas, essayez de le maintenir éveillé la journée en stimulant son attention (avec des jeux, par exemple). Il faut toutefois savoir que vous aurez bien du mal à l'empêcher de dormir ! Rassurez-vous tout de même : ce décalage disparaît souvent du jour au lendemain, lorsque bébé a grandi un peu.

Les cris et les pleurs

Les cris et les pleurs sont le moyen d'expression des nouveau-nés. Dans les tout premiers jours, certains ne pleurent quasiment pas et paraissent toujours calmes et dispos, mais c'est parfois pour mieux donner de la voix dès la deuxième semaine ! Les cris diffèrent en fonction de ce qu'ils expriment et vous apprendrez à les reconnaître. Il peut arriver toutefois que vous ne parveniez pas à apaiser votre bébé. Pour tenter de le consoler, faites quelques pas avec lui, bercez-le, parlez-lui doucement, câlinez-le. Si rien ne le calme et que vous n'arrivez vraiment pas à trouver la cause de ses pleurs, ne vous culpabilisez pas, vous n'êtes pas une mauvaise mère ! Les raisons des pleurs sont parfois bien difficiles à identifier précisément.

Les coliques

Si votre bébé pleure plusieurs heures d'affilée à plusieurs reprises dans la journée, il souffre peut-être de coliques. Ces douleurs intestinales sont très fréquentes et affectent la plupart des bébés à partir de 4 à 6 semaines. Elles durent souvent jusqu'à l'âge de 3 ou 4 mois.

Ces pleurs inconsolables surviennent souvent le soir, entre 18 et 22 h. S'il s'agit de la tranche horaire à laquelle vous rentrez chez vous pour retrouver votre bébé, n'en déduisez surtout pas qu'il pleure parce qu'il ne vous aime pas ! Il s'agit juste d'un moment difficile pour lui. Dans l'encadré « Pourquoi bébé pleure-t-il ? Comment le calmer ? », nous vous suggérons quelques moyens pour tenter de l'apaiser. Dans tous les cas, essayez vous-même de rester calme et ne paniquez pas si rien ne semble marcher. Ces pleurs vont s'atténuer au fur et à mesure que votre enfant va grandir. Dans le cas contraire, parlez-en au pédiatre. Voir aussi « la première année avec bébé pour les nuls » chez le même éditeur.

Le hoquet

ASTUCE

Vous vous rappelez certainement que le fœtus pouvait avoir des crises de hoquet. Eh bien, c'est le cas aussi du nouveau-né. On peut parfois l'arrêter en lui donnant un peu de lait ou d'eau (légèrement sucrée).

L'ictère du nouveau-né

À l'âge de 2 ou 3 jours, la peau du bébé prend parfois une couleur jaune-orange. C'est une jaunisse, que les médecins appellent ictère physiologique. Elle touche environ un tiers des nouveau-nés. Elle s'explique par une augmentation du taux de bilirubine dans le sang. La bilirubine est libérée lors du processus normal de destruction des globules rouges et est normalement éliminée par le foie. Si ce dernier est immature, il en résulte un excès de bilirubine dans le sang (la jaunisse s'avère ainsi très fréquente chez les bébés prématurés, dont le foie n'est pas encore prêt à remplir toutes ses fonctions). En veillant à ce que le bébé reste bien hydraté et en stimulant l'appareil digestif dès les premiers jours, on peut limiter les risques de jaunisse.

Si l'ictère apparaît très tôt ou se prolonge de manière inhabituelle, le pédiatre préférera vérifier chaque jour le taux de bilirubine. S'il est élevé, il faudra sans doute envisager un traitement, qui fait appel la plupart du temps à la photothérapie. Le bébé est exposé quelques heures à une lumière bleue qui diminue la production de bilirubine.

ASTUCE

Pourquoi bébé pleure-t-il ? Comment le calmer ?

Votre bébé pleure pour attirer votre attention. Il exprime ainsi un besoin, un malaise (la faim, la demande de câlins ou de compagnie, la nécessité de changer sa couche, par exemple). Certaines fois, vous parviendrez difficilement (ou pas du tout !) à déterminer la cause de ses pleurs. Ne culpabilisez pas si vous n'arrivez pas à le consoler, vous n'êtes pas pour autant une mauvaise mère ! La plupart du temps, bébé pleure pour les raisons suivantes :

- il a faim
- sa couche est sale
- il a des gaz ou de l'air dans l'estomac et veut faire un renvoi
- il est fatigué
- il ne se sent pas bien (ses vêtements sont trop serrés, il a trop chaud ou veut changer de position, par exemple)
- il a peur de quelque chose
- il est énervé
- il veut que vous le preniez dans vos bras
- il veut téter

Vous trouverez souvent spontanément comment le calmer rapidement, mais vous serez peut-être un peu déroutée les premiers jours. Voici donc quelques petits moyens qui ont fait leurs preuves et qui pourront vous aider :

- captez son attention avec un jouet
- donnez-lui un bain
- donnez-lui une tétine
- câlinez-le dans vos bras
- installez-le dans une pièce calme pour qu'il s'apaise et se repose ou allongez-le dans son lit
- mettez une musique douce
- bercez-le dans vos bras ou dans son transat, promenez-vous avec lui (en le prenant dans vos bras ou en écharpe porte bébé ou en l'installant dans sa poussette) ou faites un tour en voiture (sans oublier de l'attacher sur son siège auto)

Si malgré tous vos efforts il reste inconsolable, laissez-le s'apaiser seul, en essayant de ne pas perdre vous-même votre calme face à ces pleurs !

La sucette

L'utilisation ou non d'une sucette fait encore parfois l'objet de débats passionnés : indispensable pour certains, elle est source de nombreux problèmes pour d'autres. Il faut toutefois bien reconnaître qu'elle permet souvent d'apaiser les bébés. Son principal inconvénient est de devenir une habitude pour l'enfant, qui devra tôt ou tard apprendre à s'en passer.

Qu'en est-il du point de vue médical ? La sucette ne semble pas entraîner d'effets secondaires néfastes à long terme. La déformation des arcades dentaires qu'elle pourrait causer n'est pas vraiment prouvée. Par ailleurs, bien que son usage ne soit pas clairement préconisé à cet égard, elle pourrait diminuer les risques de mort subite du nourrisson.

Prévenir les accidents domestiques

Bien connaître les risques d'accident que court un bébé à la maison représente certainement la meilleure des préventions. Une étude a été récemment effectuée au Canada sur 1 000 cas d'enfants de moins de 1 an ayant subi un accident afin de mettre en évidence leurs différentes causes. Ils étaient dus par ordre d'importance à :

- une chute
- l'ingestion de substances dangereuses
- une brûlure

Les chutes les plus fréquentes se produisent depuis un meuble, parce que l'enfant est mal tenu, depuis un siège de voiture, dans les escaliers ou dans le trotteur. Les accidents varient en fonction de l'âge du bébé. Ainsi, le risque de chute depuis un meuble ou d'être lâché est élevé pour les nouveau-nés. Les enfants plus grands risquent davantage de tomber dans les escaliers ou avec leur trotteur. Tenez bien votre tout-petit et ne le laissez jamais sans surveillance sur la table à langer ou près d'un escalier.

Les achats destinés au bébé

Les nouveau-nés constituent désormais un marché à eux seuls. Les vêtements, aussi bien pour fille que pour garçon, sont adorables et vous serez sûrement tentée de faire des folies !

Sachez toutefois que vous ne pourrez peut-être pas utiliser tous les habits que vous aurez achetés à l'avance ou que l'on vous offrira. D'une part, les nourrissons grandissent très vite et d'autre part, au quotidien, vous vous apercevrez vite que vous préférez les vêtements pratiques aux tenues dernier cri ! Les pyjamas simples, faciles à enfiler et à laver sont bien souvent plus adaptés aux tout-petits que des ensembles coordonnés, avec chapeau et chaussettes assortis !

Outre des habits, vous devrez prévoir du matériel et des produits répondant à ses besoins, comme :

- **Affaires de toilette** : brosse à cheveux souple, ciseaux à ongles, shampooing, savon.
- **Médicaments et trousse de premiers soins** : pommade antibiotique, thermomètre, sérum physiologique et « mouche bébé «, pansements, médicaments adaptés.

- **Linge** : serviettes, gants de toilette, couvertures et draps de couchage.
- **Meubles** : berceau et lit, baignoire et table à langer.
- **Siège de voiture** : reportez-vous au chapitre 7 pour davantage de détails à ce sujet.
- **Poussette** : préférez celle permettant d'installer votre bébé en position semi-allongée.

Pensez aussi à acheter un livre sur les soins et la santé des bébés. Parlez-en à votre pédiatre, il saura vous conseiller. Voir « la première année avec bébé pour les nuls » chez le même éditeur.

Quand faut-il s'inquiéter ?

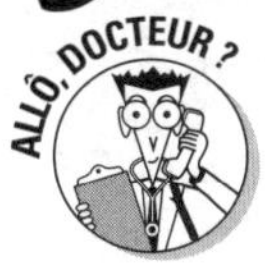

Souvent, les jeunes parents s'inquiètent facilement et s'alarment rapidement devant des signes qui leur semblent un peu inhabituels. Si vous n'avez pas l'habitude des enfants, vous éprouverez peut-être des difficultés à comprendre votre bébé dans les premiers temps. Les régurgitations et les irritations cutanées sont par exemple très fréquentes, mais dans certains cas, il vaut mieux faire appel au pédiatre ou au médecin traitant.

- Vous remarquez un changement de comportement de votre bébé : il se met à pleurer beaucoup alors qu'il était jusque-là très calme ou il perd soudainement tout appétit.
- Votre bébé respire difficilement ou bien sa respiration est courte et rapide.
- Il a une diarrhée abondante ou vomit à plusieurs reprises dans la journée.
- Il salit ses couches moins de 4 fois par jour.
- Sa température dépasse 37,7 °C ou tombe au-dessous de 36 °C.
- Il présente une éruption cutanée soudaine ou une décoloration de la peau.

Et le papa dans tout ça ?

Le retour à la maison, bienvenue à la nouvelle famille

Si vous n'aviez pas encore bien réalisé que votre vie allait désormais changer radicalement, vous allez en prendre rapidement conscience en rentrant chez vous avec votre petite famille. Vous-même et votre compagne partagez à présent de nouvelles responsabilités. L'époque où les hommes trouvaient parfaitement normal de laisser les femmes s'occuper seules des enfants est révolue. Aujourd'hui, changer les couches, faire les courses ou donner le biberon n'a plus de secret pour eux. Si votre compagne allaite, vous pourrez de temps à autre donner un biberon de lait maternel (prélevé au tire-lait) au bébé. Vous pouvez décider d'un commun accord de procéder de cette façon régulièrement afin de pouvoir nourrir vous-même votre bébé et partager ainsi avec lui ce moment privilégié.

Votre compagne va avoir besoin d'au moins 6 semaines pour retrouver son poids d'avant la grossesse. Les premiers mois, elle se remet progressivement de l'accouchement et se sentira certainement fatiguée, d'autant qu'elle manquera sans doute de sommeil (vous aussi d'ailleurs). Rien d'étonnant par conséquent à ce qu'elle s'énerve plus vite que d'habitude ! N'oubliez pas que vous vivez une situation inhabituelle et qu'il vous faut à tous deux quelque temps pour vous y adapter.

Veillez à ce que votre compagne puisse se reposer, encouragez-la à faire la sieste par exemple, et essayez aussi de vous détendre un peu.

Vous avez beau être très heureux, face à toutes ces nouvelles tâches et responsabilités à assumer, le sexe n'est peut-être pas votre principale priorité. Prenez le temps de vous habituer à votre nouvelle vie. Généralement, 6 semaines environ après l'accouchement, vous pouvez de nouveau avoir des rapports sexuels. Même si vous en avez tous deux envie, faites preuve de douceur au début. Les tissus du vagin et du périnée sont sans doute encore sensibles. En outre, après quelques semaines ou mois d'interruption, la pénétration peut s'avérer un peu douloureuse. Pensez éventuellement à utiliser un crème lubrifiante les premières fois.

Enfin, ne vous étonnez pas de vous sentir démuni, d'avoir l'impression de ne pas réussir à faire face à vos nouvelles responsabilités. Personne ne connaît d'instinct l'art d'être un parent idéal. Votre compagne et vous allez apprendre au fil du temps comment vous occuper d'un nourrisson, d'un enfant, d'un adolescent... Vous tâtonnerez, vous ferez des erreurs. C'est inévitable et il vous faudra l'accepter. N'hésitez pas à en parler régulièrement avec votre compagne. Et... accrochez-vous, vous êtes partis pour une formidable aventure !

Chapitre 13

Le rétablissement après l'accouchement

Dans ce chapitre :

- Se rétablir après l'accouchement
- Récupérer après une césarienne
- Les suites de l'accouchement
- Reprendre une activité normale

Selon un vieil adage, une femme porte son enfant pendant neuf mois et il lui faut ensuite encore neuf mois pour que son corps revienne à son état normal. La durée de cette phase de rétablissement varie en fait selon les femmes. La plupart des transformations physiques occasionnées par la grossesse commencent à disparaître dès la fin de l'accouchement (c'est-à-dire dès que le placenta a été expulsé). C'est la période dite du post-partum, qui dure de 7 à 8 semaines.

Vous allez à ce moment-là vous poser certainement de nombreuses questions pour savoir comment vivre au mieux ce retour à la normale. Nous présentons dans ce chapitre la manière dont votre corps change après l'accouchement, la reprise des rapports sexuels et les transformations physiques et psychologiques que suscite votre nouvel état de mère.

Le rétablissement après l'accouchement

Avec un accouchement par voies naturelles sans complication pour la mère ou l'enfant, le séjour à la maternité ne dépasse en général pas 5 jours, il peut n'être que de 3 jours. Si vous avez accouché par césarienne, vous resterez sans doute 2 à 3 jours de plus. Vos signes vitaux (tension, pouls, température, souffle) sont régulièrement vérifiés et le médecin vous examine afin de s'assurer que votre utérus se rétracte correctement. Les signes vitaux du bébé sont soigneusement vérifiés et notés. Le médecin peut vous prescrire des antalgiques en cas de douleur. Les infirmières vous apporteront également des soins particuliers afin d'accélérer la cicatrisation de l'épisiotomie ou de l'incision pratiquée pour la césarienne le cas échéant.

Dans la peau d'une jeune maman !

Il n'y a guère que dans les feuilletons télévisés que les femmes entrent toutes pimpantes à la maternité et en ressortent quelques jours plus tard, toujours aussi fraîches et fringantes, un nourrisson dans les bras. Un accouchement laisse des traces, qui certes vont disparaître rapidement pour la plupart, mais vous ne serez certainement plus la même après !

Juste après l'accouchement, vous remarquerez peut-être que votre visage est gonflé et rouge. De petits vaisseaux éclatent parfois autour des yeux, donnant l'impression d'avoir reçu un méchant coup de poing ! Ne vous inquiétez pas, ces manifestations sont dues aux fortes poussées de l'expulsion et vont disparaître en quelques jours.

Par ailleurs, les contractions utérines vont se poursuivre après l'accouchement. Semblables à celles ressenties pendant le travail et l'expulsion, elles vont progressivement s'atténuer au fil des jours. Elles demeurent parfois plus fortes chez les femmes qui allaitent.

Les saignements du post-partum

RELAX !

Les pertes vaginales sont parfaitement normales après l'accouchement, même si vous avez eu une césarienne. Après un accouchement par voies naturelles, on perd en moyenne 500 ml de sang et environ le double (soit 1 litre) après une césarienne. Pour limiter ces pertes, les médecins administrent désormais souvent de l'ocytocine en intraveineuse ou du Méthergin® en intramusculaire, qui favorisent les contractions de l'utérus. Celles-ci permettent de comprimer les petits vaisseaux du lit placentaire et de réduire les saignements. Le médecin ou la sage-femme peut aussi accentuer les contractions par des massages de l'abdomen.

Ces pertes, appelées lochies, sont au début rouge vif, semblables à des règles abondantes, parfois avec des caillots. Elles s'éclaircissent peu à peu et prennent finalement une teinte brunâtre. Elles doivent également diminuer en intensité, mais peuvent persister encore 3 à 4 semaines après l'accouchement. Si vous allaitez, vous remarquerez qu'elles augmentent à chaque mise au sein. Les hormones favorisant l'éjection du lait sont en effet les mêmes qui entraînent les contractions utérines, à l'origine de l'expulsion des lochies. Nombre des femmes que nous avons suivies nous ont signalé que les saignements redoublaient d'intensité lorsqu'elles se levaient après être restées allongées un certain temps. C'est un phénomène normal et parfaitement logique : en position allongée, les lochies restent dans l'utérus, mais dès que vous vous levez, la pesanteur reprend ses droits et l'écoulement se fait.

Si les saignements abondants avec caillots se poursuivent pendant plusieurs semaines après l'accouchement, parlez-en à votre médecin.

Pendant cette période, utilisez de préférence des serviettes hygiéniques de taille adaptée a votre saignement. N'utilisez pas de tampons, qui risqueraient de provoquer des infections. Les saignements cessent généralement au bout de 2 semaines, mais ils continuent dans certains cas pendant 6 à 8 semaines. S'ils demeurent très importants après plusieurs semaines, ce peut être le signe que des fragments de placenta sont restés dans l'utérus.

On recommandait autrefois aux femmes de ne pas prendre de bain tant que les saignements n'étaient pas terminés. Ce n'est plus le cas aujourd'hui. Si vous en avez envie, vous pouvez prendre par exemple un bain peu profond. Votre médecin peut toutefois vous le déconseiller s'il craint que vous ne développiez une infection utérine. Parlez-en avec lui et fiez-vous à ses conseils. Quoi qu'il en soit, vous pouvez vous douchez.

Si les lochies deviennent malodorantes, avertissez votre médecin, vous avez peut-être une infection.

Douleurs du périnée

Les douleurs que vous allez continuer à ressentir au niveau du périnée dépendent beaucoup de la manière dont s'est déroulé l'accouchement. S'il a été facile et que vous n'avez eu ni déchirure ni épisiotomie, elles vont très vite s'atténuer. Si en revanche, vous avez poussé de longues heures pour donner naissance à un gros bébé, vous allez sans doute être gênée plus longtemps. (Nous vous donnons quelques conseils pour atténuer ces douleurs dans la partie suivante.)

Ces douleurs ont plusieurs causes. Lors de l'expulsion du bébé, les muscles du périnée enflent et se distendent. Par ailleurs, une déchirure ou une épisiotomie est douloureuse, tout comme le serait une coupure sur une autre partie du corps. Très forte au cours des deux jours qui suivent l'accouchement, la douleur diminue rapidement et, généralement, a totalement disparu au bout d'une semaine.

Votre périnée peut être un peu enflé et si vous avez subi une épisiotomie, vous aurez quelques points de suture.

Les fils utilisés pour l'épisiotomie ne sont pas retirés : ils se résorbent progressivement en quelques semaines. Ils sont néanmoins suffisamment solides pour que vous meniez une activité normale sans craindre une réouverture de la plaie, si vous portez votre bébé ou si vous éternuez !

Il est important de soigner particulièrement la toilette du périnée pour prévenir toute infection. C'est une complication relativement rare, mais appelez toutefois votre médecin rapidement si vous avez soudain des pertes malodorantes, une douleur inhabituelle dans cette zone et une fièvre élevée (supérieure à 38 °C).

Pour favoriser la réparation du périnée après l'accouchement et atténuer les douleurs, vous pouvez adopter les méthodes suivantes :

- Effectuez une toilette soigneuse de toute cette zone.
- Il existe des sprays et des compresses anesthésiants spécialement adaptés pour le périnée. Vous pouvez aussi imbiber des compresses de gaze de lotion à l'hamamélis (éventuellement conservée au réfrigérateur, le froid renforçant l'effet apaisant). La vaseline ou l'homéoplasmine soulage aussi dans certains cas. Elle adoucit la peau et prévient son dessèchement, évitant ainsi de possibles irritations provoquées par les serviettes hygiéniques.
- Appliquez si possible une poche de glace sur le périnée dans les 24 heures qui suivent l'accouchement afin de favoriser son dégonflement et de limiter les douleurs.
- Les antalgiques en vente libre (paracétamol ou ibuprofène) ou sur ordonnance contribuent à atténuer la douleur. Vous pouvez les prendre même si vous allaitez.
- Évitez de rester debout longtemps, cette position peut accentuer la douleur.
- Après la selle, veillez à vous essuyer d'avant en arrière pour prévenir toute infection. Si la zone de l'anus ou du périnée reste sensible, tamponnez-la doucement, sans frotter. Utilisez éventuellement des lingettes pour bébé, elles ne peluchent pas et sont très douces.
- N'utilisez pas de tampons et ne faites pas de douche vaginale pendant 6 semaines.
- Un bain de siège soulage parfois la douleur. Remplissez une baignoire (ou un bidet) d'un peu d'eau tiède, de façon à recouvrir uniquement le bas du corps. Vous pouvez ajouter des sels d'Epsom si le périnée est encore enflé. (en vente en pharmacie en sachet)

Pour soulager les douleurs du périnée, pensez à vous allonger quelques instants plusieurs fois par jour. Votre bébé sollicite certes toute votre attention, mais ces minutes de repos sont importantes pour votre rétablissement. Et rassurez-vous, d'ici une semaine ou deux, ces douleurs auront considérablement diminué.

Si vous souffrez beaucoup, demandez à votre médecin de vous prescrire des anti-douleurs adaptés. Appelez-le par ailleurs si vous constatez que toute la zone du périnée est particulièrement rouge et douloureuse, que vous avez de la fièvre ou des pertes malodorantes.

Si votre périnée a été déchiré jusque vers l'anus, prenez éventuellement un laxatif doux pour que les selles ne soient pas trop douloureuses. Veillez à boire suffisamment et à consommez des fibres afin de favoriser le transit. Vous pouvez prendre aussi un antalgique (paracétamol ou ibuprofène) quelques minutes avant d'aller à la selle pour limiter la douleur.

Je suis toute gonflée !

Après l'accouchement (par les voies naturelles en particulier), vous allez certainement vous rendre compte que votre corps a enflé. Pas de panique, c'est normal ! Beaucoup de femmes ont tendance à gonfler en fin de grossesse et ce gonflement persiste quelques jours après l'accouchement. Les efforts de poussée entraînent en outre parfois un gonflement du visage et du cou, qui disparaît également en quelques jours. D'une manière générale, tout est rentré dans l'ordre au bout de 2 semaines.

Inutile de monter sur la balance dès que vous avez accouché ! En raison de ce phénomène de rétention d'eau, vous pourriez constater que vous avez encore pris quelques kilos !

Nos patientes nous demandent souvent si elles peuvent prendre un médicament (un diurétique, par exemple) pour dégonfler plus vite. Ce n'est en général pas nécessaire, car ce gonflement disparaît en principe naturellement en quelques jours. Rassurez-vous, vous retrouverez bientôt vos jambes de gazelle !

Petits ennuis de vessie

Après l'accouchement, vous éprouverez peut-être des difficultés à uriner ou vous ressentirez une certaine gêne en urinant. Elle s'explique par le fait que la vessie et l'urètre ont été comprimés par le passage du bébé et que les tissus de la zone de l'urètre sont souvent enflés après l'accouchement.

On effectue parfois un sondage urinaire (à l'aide d'un fin tube plastique inséré dans la vessie par l'urètre) pour vider la vessie après l'accouchement. Ces difficultés s'avèrent souvent plus prononcées après une péridurale. L'anesthésique demeure encore plusieurs heures dans votre organisme et vous empêche d'uriner. La vessie et l'urètre retrouvent leurs fonctions quelques heures après l'accouchement et la gêne ressentie ne dure généralement pas longtemps.

Si vous ressentez une sensation de brûlure en urinant, parlez-en avec l'infirmière ou le médecin. Ce peut être le signe d'une infection urinaire.

Certaines femmes rencontrent le problème inverse : elles ne parviennent pas à contrôler leur vessie. À l'occasion d'un éclat de rire ou en se levant, quelques gouttes d'urine s'échappent. Ne vous inquiétez pas outre mesure si vous souffrez d'une légère incontinence de ce type. Elle se résout souvent d'elle-même en quelques semaines. Votre médecin vous prescira des séances de rééducation périnéale à faire avec un kiné ou une sage-femme.

ASTUCE

Les exercices de Kegel (voir la partie consacrée à ce sujet, plus loin dans ce chapitre) pourront vous aider à pallier ces inconvénients. Pensez aussi à uriner régulièrement pour ne pas devoir soudain courir aux toilettes !

Crise d'hémorroïdes

Les efforts de poussée pendant l'expulsion entraînent souvent la constitution d'hémorroïdes (dilatation des veines anales). Si vous en avez eu en fin de grossesse, elles risquent de s'accentuer après l'accouchement. Elles se révèlent parfois plus gênantes qu'une épisiotomie et durent en outre plus longtemps. Reportez-vous au chapitre 7 pour savoir comment les traiter et en atténuer la douleur.

RELAX !

Cette crise d'hémorroïdes ne dépasse pas quelques semaines en général. Si elle ne disparaît pas complètement, elle s'avère nettement moins douloureuse. Elle peut s'atténuer pendant plusieurs mois avant de réapparaître quelques jours et de passer de nouveau.

Veillez à boire suffisamment et à consommer des fibres et prenez éventuellement un laxatif doux pour favoriser le transit et ne pas souffrir pendant les selles. Les crises hémorroïdaires se dissipent normalement en 1 à 2 semaines.

Troubles du transit

Il n'est pas rare d'être constipée les jours suivant l'accouchement, notamment parce que les repas ont été légers mais aussi parce que la péridurale ou les autres antalgiques tendent à ralentir le transit. Il faut quelques jours pour que votre organisme retrouve son fonctionnement habituel.

À RETENIR

Vous redoutez souvent d'aller à la selle de peur que les fils ou les agrafes de l'épisiotomie ne lâchent. Cette crainte n'est absolument pas fondée : les tissus ont été réparés sur plusieurs couches et les sutures sont solides et ne risquent pas d'être déchirées.

Quelques conseils pour faciliter le transit :

- Marchez autant que vous le pouvez. La marche améliore la circulation et permet d'éliminer plus facilement les effets de la péridurale.
- Prenez éventuellement un laxatif léger.
- Soyez patiente, tout va peu à peu se régulariser !

En cas d'hémorroïdes ou de déchirure touchant le rectum (voir le chapitre 11), les selles seront certainement douloureuses. Appliquez le cas échéant une pommade anesthésique locale ou prenez un laxatif léger ou encore un antalgique un peu avant d'aller à la selle.

Continuer à se rétablir à la maison

Lorsque vous sortez de la maternité, une grande partie des douleurs post-partum se sont déjà dissipées (surtout après un accouchement par les voies naturelles). Vous allez continuer à ressentir des douleurs dans la zone du périnée. Quelle que soit la manière dont s'est déroulé l'accouchement, cette partie du corps a été profondément meurtrie et il faut donc un certain temps pour qu'elle cicatrise parfaitement.

Essayez de ne pas laisser cette douleur vous gâcher le plaisir de rentrer chez vous avec votre bébé et de vivre pleinement cette expérience extraordinaire. Vous allez en outre devoir vous adapter à un nouveau rythme de vie (vous lever la nuit, soigner et nourrir votre bébé).

Le rétablissement après une césarienne

Comme nous l'avons déjà signalé plus haut, le séjour à la maternité est généralement plus long après une césarienne qu'après un accouchement par les voies naturelles (une huitaine de jours). Après l'opération, vous êtes transférée en salle de réveil et pouvez parfois garder votre bébé auprès de vous.

La salle de réveil

L'infirmière et l'anesthésiste contrôlent en permanence vos signes vitaux. L'infirmière palpe en outre régulièrement votre abdomen afin de vérifier que l'utérus est ferme et que le pansement apposé sur l'incision est sec. Elle vérifie également que vous ne faites pas une hémorragie utérine. Vous aurez certainement une sonde dans la vessie, qui restera en place la première nuit afin que vous ne soyez pas obligée de vous lever. Vous recevrez par ailleurs par perfusion les solutions et médicaments dont vous avez besoin. Si vous avez eu une péridurale, vos jambes seront peut-être un peu engourdies, mais cette sensation s'estompe en quelques heures. Après une anesthésie générale, vous vous sentirez sans doute encore un peu endormie. Comme après un accouchement par voies naturelles, vous traverserez peut-être aussi une phase de tremblements (voir le chapitre 11). Si vous en avez envie, vous pouvez commencer à allaiter votre bébé en salle de réveil.

Souvent, on vous a déjà administré des antalgiques en salle d'opération et vous n'en avez plus besoin une fois installée en salle de réveil. Si vous avez eu une péridurale, le cathéter reste parfois en place 24 heures de plus de façon à ce que l'on puisse vous injecter un antalgique faisant effet plus longtemps. Si vous ressentez tout de même des douleurs, n'hésitez pas à le signaler aux infirmières.

Récupérer lentement mais sûrement

Lorsque vos signes vitaux sont redevenus parfaitement stables et que vous semblez vous remettre normalement de l'anesthésie (en général de 1 à 3 heures après l'opération), vous quittez la salle de réveil pour une chambre classique, dans laquelle vous allez passer le reste de votre séjour.

Le jour de l'accouchement

Le jour de la césarienne, ne cherchez pas à vous lever. Grâce à la sonde urinaire, vous n'aurez pas à aller aux toilettes. Si l'opération s'est déroulée le matin, vous éprouverez peut-être l'envie de vous lever le soir, pour vous asseoir dans un fauteuil, par exemple. Par précaution, demandez à une infirmière de vous aider (vous risquez de vous sentir étourdie ou nauséeuse en vous levant la première fois).

Certains médecins recommandent à leurs patientes de ne pas manger tout de suite après une césarienne, mais d'autres leur permettent de prendre un repas léger et de boire peu après l'intervention. Si vous le pouvez, choisissez vous-même. Si vous avez des nausées, mieux vaut certainement patienter un peu, mais si vous avez faim, un petit repas passera sans doute sans problème.

Comme lors d'un accouchement par voies naturelles, vous allez perdre les lochies après une césarienne. Ces saignements peuvent s'avérer très abondants les premiers jours (voir la partie « saignements post-partum » plus haut dans ce chapitre).

Les agrafes qui ont permis de suturer l'incision pratiquée pour la césarienne se retirent facilement et sans douleur.

Le lendemain

Le lendemain de l'intervention, le médecin va vous recommander de vous lever et de marcher un peu. Vos premiers pas vont certainement s'avérer fort pénibles (vous ressentez souvent de vives douleurs au niveau de l'incision pratiquée dans l'abdomen). N'hésitez pas si besoin à demander un antalgique une vingtaine de minutes avant de vous lever.

Demandez à une infirmière de vous aider à vous lever les premières fois pour être sûre de ne pas tomber.

Si votre état de santé le permet, l'on vous retire la perfusion. La plupart du temps, vous pouvez boire et prendre un repas solide dès le premier jour.

Votre abdomen reste généralement bandé pendant plusieurs jours.

Les jeunes mamans souhaitent généralement garder leur bébé avec elles lorsqu'elles ont récupéré un peu des suites de la césarienne. Si vous vous sentez suffisamment bien, cela ne pose pas de problème. Cependant, ne culpabilisez pas si vous préférez continuer à vous reposer un peu. Vous avez subi une intervention chirurgicale et il se peut tout à fait que vous ne soyez pas encore physiquement prête à répondre aux besoins d'un nouveau-né. Les infirmières sont là pour vous aider. N'hésitez pas à les solliciter afin de recouvrer toute votre énergie le plus rapidement possible. Vous serez ainsi en meilleure forme lorsque vous rentrerez chez vous.

Les douleurs liées à la césarienne

Vous ressentez certainement une douleur évoquant un peu celle d'une brûlure au niveau de l'incision effectuée dans l'abdomen, qui s'intensifie quand vous changez de position ou que vous vous levez. Cette sensation s'atténue au fil des jours pour laisser place à une sorte de tiraillement, qui va disparaître en 1 ou 2 semaines.

Vous éprouvez peut-être aussi des contractions utérines post-accouchement, tout comme si vous aviez accouché par les voies naturelles. Le médecin peut alors vous donner de l'ocytocine pour les accélérer et limiter ainsi les saignements. Ces douleurs diminuent dès le deuxième jour, mais peuvent réapparaître si vous allaitez, l'hormone favorisant la lactation étant la même que celle qui déclenche les contractions.

Lors de la césarienne, le chirurgien coupe plusieurs couches de tissus pour parvenir à l'utérus et il faut ensuite réparer chacune d'entre elles. Ces différentes incisions et sutures peuvent causer des douleurs plus ou moins vives dans tout l'abdomen. Elles s'estompent en général en 1 ou 2 semaines. Les femmes ont souvent plus mal d'un côté que de l'autre, les points étant peut-être plus serrées à cet endroit. Quoi qu'il en soit, c'est un phénomène courant qui ne doit pas vous inquiéter.

Enfin, les gaz intestinaux constituent certainement l'élément le plus pénible. Ils s'accumulent pendant l'opération d'une part parce que les intestins sont manipulés pendant l'opération et d'autre part en raison des médicaments administrés à ce moment-là (l'anesthésiant et les antalgiques). Assez forte dès le 2e ou le 3e jour après l'accouchement, la douleur diminue dès que vous commencez à éliminer les gaz. Levez-vous et marchez le plus possible afin de stimuler l'appareil gastrique.

Si la césarienne a été effectuée après plusieurs heures du travail, vous ressentirez aussi sans doute des douleurs au niveau du périnée (liées aux efforts de poussée et aux examens pratiqués). Elles disparaîtront rapidement.

Les douleurs post-opératoires

Les douleurs directement liées à l'opération varient d'une femme à l'autre, en fonction de la manière dont s'est déroulée l'intervention et de son degré de résistance. Les antalgiques ne sont parfois donnés que sur demande. Aussi n'hésitez pas à en réclamer un, sans attendre que la douleur soit insupportable. Demandez-en par exemple avant de vous lever ou un peu avant la prise suivante normalement prévue (toutes les 3 à 4 heures en principe) afin de laisser le temps à l'infirmière de vous l'apporter.

Certains établissements disposent de pompes à analgésiques auto-contrôlées, directement reliées à une perfusion. Lorsque la douleur augmente, vous appuyez sur un bouton de façon à injecter une quantité d'antalgique définie au préalable. L'effet est très rapide et dans la mesure où vous gérez vous-même vos prises, les doses demeurent en général inférieures à celles administrées à titre préventif. Les pompes sont en outre réglées pour éviter tout surdosage.

Se préparer à rentrer à la maison

Vous constaterez que votre état s'améliore un peu plus chaque jour. Au bout de 3 jours, vous parviendrez de plus en plus facilement à vous lever et à marcher. Vous retrouverez une alimentation normale et pourrez sans doute prendre une douche (un vrai soulagement pour nombre de femmes). N'oubliez pas toutefois que vous venez de subir une intervention chirurgicale, précédée de 9 mois de grossesse ! Deux événements importants dont vous devez à présent récupérer ! Certaines femmes se sentent rapidement prêtes à rentrer chez elles, tandis que d'autres préféreront rester un jour ou deux de plus à la maternité pour se reposer encore un peu.

En dehors de toute infection post-opératoire ou de toute complication vous concernant vous ou votre bébé, vous pouvez en général quitter la maternité au bout de 7 à 8 jours.

Les conditions suivantes sont généralement réunies lorsque vous rentrez chez vous :

- Vous digérez aliments et boissons sans problème.
- Vous urinez normalement et sans difficulté.
- Votre transit intestinal est rétabli (émission de selles).
- Vous ne présentez aucun signe d'infection.

Continuer à se rétablir à la maison

Lorsque vous rentrez chez vous, votre rétablissement est déjà bien amorcé. N'oubliez pas toutefois qu'il faut plus de temps pour se remettre totalement d'une césarienne. Ménagez-vous et accordez-vous des temps de repos pendant encore 1 ou 2 semaines.

Gardez à l'esprit les points suivant :

Prenez soin de vous

Faites-vous aider si possible par des membres de la famille ou des amis. Si vos moyens vous le permettent, pourquoi ne pas faire appel à une nourrice pendant les premières semaines ? (Elle peut aussi relayer les jeunes mamans ayant accouché par voies naturelles, qui ont aussi besoin de repos.) Effectuez le moins de tâches ménagères possibles et limitez vos déplacements, surtout dans les escaliers. Il s'agit de vous consacrer en priorité à vous-même et à votre bébé. Restez bien à l'écoute de votre corps, vous connaîtrez rapidement vos propres limites.

Il est parfois déconseillé de conduire pendant les deux premières semaines, non en raison de possibles effets secondaires de l'anesthésie (celle-ci est très rapidement éliminée par l'organisme), mais parce que les douleurs que vous risquez de ressentir encore de temps à autre peuvent ralentir vos réflexes. Il est par conséquent préférable d'attendre de ne plus éprouver aucune douleur pour reprendre le volant.

Il est aussi généralement recommandé de ne pas commencer de gymnastique abdominale avant la visite de contrôle de la 6e semaine, afin de permettre la cicatrisation complète des différentes couches de tissus.

Vous avez souvent déjà bien récupéré au bout de 6 semaines, mais parfois, vous aurez besoin de 3 mois pour être totalement rétablie.

Lorsque vous rentrez chez vous, vous avez en principe déjà retrouvé une alimentation normale. Si vous avez perdu beaucoup de sang pendant la césarienne, votre médecin vous prescrira une supplémentation en fer.

L'évolution de votre cicatrice

Dans les premiers temps, la cicatrice est rouge ou rosée, puis elle va foncer légèrement pour prendre une teinte violette ou brune, en fonction de votre carnation. Elle va ensuite s'estomper au fil des mois pour finalement devenir à peine visible. Sur les peaux noires, elle devient généralement marron. Cette cicatrice n'est bien souvent pas plus large qu'un crayon. Après l'opération, elle forme parfois une sorte de bourrelet, mais elle s'affine progressivement au bout de quelques semaines, lorsque les agrafes ou les fils ont été retirés.

Divers facteurs influent sur le processus de cicatrisation et donc sur l'apparence finale de la cicatrice. Certaines peaux ont tendance à former une cicatrice boursouflée, dite chéloïde, sur laquelle il est difficile d'intervenir. De nouveaux produits à base de silicone pouvant améliorer cet aspect.

Vous remarquerez sans doute que la zone autour de votre cicatrice est insensible. Cela est dû au fait qu'en pratiquant l'incision, le chirurgien a coupé des terminaisons nerveuses transmettant les sensations. Elles vont progressivement se reconstituer. Vous sentirez tout d'abord des picotements, puis retrouverez vos sensations normales.

Un écoulement teinté de sang se produit parfois au milieu ou sur le côté de la cicatrice, lorsqu'une petite poche de liquide s'est formée au niveau de l'incision. Il n'y a pas lieu de s'inquiéter s'il s'agit d'un suintement léger et passager.

En revanche, si l'écoulement persiste ou prend une couleur jaunâtre, appelez votre médecin. La cicatrice a pu se rouvrir à cet endroit précis et le médecin vous conseillera sur la manière de la nettoyer et de la protéger afin qu'elle se referme et cicatrise au plus vite.

Quand faut-il s'inquiéter ?

Dans l'immense majorité des cas, les femmes se rétablissent d'une césarienne sans aucun problème. Des complications peuvent toutefois se produire au moment de la cicatrisation. Ainsi, avertissez votre médecin sans tarder dans les cas suivants :

- Au lieu de s'atténuer, la douleur que vous ressentez au niveau de la cicatrice ou dans tout l'abdomen s'accroît.
- Vous remarquez un écoulement de sang ou de liquide teinté de sang important au niveau de la cicatrice.
- Vous avez plus de 38 °C de fièvre.
- Votre cicatrice se rouvre.

Tout n'est pas fini, d'autres changements vous attendent !

De nombreux aspects de la vie post-partum concernent à la fois les femmes ayant accouché par voies naturelles et celles ayant subi une césarienne. Votre corps va peu à peu revenir à son état d'avant la grossesse et vous allez vivre encore de nouveaux changements !

Transpirer comme… une jeune maman

Vous vous réveillerez sans doute souvent baignée de sueur et même en pleine journée, vous constaterez certainement que vous transpirez beaucoup plus qu'habituellement. Très fréquent, ce phénomène serait lié aux variations hormonales qui se produisent après la grossesse. Il peut ainsi se rapprocher de ce qui se passe à la ménopause, au moment de la chute du taux d'œstrogènes dans le sang. Dans la mesure où ces suées ne sont pas provoquées par une forte fièvre, il n'y a pas lieu de s'inquiéter. Elles vont disparaître en quelques semaines.

L'engorgement des seins

Aux alentours du 3e au 5e jour après l'accouchement, vous serez certainement étonnée du volume de vos seins : les vaisseaux mammaires ont tendance à se congestionner, on parle d'engorgement des seins (qui se remplissent de lait). Si vous allaitez, ce problème va se régler de lui-même au fil des tétées, qui vont progressivement suivre un rythme régulier (reportez-vous au chapitre 14 pour davantage d'informations sur l'allaitement).

ASTUCE

Si vous n'allaitez pas, vos seins peuvent rester engorgés pendant 24 à 48 heures (ce qui peut s'avérer très douloureux) avant de commencer à dégonfler. Pour vous soulager, portez un soutien-gorge bien ajusté. Pour freiner la production de lait, appliquez des poches de glace sur vos seins ou douchez-les à l'eau froide. Le froid entraîne en effet une constriction des vaisseaux et diminue la fabrication de lait, alors que le chaud, en dilatant les vaisseaux, favorise la lactation.

La perte des cheveux

La perte des cheveux figure aussi au rang des transformations de la période *post-partum*. Commençant dans les semaines ou les mois qui suivent l'accouchement, ce phénomène, parfois très marqué, est une conséquence de la modification de votre taux d'œstrogène. Il ne dure pas longtemps et vous retrouvez en général une chevelure normale au bout de 9 mois.

INFO MÉDICALE

La pousse des cheveux s'effectue selon trois phases : la phase de croissance, la phase de repos ou de transition et la phase de chute. Pendant la grossesse, le taux élevé d'œstrogène les maintient en général en phase de transition. Après l'accouchement survient la phase de chute et vous avez soudain l'impression de les perdre par poignées pendant quelque temps.

Que faire en cas de baby-blues

La majorité des jeunes mères (près de 80 %) connaissent une période de tristesse au cours des premiers jours ou des premières semaines suivant l'accouchement.

Quelques jours après la naissance, vous traversez des moments de tristesse, d'incertitude, de découragement ou de mécontentement. Bien que très fréquent, cet état, qui peut se prolonger plusieurs semaines, déroute souvent les mères, qui sont pourtant ravies de l'arrivée de leur bébé.

Ce fameux baby-blues reste difficile à expliquer. Plusieurs facteurs peuvent être pris en compte. On évoque ainsi le changement hormonal provoqué par l'accouchement, qui pourrait influer sur l'humeur. Par ailleurs, pendant toute la grossesse, la future maman s'est concentrée sur le fœtus, elle a vécu en symbiose avec lui et maintenant que bébé est là, elle peut se sentir un peu perdue par cette séparation. Voyons les choses en face, la nouvelle maman se trouve soudain confrontée à des responsabilités qui peuvent paraître angoissantes, surtout s'il s'agit du premier enfant. Il est fréquent de se sentir dépassée et de redouter de ne pas savoir bien s'occuper de son bébé. Lorsque l'on ajoute à cela les soucis physiques (épisiotomie, douleurs des seins, hémorroïdes, fatigue, etc.), l'on ne peut plus vraiment s'étonner que le baby-blues soit si courant !

À RETENIR

Fort heureusement, ce baby blues disparaît assez rapidement, en général en 2 à 4 semaines après l'accouchement. Gardez bien à l'esprit que ces sentiments sont parfaitement normaux et qu'ils ne signifient pas que vous n'aimez pas votre bébé ou que vous ne serez pas une mère formidable. N'hésitez pas à en parler autour de vous : expliquez ce que vous ressentez à votre partenaire, à votre famille, à vos amis. Ils sauront vous apporter le soutien et l'amour dont vous avez particulièrement besoin à ce moment-là.

ASTUCE

Ne culpabilisez pas si vous connaissez une période de baby-blues. Toutes les jeunes mamans ou presque passent par cet état, quasiment indissociable de la grossesse ! Les conseils pour vous aider à traverser cette période ne manquent pas. Nous avons répertorié ici ceux qui nous paraissent les plus judicieux.

- Le manque de sommeil favorise le baby-blues. Tout semble plus pénible lorsque l'on est fatigué. Vous pouvez supporter beaucoup plus de choses lorsque vous êtes suffisamment reposée. Essayez de dormir dès que possible. Par exemple, profitez de la sieste de bébé pour vous allonger aussi et faire un petit somme.
- Acceptez l'aide de vos proches. Vous n'êtes pas obligée de vous occuper vous-même en permanence de votre bébé. Votre mère ou votre sœur ou votre tante seront ravies de vous relayer de temps en temps !
- Parlez de ce que vous ressentez avec d'autres mères, vos proches et vos amies. Vous constaterez certainement qu'elles ont vécu exactement la même chose. Elles vous rassureront et vous donneront peut-être aussi quelques trucs pour récupérer plus vite.
- Essayez de vous réserver des moments d'intimité. Les jeunes parents ont parfois l'impression que tout leur temps est désormais consacré à leur enfant. Sortez de chez vous, allez vous balader un peu, offrez-vous une pause lecture ou une séance de cinéma, sortez dîner avec votre partenaire ou avec des amis.
- Offrez-vous de temps en temps un rendez-vous chez le coiffeur ou chez l'esthéticienne ou encore un massage. Ce coup de blues est souvent accentué parce que vous ne vous sentez pas séduisante, alors faites-vous chouchouter un peu !

- Pensez que dans quelques temps, vous pourrez vous offrir une thalassothérapie « maman-bébé ».

Prenez contact avec votre médecin si cet état se prolonge au-delà de 3 à 4 semaines. Ne laissez pas un baby-blues s'installer et se transformer en dépression.

Les signes de la dépression post-partum

Beaucoup moins fréquente que le baby-blues, la dépression post-partum touche néanmoins une proportion assez significative de jeunes mères : 10 à 15 % sont ainsi concernées dans les 6 mois qui suivent l'accouchement. Les principaux symptômes sont les suivants :

- Profonde tristesse
- Incapacité à éprouver de la joie à être avec le bébé (ou pour la vie en général)
- Désintérêt pour le bébé
- Insomnie
- Perte d'appétit
- Incapacité à assumer les tâches quotidiennes
- Angoisse ou crises de panique
- Idées suicidaires ou agressivité à l'encontre du bébé

Contrairement au baby-blues, généralement passager et assez superficiel, la dépression peut induire des troubles psychologiques profonds et durer plusieurs mois. Bien qu'elle présente des symptômes caractéristiques, elle n'est souvent pas clairement identifiée ou la mère tend à imputer ses difficultés à des facteurs extérieurs.

L'on ne sait pas exactement ce qui peut provoquer une dépression post-partum, mais il semble que certaines femmes soient davantage exposées. Voici quelques-uns des principaux facteurs de risque :

- Antécédents de dépression de ce type
- Antécédents dépressifs
- Angoisse pendant la grossesse
- État de stress quotidien
- Absence de soutien dans l'environnement de la mère
- Mésentente dans le couple
- Grossesse non désirée
- Travail et accouchement mal vécus

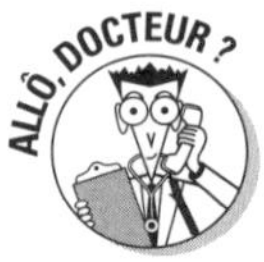

Si votre baby-blues semble durer plus de 3 ou 4 semaines ou s'aggraver, ou encore s'il se déclenche plus de 2 mois après l'accouchement, parlez-en avec votre médecin, car il peut s'agir d'une véritable dépression post-partum.

Le traitement comprend souvent des entretiens avec un psychothérapeute (individuels ou en groupe) et des antidépresseurs. Les hospitalisations demeurent rares. La prise d'œstrogènes améliorerait l'état de certaines patientes. Ces différents traitements doivent bien sûr faire l'objet d'un suivi médical. Votre médecin vérifiera sans doute que vous ne souffrez pas d'un dérèglement thyroïdien post-partum, qui présente parfois les mêmes symptômes que la dépression ou peut l'aggraver. N'hésitez pas à en parler avec lui.

La première visite post-partum

Si la grossesse et l'accouchement se sont déroulés normalement, votre médecin souhaitera vous voir en général environ 6 semaines après la naissance. Cette première visite post-partum interviendra plus tôt en cas de césarienne ou de complications.

Au cours de cette consultation, le médecin effectue un examen complet : il vérifiera que l'épisiotomie cicatrice normalement, testera votre périnée, ainsi que l'absence d'infection vaginale. Il pratiquera un frotis, si celui-ci date de + de 3 ans. Enfin il s'assurera que l'utérus s'est bien rétracté et a repris sa place préférée. Il examinera les seins. Le médecin abordera avec vous la reprise d'une contraception. Vous pouvez ainsi évoquer vos possibles futures grossesses (voir le chapitre 15) et les précautions à respecter éventuellement (prise d'acide folique par exemple ou examens sanguins spécifiques si cette dernière grossesse a posé problème).

Il vous prescrira des séances de rééducation du périnée. Il est important que votre périnée soit bien tonique avant de reprendre les exercices d'efforts sollicitant les muscles abdominaux.

Le retour à la vie « normale »

Votre corps aura besoin en moyenne de 6 à 8 semaines pour effacer les stigmates de la grossesse. Autrement dit, il vous faut faire preuve de patience, car vous n'allez pas pouvoir dès l'accouchement reprendre vos activités habituelles au même rythme qu'avant, ni faire l'amour avec la même ardeur !

La forme et les formes

Il est vivement conseillé aux jeunes mamans de faire de l'exercice. Le sport s'avère en effet essentiel pour préserver votre équilibre physique et psychologique. Il vous aidera à vous rétablir totalement de la grossesse et à vous sentir mieux dans votre corps.

Il s'agit toutefois de reprendre une activité sportive en douceur et en tenant compte de l'entraînement que vous aviez avant votre grossesse et de votre condition physique depuis.

Après le périnée, il s'avère primordial de restaurer toute la ceinture abdominale. On observe dans certains cas un diastasis (c'est-à-dire un écartement excessif) des muscles grands droits (voir figure 13.1). Des exercices abdominaux adaptés et effectués régulièrement permettront de les raffermir et de les rapprocher.

Augmentez progressivement le rythme de vos exercices, selon votre état de fatigue. Vous allez sans doute éprouver des difficultés à les intégrer à votre emploi du temps déjà bien chargé, mais vos efforts seront récompensés ! Peut-être avez-vous l'impression de consacrer toute votre énergie à votre bébé, mais vous constaterez au fil des jours que la pratique d'un sport ou d'une activité physique, en améliorant votre bien-être général, facilite la gestion des tâches quotidiennes.

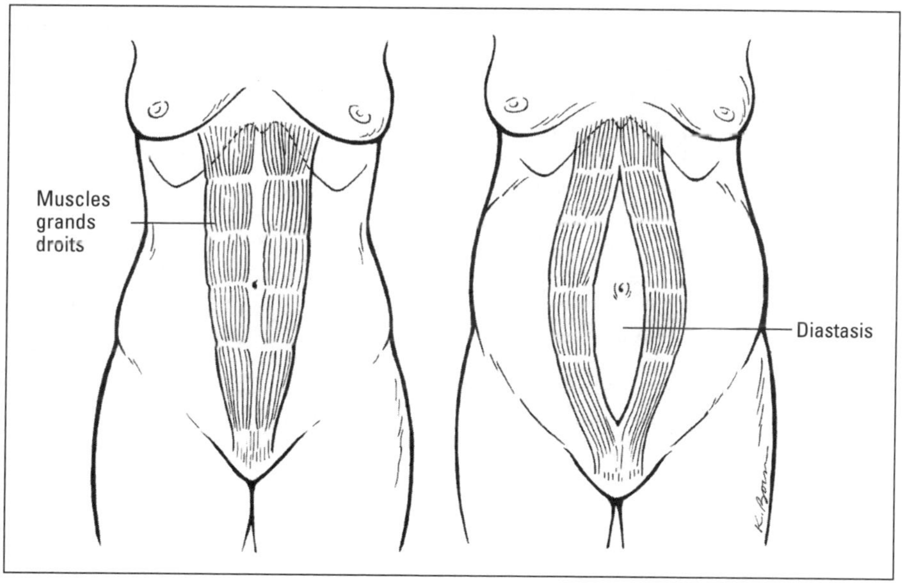

Figure 13.1 : Après la grossesse, on observe parfois un écartement des muscles grands droits.

ASTUCE

La marche convient à tout le monde. Dans les deux semaines suivant l'accouchement, ne forcez pas. Vous pouvez ensuite allonger progressivement vos promenades. Elles enchanteront votre bébé et constitueront un excellent exercice de remise en forme pour vous.

Perdre du poids

Essayez de résister à la tentation de vous précipiter sur une balance juste après l'accouchement ! Certaines femmes perdent en effet beaucoup de poids immédiatement, d'autres au contraire gagnent encore quelques kilos parce qu'elles font de la rétention d'eau. Pas de panique, ils vont bientôt s'envoler et vous pèserez vite environ 7 kg de moins qu'avant l'accouchement, tout au plus 1 à 2 semaines après la naissance.

Le tableau 13.1 : récapitule la manière dont se répartissent ces kilos.

Tableau 13-1	*Perdre du poids après l'accouchement*
Bébé	2,7 à 4 kg
Placenta	450 à 900 g
Liquide amniotique	1,8 à 3,6 kg
Utérus	450 g

Votre utérus va continuer à se rétracter pendant plusieurs semaines. Immédiatement après l'accouchement, il arrive encore au niveau du nombril, soit à peu près à la même hauteur qu'à la 20e semaine de grossesse. Cependant, en raison de la distension de la peau, vous avez peut-être l'impression que votre abdomen est toujours aussi rond lorsque vous vous tenez debout. Ne vous découragez pas ! L'utérus continue à se contracter et votre peau retrouve progressivement sa tonicité. Environ 2 mois après l'accouchement, votre ventre a repris son apparence d'avant la grossesse.

Il faut en général 2 à 3 mois pour retrouver son poids normal, en fonction bien sûr du nombre de kilos que vous avez pris pendant la grossesse. Si vous avez par exemple grossi de 22 kg (pour un seul bébé), il vous faudra bien évidemment plus de 6 semaines pour les éliminer. Il faut ainsi prévoir parfois une année entière, mais un régime équilibré et la pratique régulière d'une activité sportive facilitent grandement le retour au poids de forme.

Essayez dans la mesure du possible de retrouver rapidement votre poids d'avant la grossesse (ou votre poids idéal, voir le chapitre 4). Ne laissez pas s'installer ces kilos. Si vous conservez un surpoids à chaque nouvelle grossesse, votre santé risque à terme d'en souffrir.

Le régime post-partum

Après l'accouchement, prenez le temps de bien réadapter votre alimentation à votre nouveau rythme de vie. Si vous allaitez, veillez à faire des repas variés et équilibrés, qui vous apportent à vous et à votre bébé les nutriments nécessaires. Pensez également à boire suffisamment. (Pour davantage d'informations sur la manière de composer des repas équilibrés, reportez-vous au chapitre 4.)

Pour perdre du poids, associez la pratique régulière d'une activité physique à un régime équilibré, pauvre en lipides, mais apportant suffisamment de protéines, de sucres lents, de fruits et de légumes. Si vous avez besoin d'un soutien, vous pouvez par exemple suivre un programme de type Weight Watchers, qui propose des régimes personnalisés ayant fait leurs preuves. Vous ne fondrez pas du jour au lendemain, mais apprendrez à revoir vos habitudes alimentaires de façon à manger plus sainement et à perdre du poids définitivement. Pour en savoir plus, consultez le site www.weightwatchers.fr. Vous pouvez aussi en parler à votre médecin, qui saura éventuellement vous orienter vers un nutritionniste ou une diététicienne.

Supplémentation en vitamines

Que vous allaitiez ou non, continuez à prendre vos vitamines prénatales pendant encore 6 à 8 semaines après l'accouchement. Si vous allaitez, prenez-les pendant toute la période de l'allaitement. Vous n'aurez peut-être pas toujours le temps de préparer des repas équilibrés au début et risquez d'être en outre anémiée après l'accouchement. Si vous avez perdu beaucoup de sang à ce moment-là, vous devrez certainement prendre une supplémentation en fer. Le calcium est important également, en particulier si vous allaitez, afin de préserver votre capital osseux. Veillez à en consommer suffisamment dans votre alimentation ou prévoyez une supplémentation médicamenteuse pendant quelques temps.

Les exercices de Kegel

Les exercices de Kegel, mis au point dans les années 1950 par le médecin américain Arnold Kegel, visent à renforcer les muscles du plancher pelvien autour du vagin et du rectum. Ils soutiennent la vessie, le rectum, l'utérus et le vagin. Ils sont fortement distendus pendant la grossesse et l'accouchement, et il s'avère important de les raffermir ensuite afin de prévenir les risques d'incontinence d'effort (fuite urinaire lorsque vous toussez, éternuez, riez, sautez ou courez) ou de prolapsus (descente d'organes, utérus ou vessie par exemple, par le vagin).

Pendant la grossesse, le fœtus pèse sur les muscles du plancher pelvien, qui sont en outre soumis à de nouvelles pressions lors d'un accouchement par les voies naturelles. Ils ont ainsi tendance à s'affaiblir. Chez certaines femmes, ils conservent une tonicité relativement bonne, mais dans d'autres cas, ils présentent un réel relâchement et peuvent entraîner une légère incontinence d'effort, une sensation de béance du vagin ou la pression de l'utérus, du vagin ou du rectum (moins soutenus) sur le plancher pelvien. Les exercices de Kegel permettent de renforcer ces muscles et donc de prévenir ou d'atténuer ces symptômes.

ASTUCE

Ces exercices consistent à contracter les muscles enserrant le vagin et le rectum. Pour tester de manière simple que ces exercices commencent à porter leurs fruits, lorsque vous êtes aux toilettes, essayez d'arrêter le jet d'urine à la moitié de l'émission (Faite cette manœuvre une fois de temps en temps, sans exces car elle pourait favoriser une infection urinaire). Ou bien placez un doigt dans le vagin et essayez de contracter vos muscles autour. Si vous effectuez les exercices de Kegel correctement et régulièrement, vous devriez nettement sentir une pression sur votre doigt. (Il s'agit là uniquement de moyens de sentir ces muscles et non de la méthode permettant de les tonifier.)

Lorsque vous faites les exercices de Kegel, contractez vos muscles une dizaine de secondes, puis relâchez-les pendant 4 secondes. Recommencez ainsi 5 à 10 fois d'affilée et essayez d'effectuer 3 ou 4 séances de ce type par jour. Au bout de quelque temps, vous devriez pouvoir enchaîner 25 contractions d'une dizaine de secondes par séance, toujours au rythme de 4 fois par jour. Vous pouvez effectuer ces exercices à n'importe quel moment, que vous soyez assise, debout ou allongée, et en vaquant à vos occupations habituelles (dans la cuisine, dans la salle de bains, devant la télévision, en voiture, dans la file d'attente du supermarché, etc.).

RELAX !

Si vous n'y arrivez pas, ne vous inquiétez pas votre médecin vous aura prescrit des séances de rééducation post natale, vous y reverrez tous ces exercices.

Avoir de nouveau des relations sexuelles

Pour beaucoup de jeunes mamans, les relations sexuelles passent au second plan. Elles constatent souvent une chute de leur libido dans les mois qui suivent la grossesse. La fatigue finit toutefois par s'atténuer, les douleurs de l'accouchement disparaissent et elles se sentent alors de nouveau « désirantes » et désirables. Le retour du désir amoureux intervient plus ou moins rapidement, mais peut prendre parfois de 6 à 12 mois.

Le chamboulement hormonal qui suit l'accouchement a une incidence directe sur les organes sexuels. La chute du taux d'œstrogènes tend à dessécher le vagin et à limiter l'afflux sanguin dans les petits vaisseaux vaginaux (qui jouent un rôle essentiel dans le désir sexuel et l'orgasme). Les rapports sexuels peuvent par conséquent être douloureux et ne procurer aucun plaisir. Les hormones reviennent progressivement à un taux normal et ce problème se résout alors de lui-même. En attendant, vous pouvez utiliser une crème lubrifiante spécialement adaptée.

La fatigue et les soucis occasionnés par l'arrivée de votre bébé ne favorisent en général guère le désir amoureux. Votre attention et celle de votre partenaire se focalisent souvent davantage sur le bébé que sur votre relation à tous deux. Essayez de vous réserver des moments d'intimité ensemble, pas forcément pour faire l'amour, mais pour dialoguer et vous témoigner votre amour par des caresses ou des mots.

Lors de l'allaitement, une hormone : la prolactine est sécrétée en grande quantité ! Elle contribue fortement à diminuer la libido.

Il est souvent recommandé aux femmes de ne pas avoir de rapports sexuels pendant les 4 à 6 semaines suivant l'accouchement, afin de permettre la cicatrisation du vagin, de l'utérus et du périnée et l'expulsion des lochies. Lors de votre première consultation post-partum (vers la 6e semaine en général), vous pouvez discuter des différents modes de contraception possibles avec votre médecin (voir ci-après).

Choisir un mode de contraception

L'on pense souvent que l'allaitement bloque l'ovulation. C'est faux. Il diffère effectivement en général la reprise de l'ovulation (et donc le retour des règles), mais certaines jeunes mamans qui allaitent ont bel et bien une ovulation et peuvent par conséquent être de nouveau enceintes très rapidement (voir le chapitre 14). Seul l'allaitement exclusif et complet de jour comme de nuit bloque l'ovulation. Si le bébé a une tétine la nuit, le blocage n'est pas complet. L'ovulation ne se fera peut-être qu'à partir du 2e mois après l'accouchement. Si vous n'allaitez pas, elle survient en moyenne 10 semaines après la naissance (mais parfois beaucoup plus tôt aussi). Si vous allaitez pendant moins de 28 jours, l'ovulation reprendra certainement à peu près à la même période que si vous n'aviez pas allaité du tout. Vous comprenez qu'il s'avère par conséquent important de réfléchir à une contraception avant d'avoir de nouveau des rapports sexuels. Plusieurs possibilités s'offrent à vous, sauf si certaines méthodes vous sont contre-indiquées pour raisons médicales. Parlez-en avec votre médecin lors de la consultation post-partum (Voir aussi « reprendre une contraception » au chapitre 14).

Chapitre 14

L'alimentation de votre bébé

Dans ce chapitre :

- Allaitement ou biberon, le choix vous appartient
- Organiser l'allaitement
- Préparation des biberons

La question du mode d'alimentation du bébé représente un choix crucial pour les jeunes parents. Allaitement ou biberon ? Difficile de trancher. Si vous avez du mal à vous décider, sachez en tout cas que, quel qu'il soit, votre choix sera légitime et raisonnable. Nous vous fournissons dans ce chapitre des informations de base sur ces deux modes d'alimentation.

Allaitement ou biberon ?

Demandez leur avis à vos proches, parents, amis, médecins, voire à de parfaits inconnus, vous verrez que tous ou presque vous conseilleront d'allaiter. Cette opinion, qui peut ressembler à un retour aux valeurs traditionnelles des siècles passés, tient compte néanmoins des dernières avancées médicales. Fortement décrié dans les années 1950, à la suite du développement des techniques de stérilisation et de conservation du lait de vache qui favorisèrent l'utilisation des biberons, l'allaitement connaît aujourd'hui un regain de popularité, nombre de scientifiques et d'organisations ayant reconnu ses qualités.

La décision d'allaiter ou non ne repose toutefois pas uniquement sur des considérations médicales. Elle soulève également des questions pratiques, esthétiques et physiques et peut dépendre aussi de la manière dont s'est déroulé l'accouchement. C'est un choix personnel, qui appartient à la jeune maman. Il représente un engagement très fort, aussi ne vous sentez pas obligée de le faire si vous n'en ressentez pas une réelle envie. Il n'y a aucune raison de vous sentir coupable si vous décidez d'opter pour le biberon.

À RETENIR

On vous dira peut-être que l'allaitement offre une occasion unique à la jeune maman de nouer des liens avec son enfant. L'heure du biberon peut parfaitement représenter un moment d'amour et de tendresse que vous-même ou votre partenaire partagez avec votre bébé. S'il est indéniable que le lait maternel présente des avantages nutritionnels et médicaux, n'oubliez pas que la majorité des bébés nourris au biberon sont et demeurent en bonne santé.

Quelle que soit votre décision, prenez-là avant l'accouchement afin de disposer de suffisamment de temps pour vous préparer. Certaines femmes choisissent de tester l'allaitement quelque temps pour savoir si elles apprécieront cette expérience. D'autres préfèrent alterner d'emblée lait maternel et lait de vache (en tirant leur lait pour le donner en biberon).

Les avantages de l'allaitement

Outre ses apports nutritionnels, le lait maternel présente un grand nombre d'avantages :

- Il permet de renforcer le système immunitaire du bébé et prévient les allergies, l'asthme et le risque de mort subite du nourrisson. Il diminuerait également le nombre d'infections respiratoires au cours de la première année.
- Le lait maternel est parfaitement adapté au système digestif d'un tout-petit. Le lait de vache n'est pas aussi bien toléré et le bébé ne peut profiter de tous les nutriments qu'il contient.
- Le lait maternel contient des substances qui protègent le bébé des infections jusqu'à ce que son propre système immunitaire soit suffisamment développé. Le colostrum, sécrété dans les premiers jours après la naissance, en est particulièrement riche.
- Les risques d'allergies sont plus marqués avec le lait de vache qu'avec le lait maternel.
- L'allaitement est une expérience très forte d'un point de vue émotionnel. Les mères éprouvent souvent le sentiment de tisser une relation particulière avec leur enfant et apprécient ces moments d'intimité.
- L'allaitement est pratique. Vous n'avez pas de biberons à prévoir si vous sortez.
- Le lait maternel revient moins cher que le lait de vache.
- Vous n'avez pas à vous préoccuper de chauffer un biberon : le lait maternel est toujours à la bonne température.
- L'allaitement retarde la reprise de l'ovulation (mais ne la bloque pas totalement, voir la partie « Reprendre un contraceptif », plus loin).
- La lactation entraîne une dépense d'énergie et facilite la perte de poids.
- Les selles des bébés nourris au lait maternel ont une odeur moins forte.
- Le lait maternel est sans additif ni conservateur.
- Selon certaines études, l'allaitement réduirait les risques de cancer du sein.

Les avantages du biberon

Le biberon offre aussi de nombreux avantages et l'une des raisons suivantes peut fort bien motiver votre choix :

- L'allaitement ne vous tente pas. Si vous le faites à contrecœur, il risque fort de mal se passer. Ce ne peut être une expérience heureuse que si vous en ressentez l'envie profonde.
- Vous avez essayé d'allaiter, mais vous ne produisez pas suffisamment de lait pour nourrir votre bébé (ou vos bébés !).
- L'alimentation au biberon est plus facile à gérer. De nombreuses mères continuent à allaiter après avoir repris le travail, mais il s'avère parfois trop compliqué de concilier horaires professionnels et tétées.
- Le fait d'imaginer nourrir votre bébé avec une « sécrétion corporelle » vous déplait.
- Le biberon permet à d'autres personnes de s'occuper du bébé : le papa, une grand-mère.
- Si vous avez une infection chronique (telle que le sida), l'alimentation au biberon prévient tout risque de transmission au bébé. Les mères porteuses du virus de l'hépatite B peuvent allaiter si le bébé a été vacciné contre cette maladie.
- Si vous-même ou le bébé avez subi des soins particuliers après l'accouchement, vous ne pourrez peut-être pas allaiter. L'allaitement est ainsi bien souvent impossible en service de soins intensifs. Dans ce cas, la mère peut utiliser un tire-lait mécanique et congeler son lait. Il se conserve pendant six mois. Cette méthode permet en outre d'entretenir la lactation et de pouvoir commencer l'allaitement plus tard le cas échéant, lorsque la mère ou le bébé sont rétablis. La lactation ne redémarre sinon pas nécessairement et il faut parfois faire appel à un spécialiste.
- Si vous avez subi des interventions chirurgicales mammaires, vous ne pouvez peut-être pas allaiter (peut-être ne produirez-vous pas de lait). Aucune étude n'a établi de lien entre la lactation et l'évolution d'un cancer du sein déclaré. L'on a néanmoins constaté que des femmes ayant été soignées pour un cancer de ce type ne produisaient pas de lait. Il semble également que les femmes portant des implants mammaires produisent moins de lait (mais elles peuvent allaiter si elles le désirent).
- La prise de certains médicaments rend l'allaitement impossible. Ils passent en effet dans le lait et risquent de nuire au bébé. Il s'agit notamment des médicaments utilisés dans le traitement des cancers et des leucémies (tels que le cyclophosphamide, la doxorubicine, le méthotrexate et la cyclosporine), du Parlodel (bromocriptine), du lithium et de certains anti-migraineux (à base d'ergotamine notamment). Renseignez-vous auprès de votre médecin si vous prenez un traitement régulier.

Mise en place de l'allaitement

Pendant toute la grossesse, votre corps se prépare à l'allaitement. Les principales hormones sécrétées à cette période entraînent l'augmentation du volume mammaire et vont déclencher la lactation. De votre côté, vous pouvez également stimuler vos mamelons afin de les durcir, de manière à souffrir le moins possible au démarrage de l'allaitement.

- Portez un soutien-gorge d'allaitement sans mettre les bonnets de façon à ce que vos habits frottent sur les mamelons.
- Roulez quelques minutes par jour vos mamelons entre vos doigts.
- Sous la douche, frottez vigoureusement vos mamelons avec un gant.

ATTENTION !

La stimulation des mamelons en fin de grossesse peut provoquer des contractions utérines. Lorsque vous approchez du terme de votre grossesse, demandez à votre médecin si vous pouvez continuer à effectuer ces manipulations. Vous pouvez aussi vous contenter de masser les aréoles de vos seins avec de la vaseline ou de l'huile pour bébé.

ASTUCE

Certaines femmes présentent un mamelon ombiliqué (enfoncé à l'intérieur du sein) et craignent de ne pas pouvoir allaiter. Ce problème se résout souvent naturellement avant l'accouchement, mais vous pouvez aussi y remédier de la manière suivante :

- Appuyez doucement sur l'aréole avec le pouce et l'index afin de faire sortir le mamelon. Si cela ne suffit pas, saisissez-le avec votre autre main et maintenez-le sorti pendant quelques minutes (voir figure 14.1). Renouvelez cet exercice plusieurs fois par jour.
- S'il ne donne pas des résultats concluants, utilisez des « bouts de sein » en silicone (vendus en pharmacie) qui permettent de faire sortir le mamelon.

Commencez à préparer vos seins de cette façon au cours du deuxième trimestre et augmentez progressivement le temps que vous consacrez à ces différents exercices.

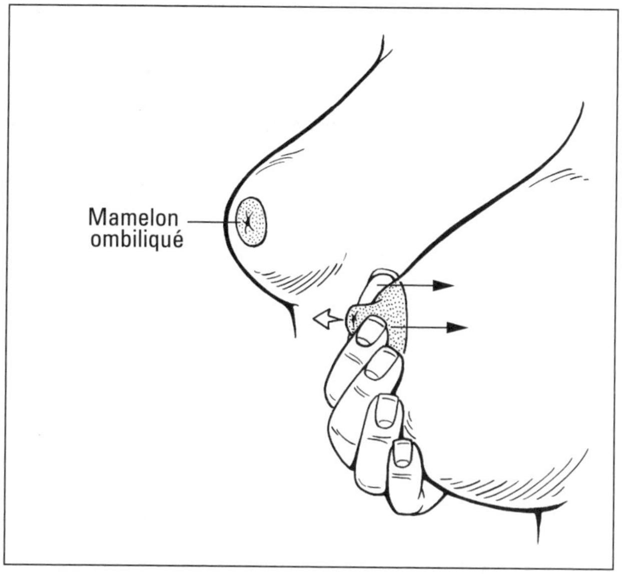

Figure 14.1 : Faire sortir un mamelon ombiliqué.

Le mécanisme de la lactation

Sous l'effet des œstrogènes et de la progestérone sécrétés pendant la grossesse, vos seins grossissent et atteignent parfois une taille surprenante ! Cette transformation commence en tout début de grossesse, dès la 3e ou la 4e semaine de conception. Leur gonflement et leur sensibilité constituent d'ailleurs l'un des tout premiers signes que remarquent les femmes enceintes. Au fil des mois, un léger écoulement peut se produire par le mamelon, mais la lactation ne commence pas avant la naissance du bébé.

Aux lendemains de l'accouchement, les seins sécrètent un liquide jaunâtre, le colostrum, très riche en anticorps et en cellules protectrices. Il permet ainsi au nouveau-né de résister aux infections jusqu'à ce que son propre système immunitaire puisse prendre le relais. Le lait va progressivement remplacer le colostrum.

Ne vous inquiétez pas si vous avez l'impression de ne pas produire beaucoup de lait dans les premiers jours. Le colostrum comprend à lui seul des nutriments très riches. En outre, votre bébé ne commence à avoir véritablement de l'appétit qu'à partir du 3e ou du 4e jour. Les premiers jours représentent en quelque sorte une phase d'adaptation au sein et à la tétée.

La succion du mamelon déclenche la lactation. Dans les 2 à 3 jours après l'accouchement, la production de lait se met en place. Le lait afflue dans les canaux galactophores, entraînant un engorgement des seins (voir figure 14.2), qui deviennent parfois très durs et douloureux. Cependant, l'engorgement diminue rapidement dès que le nouveau-né commence à téter régulièrement. La lactation et l'afflux de lait dans les canaux galactophores se produisent ensuite à chaque tétée. Au bout de quelques jours d'allaitement régulier, vous remarquerez peut-être que le simple fait d'entendre les pleurs de faim de votre bébé ou de le placer en position d'allaitement suffit à déclencher ce processus.

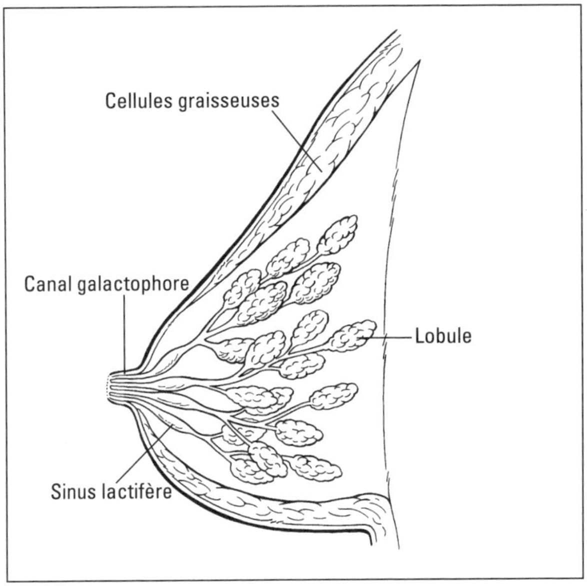

Figure 14.2 : Pendant la grossesse se développent les canaux galactophores, qui, immédiatement après l'accouchement, sécrètent le colostrum.

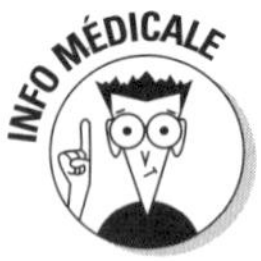

Les femmes qui allaitent produisent près de 600 ml de lait par jour à la fin de la première semaine après l'accouchement, puis environ 800 ml à la fin de la 3e semaine et jusqu'à 1,5 à 2 l ensuite.

Les différentes positions d'allaitement

Vous voyez sur la figure 14.3 les trois principales positions d'allaitement. Choisissez celle dans laquelle vous vous sentez le mieux et qui permet une tétée efficace. Vous pouvez bien sûr les alterner.

N'oubliez pas que vous devez toujours être confortablement installée. Un coussin d'allaitement peut vous aider à trouver une position encore plus agréable.

- **Position assise** : vous tenez simplement votre bébé dans vos bras contre vous, sa tête repose au creux de votre coude, légèrement tournée pour faire face à votre sein (figure 14.3a).

- **Position allongée** : allongez-vous sur le côté, votre bébé près de vous. Installez-le sur votre bras ou sur un coussin de façon à ce que sa bouche se trouve juste en face de votre sein et guidez-le vers votre mamelon à l'aide de votre autre main. Cette position est particulièrement adaptée aux tétées nocturnes ou après une césarienne, lorsque la position assise est encore douloureuse (figure 14.3b).
- **Position en ballon de rugby** : soutenez la tête du bébé avec la paume de votre main, son corps repose sur votre avant-bras, plantes des pieds tournées vers le plafond. Placez un oreiller sous votre bras pour davantage de confort. Votre autre main peut guider le mamelon vers la bouche du bébé (figure 14.3c).

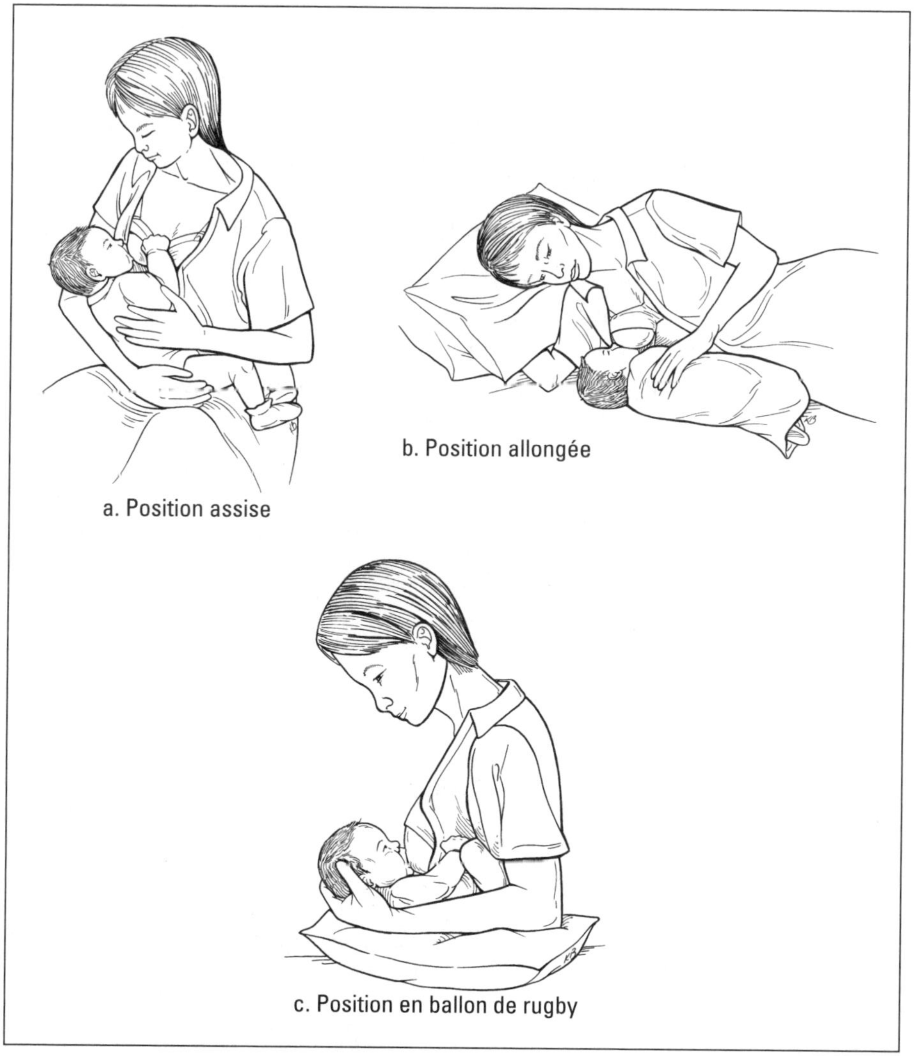

Figure 14.3 : Les trois principales positions d'allaitement.

La mise au sein

Si vous choisissez d'allaiter, vous pouvez commencer immédiatement après l'accouchement, que vous soyez en salle de réveil, en salle de naissance ou dans votre chambre. Dès que les premiers tests ont été effectués pour vérifier que votre bébé se portait bien et qu'il s'est un peu remis de l'accouchement, vous pouvez faire votre premier essai de mise au sein. Vous allez sans doute vous sentir un peu gauche, mais peu importe ! Ne vous découragez pas. Votre bébé rechignera peut-être à prendre le mamelon les premières fois, mais vous finirez l'un et l'autre par vous habituer et par trouver le rythme qui vous convient à tous deux.

Les bébés naissent avec un réflexe de succion, mais ils ont parfois besoin d'un peu de temps pour parvenir à téter efficacement. Les premières fois, la mise au sein suppose donc de respecter quelques étapes pour que l'allaitement se déroule correctement.

1. **Installez-vous dans l'une des positions d'allaitement (voir la partie précédente).**
2. **Caressez doucement la bouche de votre bébé avec votre mamelon.**

   Il va ainsi ouvrir la bouche. Sinon, pressez doucement votre mamelon afin de faire couler un peu de lait (il s'agit encore surtout de colostrum) et passez-le sur les lèvres de votre bébé.
3. **Lorsque votre bébé ouvre la bouche, placez sa tête bien en face de votre sein et doucement présentez le mamelon à sa bouche.**

   Cette position déclenche en général la succion. Veillez à ce que la bouche recouvre bien toute l'aréole. Sinon, le bébé ne tète pas correctement et vous risquez d'avoir des crevasses. Cependant, plutôt que de chercher à introduire le mamelon dans la bouche du bébé, approchez celle-ci du sein et laissez votre enfant prendre lui-même le mamelon.

ATTENTION !

Le bébé respirant uniquement par le nez, veillez à ce qu'il reste bien dégagé et ne soit pas recouvert par le sein. Au besoin, appuyez sur la partie du sein masquant le nez afin de le libérer.

Fréquence des tétées

Vous saurez que votre bébé est bien installé en constatant qu'il tète correctement (observez le mouvement de ses joues et de son menton). Il devra peut-être téter quelques minutes avant de déclencher la lactation. Au début, commencez par un allaitement d'environ 5 minutes par sein. Puis, augmentez progressivement la durée des tétées sur 3 ou 4 jours, jusqu'à 10 à 15 minutes. Inutile toutefois de les chronométrer montre en main : dès qu'il sera rassasié, votre bébé s'arrêtera de téter de lui-même.

Si votre bébé s'arrête de téter sans relâcher tout de suite le mamelon, introduisez doucement votre doigt à la commissure des lèvres pour le détacher (ne tirez pas sur le mamelon, vous risqueriez d'avoir des crevasses).

Avant de changer votre bébé de sein, faites-lui faire un rot en le tenant contre votre épaule ou en le couchant sur le ventre et en lui tapotant doucement le dos. La figure 14.4 récapitule les différentes positions propices au renvoi. N'oubliez pas de recommencer en toute fin de tétée.

Il faut prévoir de 8 à 12 tétées par jour, 10 en moyenne. Ce rythme vous permet de produire suffisamment de lait et garantit à votre bébé les nutriments dont il a besoin pour sa croissance et son bon développement. Les différentes tétées seront certes déterminées par la faim du bébé, mais vous pouvez essayer de les répartir dans la journée. Sauf avis contraire du pédiatre, il est inutile de réveiller votre enfant la nuit s'il ne réclame pas. À l'inverse, ne lui refusez pas une tétée s'il pleure de faim, même si la précédente ne s'est terminée qu'une heure plus tôt. Précisons que le nombre des tétées sera inférieur à la moyenne indiquée ici si vous donnez à votre bébé des biberons pour compléter son alimentation.

Quelques indices pour être sûre que votre enfant boit suffisamment :

- Il tète une dizaine de fois par jour en moyenne
- Il prend du poids
- Il mouille ses couches de 6 à 8 fois par jour
- Il a des selles 2 ou 3 fois par jour
- Ses urines sont jaune pâle (et non foncées et concentrées)

Si ces critères ne vous semblent pas respectés ou que vous avez l'impression de ne pas avoir suffisamment de lait, parlez-en au médecin. Certaines femmes ne produisent en effet pas du lait assez rapidement pour toutes les tétées et il faut dans ce cas envisager de compléter l'alimentation du bébé avec des biberons.

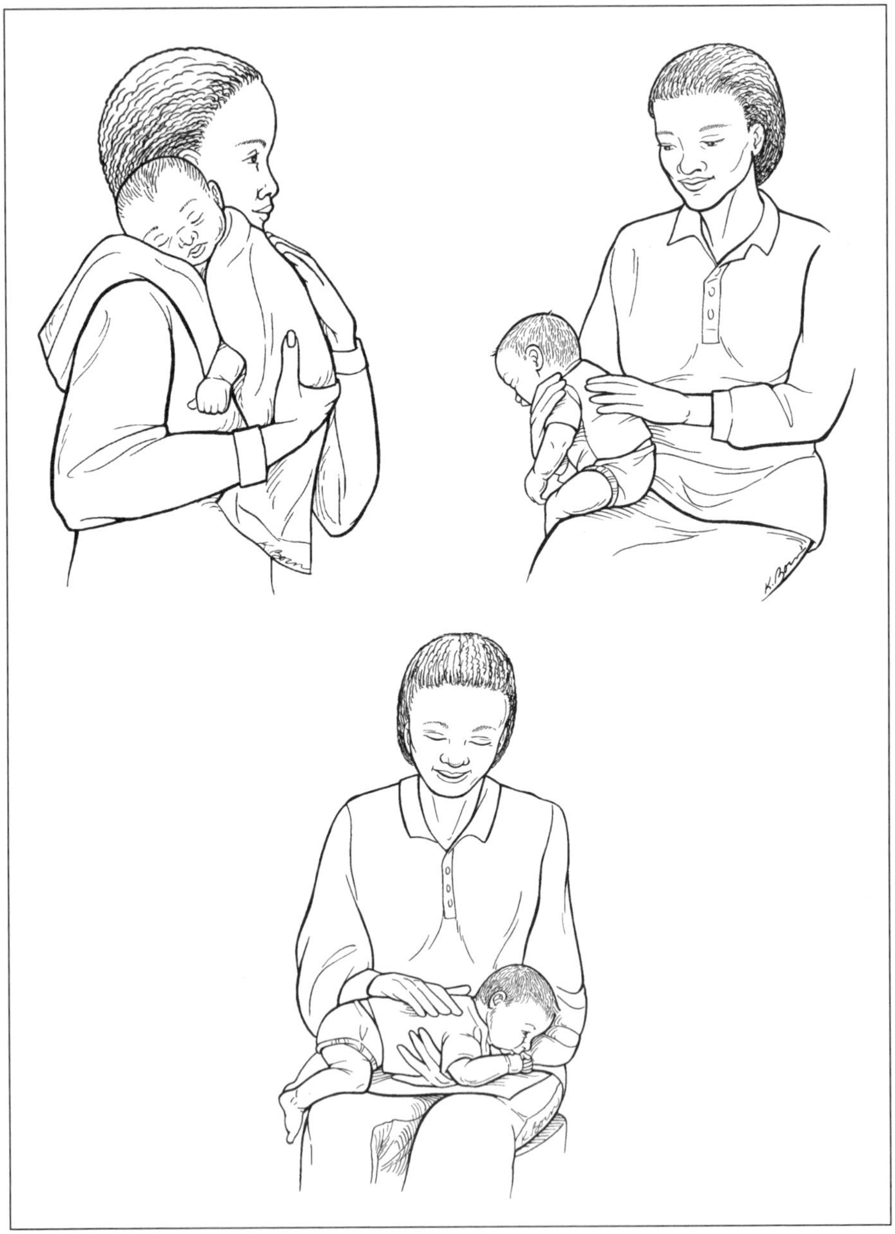

Figure 14.4 : Quelques positions qui ont fait leurs preuves pour favoriser le rot de bébé.

Votre alimentation pendant l'allaitement

Tout comme pendant la grossesse, conserver une bonne hygiène alimentaire pendant l'allaitement repose surtout sur quelques principes de bon sens. Les aliments que vous mangez n'affectent guère la qualité de votre lait, sauf en cas d'habitudes alimentaires totalement inadaptées. Il est en revanche essentiel d'absorber assez de calories afin de produire du lait en quantité suffisante. Vous remarquerez parfois que votre bébé réagit différemment en fonction de ce que vous avez mangé. Il peut par exemple avoir davantage de gaz ou la diarrhée. Il vous suffira d'adapter ensuite votre alimentation à ses réactions éventuelles.

Pendant l'allaitement, absorbez de 400 à 600 calories de plus par jour qu'en temps normal. Ce chiffre varie en fonction de votre poids et des réserves graisseuses fabriquées pendant la grossesse. À cet égard, sachez que vous allez en perdre un peu, car la lactation en brûle une partie. Veillez toutefois à ne pas maigrir trop vite car vous risqueriez de ne plus produire suffisamment de lait. Évitez également de prendre du poids pendant cette période. Si tel est le cas, réduisez votre apport alimentaire, certainement trop riche en calories.

Vous avez par ailleurs besoin d'un apport supplémentaire en vitamines et en minéraux, en particulier en vitamine D, en calcium et en fer. Continuez à prendre vos vitamines prénatales ou un autre complément vitaminique. Pour le calcium, consommez lait et laitages (fromages, yaourts, etc.) en quantité ou prenez un complément médicamenteux.

Le lait maternel se composant à plus de 85 % d'eau, vous devez boire au moins 2 litres de liquide par jour pour en produire suffisamment, soit environ neuf verres d'eau, de lait ou de jus de fruits, par exemple. Là encore, ne tombez pas dans l'excès : si vous buvez beaucoup trop, vous production de lait risque de diminuer. Pour déterminer la quantité qui vous convient le mieux, observez vos urines. Si elles sont peu fréquentes et foncées, vous ne buvez certainement pas assez. En revanche, si vous courez sans arrêt aux toilettes, vous pouvez sans doute réduire un peu votre consommation de liquides !

Si vous consommez beaucoup de caféine, vous constaterez peut-être que votre bébé s'énerve plus facilement ou s'endort moins bien. Si vous ne pouvez pas vous en passer, essayez de diminuer votre consommation jusqu'à trouver la dose tolérée par votre enfant.

Reprendre un contraceptif

Bien que l'allaitement retarde la reprise de l'ovulation (et le retour des règles), il ne vous protège pas complétement contre l'éventualité d'une nouvelle grossesse. Si vous n'allaitez pas, l'ovulation reprend 4 à

10 semaines après l'accouchement (vous pouvez donc être de nouveau enceinte dès ce moment). Près de 10 % des femmes qui allaitent retrouvent une ovulation au bout de 10 semaines, environ 50 % au bout de 25 semaines (6 mois) après l'accouchement. L'allaitement ne constitue donc pas un moyen de contraception très efficace !

Question fréquemment posée

Q : Est-ce que je pourrai continuer à allaiter si je reprends la pilule ?

R : Les minipilules classiques contenant estrogènes et progestérone peuvent diminuer la quantité de lait (surtout en début d'allaitement). Les estrogènes peuvent passer dans le lait, ces contraceptifs ne sont pas conseillés en première intention chez les femmes qui allaitent. Voir ci-après, quelles contraceptions sont compatibles avec l'allaitement.

Si vous voulez éviter d'enchaîner les grossesses, mieux vaut par conséquent envisager un contraceptif dès que vous avez de nouveau des rapports sexuels. Vous avez le choix entre les contraceptifs oraux (pilule) ou locaux (stérilet, préservatif, spermicides, etc.) et des prises de progestérone à long terme. Parlez-en avec votre médecin lors de votre première consultation post-partum.

Seuls les contraceptifs comprenant exclusivement un progestatif sont compatibles sans réserve avec l'allaitement. Il existe 2 types de micropilules Microval® l'une est remboursée par la sécurité sociale, et se prend à heure fixe. L'autre Cérazette®, non remboursée, tolére une prise avec quelques décalages de 3 à 12 heures touten conservant une bonne efficacité contraceptive. Cependant, la plupart des femmes n'ont pas de règles avec celle-ci (ce qui ne présente aucun inconvénient médicalement parlant).

L'implant contraceptif (Implanon®) est remboursé. Mis en place sous anesthésie locale à la face interne du bras, il libère un progestatif, pendant 3 ans. Il ne pose pas de problème avec l'allaitement.

Médicaments et allaitement

Les médicaments que vous prenez passent dans votre lait, en petite quantité toutefois. Si vous suivez un traitement médicamenteux, réduisez-en la dose dans la mesure du possible et prenez-le plutôt juste après une tétée. Votre organisme l'aura ainsi éliminé en grande partie au moment de la tétée suivante. D'une manière générale, n'interrompez pas de vous-même vos traitements habituels. Parlez-en avec votre médecin, il saura vous dire si vos médicaments peuvent nuire à votre bébé en passant dans le lait. Voir aussi le site internet du CRAT.

Les médicaments suivants ne posent pas de problème pendant l'allaitement :

- Acétaminophène (paracétamol)
- Antiacides
- Majorité des antibiotiques
- Majorité des antidépresseurs
- Anti-histaminiques
- Aspirine
- Majorité des médicaments contre l'asthme
- Décongestinnants
- Majorité des médicaments contre l'hypertension
- Ibuprofène
- Insuline
- Majorité des anti-épileptiques
- Majorité des médicaments thyroïdiens

Désagréments les plus courants

L'on pense souvent que l'allaitement est un acte facile et naturel. Il nécessite toutefois un certain entraînement et quelques jours d'adaptation. Il peut occasionner aussi quelques désagréments, crevasses et gerçures le plus souvent, et plus rarement, infections des canaux galactophores.

Crevasses

La plupart des femmes qui allaitent ont les mamelons irrités pendant les premiers jours. Cette douleur disparaît souvent rapidement d'elle-même. Cependant, ces désagréments peuvent parfois s'aggraver et se transformer en crevasses plus douloureuses. Soyez vigilante afin d'agir avant d'en arriver à ce stade. Voici quelques solutions pour prévenir ce problème :

- Vérifiez votre position d'allaitement. Le bébé doit prendre en bouche l'aréole et le mamelon afin de ne pas tirer sur celui-ci. Si ce n'est pas le cas, modifiez légèrement sa position à chaque tétée.
- Augmentez le nombre des tétées mais diminuez leur durée. Moins affamé, votre bébé tétera avec moins de vigueur.
- Continuez à allaiter avec vos deux seins afin que votre mamelon endolori s'adapte progressivement. Si vous le laissez cicatriser complètement en allaitant uniquement avec l'autre sein, les crevasses risquent de se reformer dès que vous le reprendrez. Nous vous conseillons de nourrir votre enfant tout d'abord avec le sein le moins douloureux, la succion étant au départ très intense.

- Faites sortir un peu de lait manuellement avant de mettre votre bébé au sein. Ceci déclenche le processus démission de lait et le bébé n'a pas besoin de téter très vigoureusement pour entraîner l'afflux de lait. Ne lavez pas vos mamelons avec des savons ou des lotions irritantes.
- Après la tétée, n'essuyez pas immédiatement vos mamelons pour ne pas les irriter davantage. Laissez-les sécher à l'air libre le plus longtemps possible.
- Si vous le pouvez, ne portez pas de soutien-gorge (ou ne remontez pas les bonnets de votre soutien-gorge d'allaitement) afin de laisser vos seins à l'air libre.
- Si vous utilisez un linge pour prévenir les éventuelles fuites de lait, changez-le dès qu'il est humide pour ne pas qu'il irrite vos mamelons.
- Massez les mamelons avec de l'huile de vitamine E, de l'huile d'olive ou de la lanoline et laissez-les sécher à l'air libre. La graisse à traire (en vente dans les supermarchés, souvent au rayon des produits solaires) soulage aussi parfois.
- La chaleur sèche atténue également la douleur. Utilisez par exemple l'air chaud (attention à ce qu'il ne soit pas brûlant) d'un sèche-cheveux ou appliquez sur les mamelons une bouillotte remplie d'eau chaude.

Engorgement

Ainsi que nous l'avons déjà mentionné plus haut, en cas d'engorgement, les seins peuvent devenir très douloureux. L'un des moyens de le prévenir est de mettre le bébé au sein le plus tôt possible après la naissance. Veillez sinon à porter un soutien-gorge maintenant la poitrine sans la comprimer et à masser vos seins avant de commencer les tétées. Vous favorisez ainsi l'acheminement du lait dans les canaux et le désengorgement. Vous pouvez essayer aussi de placer des compresses chaudes sur vos seins ou encore des poches de glace. L'une et l'autre méthodes fonctionnent bien, testez celle qui vous soulage le plus.

Obstruction des canaux galactophores

Il arrive que se forme dans l'un des canaux galactophores un petit bouchon. Cet endroit du sein peut devenir douloureux, mais la douleur n'est généralement pas trop intense et elle ne s'accompagne pas de fièvre. Pour parvenir à déboucher le canal, il faut drainer le sein en le vidant complètement après chaque tétée. Présentez-le en premier à votre enfant, les succions très vigoureuses du début vont contribuer au drainage. Après la têtée, utilisez éventuellement un tire-lait si le sein n'est pas vidé totalement. Appliquez également des compresses chaudes et massez le sein douloureux pour débloquer le canal et, surtout, continuez à allaiter.

Lymphangite (ou mastite)

Il s'agit d'une infection du sein qui touche environ 2 % des femmes qui allaitent. Provoquée par une bactérie, sans doute présente dans la bouche du nouveau-né, elle se développe dans les 2 à 4 semaines qui suivent l'accouchement (parfois plus tôt ou plus tard). Elle semble plus fréquente chez les femmes qui allaitent pour la première fois, dont les mamelons présentent des crevasses et qui ne vident pas totalement leurs seins après chaque tétée.

Une lymphangite se caractérise par une tension du sein, qui devient rouge et chaud, une forte fièvre (souvent supérieure à 38 °C) et une sensation de malaise (semblable au syndrome grippal). L'infection peut être diffuse ou localisée à un point précis du sein (sur un lobule particulier). Dans ce cas, seule la partie touchée peut devenir rouge (voir la figure 14.5). Si vous présentez ces symptômes, appelez votre médecin dans les plus brefs délais. Il souhaitera probablement vous examiner rapidement et vous prescrira certainement un antibiotique.

Continuez à allaiter dans la mesure du possible. Ces infections ne sont pas dangereuses pour le bébé (la bactérie provient souvent de son propre organisme). Si vous arrêtez l'allaitement, vous risquez en effet d'engorger vos seins, qui vont devenir encore plus douloureux. Prenez éventuellement du paracétamol ou de l'ibuprofène pendant 48 heures pour atténuer la douleur avant que l'antibiotique ne commence à agir (dans les 2 jours en général). Buvez beaucoup et reposez-vous le plus possible pour accélérer l'élimination de l'infection. Prenez votre traitement antibiotique jusqu'au bout afin que l'infection ne se redéveloppe pas.

Abcès

Si la lymphangite n'est pas traitée correctement ou que des canaux galactophores demeurent bouchés, un abcès risque de se former (c'est le cas dans près de 10 % des cas de lymphangite). Il s'accompagne d'une douleur extrême, du gonflement de la partie touchée et d'une forte fièvre (plus de 38 °C). Un antibiotique suffit parfois à le résorber, mais il nécessite souvent une intervention chirurgicale.

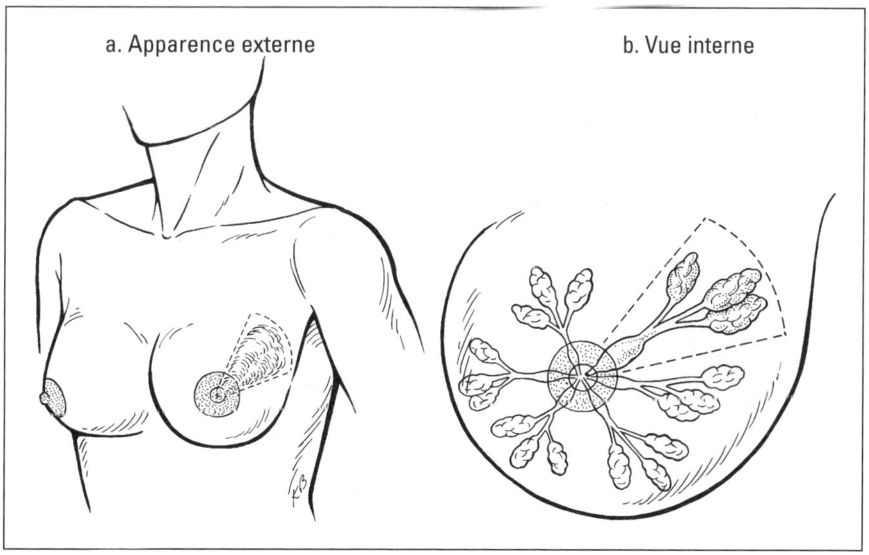

Figure 14.5 : Vue externe et interne d'un lobule atteint d'une lymphangite.

En savoir plus sur l'allaitement

Pour obtenir davantage d'informations ou de conseils sur l'allaitement :

- Adressez-vous aux sages-femmes de la maternité où vous avez accouché ou demandez à rencontrer un(e) spécialiste de la lactation en cas de problème particulier.
- Discutez avec votre médecin habituel, il saura vous renseigner sur les questions les plus courantes.
- Parlez avec des proches ou des amies qui ont allaité.

Pour des renseignements complémentaires ou plus approfondis, vous pouvez aussi prendre contact avec l'organisme suivant :

- Solidarilait (Association internationale d'aide aux femmes allaitant).

  26, boulevard Brune
  75014 PARIS
  Tél. 01 40 44 70 70
  pour joindre une écoutante bénévole de permanence

Ou visiter les sites suivants :

- www.info-allaitement.org
- www.monallaitement.com

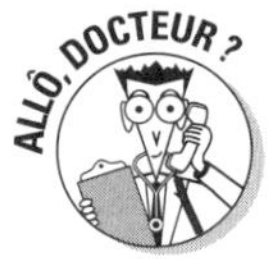

En cas d'abcès, mieux vaut interrompre l'allaitement du côté du sein touché. Vous pouvez le poursuivre avec l'autre sein. Voyez avec votre médecin à quel moment vous pouvez reprendre l'allaitement complet.

L'allaitement de jumeaux

Aussi surprenant que cela puisse paraître, certaines mamans réussissent très bien à allaiter des jumeaux. L'organisme peut tout à fait produire suffisamment de lait pour deux nourrissons à la fois, à condition tout de même de faire preuve de ténacité. L'allaitement en lui-même suppose aussi un certain entraînement et une bonne organisation. Vous pouvez allaiter les bébés en même temps ou l'un après l'autre. Cette seconde possibilité prend plus de temps, mais s'avère plus facile à gérer. Difficile en effet de s'occuper du rot de l'un si l'autre n'a pas fini de téter, par exemple (tenter de le tenir contre son épaule tout en maintenant l'autre contre son sein est particulièrement périlleux !). Vous pouvez aussi alterner allaitement et biberon (sein pour l'un, biberon pour l'autre et vice-versa à la tétée suivante) ou bien les allaiter tous les deux brièvement à chaque fois et compléter avec un biberon. Enfin, il est possible de choisir l'allaitement pendant la journée et d'opter pour un biberon avant le coucher, la production de lait maternel diminuant en fin de journée.

Si vous allaitez des jumeaux, veillez à accroître vos rations alimentaires et vos apports en liquides. Vous avez en effet besoin de 400 à 600 calories supplémentaires par jour pour chaque nourrisson. De même, il faut boire au moins de 10 à 12 verres de liquide par jour, au lieu des 8 à 10 conseillés pour allaiter un seul enfant.

ASTUCE

Si vous décidez d'allaiter des jumeaux, vous devrez certainement solliciter l'aide de vos proches ou de vos amis. Une aide à domicile peut vous être accordée. N'hésitez pas à la solliciter ! (voir un site dédié aux jumeaux)

L'art du biberon

Vous avez finalement décidé de nourrir votre bébé au biberon ou bien après avoir essayé l'allaitement, vous préférez opter pour ce mode d'alimentation. Vous trouverez dans cette partie tout ce qu'il faut savoir avant de commencer.

Stopper votre production de lait

Si vous ne souhaitez pas allaiter, vous devez arrêter votre production de lait. Favorisée par la chaleur et la stimulation des seins, la lactation diminuera nécessairement si ces conditions ne sont pas réunies. Quelques conseils en ce sens :

- Portez un soutien-gorge très ajusté.
- Appliquez des poches de glace sur vos seins lorsqu'ils commencent à être engorgés (généralement au 3e ou au 4e jour après la naissance).
- Placez des feuilles de chou cru et froids dans votre soutien-gorge. Ce légume réduit la lactation.
- Sous la douche, aspergez longuement vos seins d'eau froide.
- Si possible, buvez le moins possible pendant 1 jours.

ASTUCE

Si vous envisagez d'allaiter pendant une brève période (de 6 à 12 semaines), donnez tout de même un biberon par jour à votre bébé afin de faciliter le sevrage et la transition.

En cas d'engorgement, les seins peuvent s'avérer très douloureux. Dans ce cas, votre médecin pourra vous prescrire un antalgique adapté. Le phénomène d'engorgement ne dure heureusement généralement pas plus de 36 à 48 heures.

Si vous ne souhaitez pas du tout allaiter, on vous donnera à la maternité un médicament qui évitera la montée laiteuse.

Comment choisir les biberons et les tétines ?

ASTUCE

Vous trouverez dans les magasins un grand choix de biberons et de tétines et découvrirez peut-être que votre bébé préfère incontestablement tel modèle à tel autre. Essayez-en plusieurs pour voir celui qui vous convient le mieux, à vous-même et à votre enfant. Ils existent dans des tailles différentes. Les premières semaines, les biberons de 90 à 100 ml suffiront. Préférez les biberons en verre au début. Plus tard, lorsque votre enfant aura davantage d'appétit, choisissez plutôt des biberons de 120 à 200 ml.

- Il est possible de placer dans certains biberons le sachet contenant le lait (en poudre ou déjà prêt). Ces modèles suppriment l'étape de la stérilisation, il suffit de jeter le sachet. En outre, celui-ci se vidant au fur et à mesure de la tétée, le bébé avale moins d'air à chaque succion.
- Certains biberons ont une forme coudée de façon également à ce que l'enfant avale moins d'air.
- Il existe un vaste choix de modèles de tétines. Celles destinées aux nouveau-nés ont un petit trou. Vous trouverez en général des tétines nouveau-né, premier âge et deuxième âge, chaque modèle étant percé d'un trou plus ou moins gros. Les tétines physiologiques sont plus proches de la forme du mamelon. Certaines sont en latex, d'autres en silicone, transparent et sans odeur. Votre bébé montrera peut-être sa préférence pour telle matière et telle forme, faites quelques essais.
- Évitez l'utilisation des biberons en plastique qui contiennent du bisphénol A : BPA (chiffre 7 placé dans un triangle au culot du biberon).

Nourir au biberon

Tout le monde vous a certainement déjà dit et répété qu'il fallait stériliser les biberons. Pour notre part, et bon nombre de pédiatres partagent aujourd'hui ce point de vue, nous estimons que ce n'est pas nécessaire. Après tout, auriez-vous songé à stériliser vos mamelons si vous allaitiez ?

Vous pouvez faire chauffer le biberon, mais il n'est pas indispensable de le faire bouillir. Il suffit de le plonger dans un bain-marie (dans un récipient rempli d'eau chaude) ou d'utiliser un chauffe-biberon.

ATTENTION !

Soyez prudente si vous chauffez le biberon au micro-ondes : le lait risque de ne pas chauffer uniformément et de brûler votre bébé. Veillez à bien secouer le biberon en le sortant du micro-ondes et versez quelques gouttes de lait sur votre poignet pour vérifier la température.

Une consigne récente déconseille de faire chauffer le biberon en plastique au micro-ondes et préférer le bain-marie à cause du bisphénol A (BPA).

Il est déconseillé de conserver et de réchauffer un reste de lait. Certains pédiatres estiment toutefois que l'on peut redonner au bébé une fois un biberon qu'il n'aurait pas fini. Posez la question à votre médecin. En tout cas, ne laissez pas un biberon prêt trop longtemps en dehors du réfrigérateur, car la chaleur favorise le développement des bactéries.

Les laits se présentent sous différentes formes : prêts à l'emploi, en poudre ou concentrés. Dans ces deux derniers cas, il faut ajouter de l'eau. Ils reviennent moins chers, mais s'avèrent souvent moins diversifiés (les laits hypoallergéniques n'existent par exemple que sous la forme liquide, la plus coûteuse).

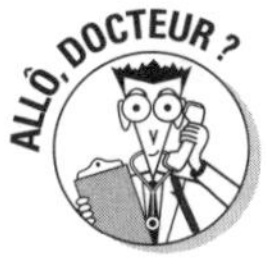

Certains bébés peuvent présenter une allergie au lait de vache, qui se traduit par une gêne gastrique ou une éruption cutanée. Si vous remarquez ces symptômes, parlez-en au pédiatre. Il existe des laits hypoallergéniques ou à base de protéines de soja, souvent nettement mieux tolérés en cas de terrain allergique.

Il est déconseillé de donner le biberon en le calant contre un oreiller, au niveau de la bouche du bébé car cette position signifie souvent que l'enfant est laissé sans surveillance. Il risque par ailleurs de boire trop vite et de s'étouffer. Enfin, cette position accentue le risque de malformations du palais et des dents.

La position la plus simple pour donner le biberon est de tenir votre bébé au creux de votre bras, serré contre vous. Placez un coussin sur vos genoux pour le rehausser. Vous préférerez sans doute le tenir toujours du même côté. Ainsi, si vous être droitière, vous choisirez probablement d'installer votre bébé sur votre bras gauche pour le nourrir avec la main droite. Lorsque l'enfant a grandi et qu'il soutient sa tête et son cou, vous pouvez aussi l'allonger sur vos genoux, face à vous, de façon à ce qu'il puisse facilement vous regarder en tétant.

Quelques autres conseils sur la façon de donner le biberon :

- N'habillez pas votre bébé trop chaudement et ne le couvrez pas trop pendant la tétée. Il pourrait s'endormir au lieu de boire son biberon.
- S'il s'endort et peine à terminer son biberon, changez éventuellement sa couche pour le réveiller.
- S'il ne trouve pas tout de suite la tétine, caressez-lui doucement la joue avec pour attirer son attention. Il tournera la tête de ce côté-là.
- Pour vérifier qu'il a faim, glissez le bout de votre doigt (propre !) dans sa bouche : il commencera à téter immédiatement si c'est bien l'heure du biberon !
- Inclinez le biberon de façon à ce que la tétine soit toujours remplie de lait. Ceci permet de diminuer la quantité d'air avalée par le bébé.

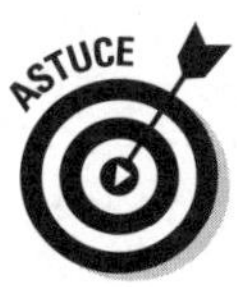

Marquez une pause pendant que vous lui donnez le biberon afin de lui faire faire un rot. N'oubliez pas de recommencer à la fin du biberon (voir la figure 13.4 pour les positions les plus appropriées). Les bébés avalent souvent beaucoup d'air au biberon et ce renvoi à mi-course les soulage et leur permet de continuer à boire.

Le développement du système digestif de votre bébé

Le tout nouveau système digestif de votre bébé suppose quelques ajustements et adaptations. Pour résumer, attendez-vous à de fréquents renvois ! Qu'ils soient nourris au sein ou au biberon, les nouveau-nés régurgitent souvent, parfois plusieurs fois par jour. Voici quelques suggestions pour limiter les dégâts :

- Protégez vos habits avec une serviette lorsque vous faites faire un rot à votre bébé ou simplement lorsque vous le tenez contre vous pour éviter de devoir vous changer sans arrêt.
- Protégez les habits de votre bébé avec un petit bavoir pendant les tétées, pour la même raison.
- Faites-lui faire un rot après chaque tétée. La figure 13.4 montre les positions les plus adaptées.
- Si vous le nourrissez au biberon, marquez une pause à la moitié environ afin qu'il puisse faire un premier renvoi. Évitez de lui donner tout le biberon trop rapidement.
- Ne le distrayez pas et ne le bougez pas trop pendant qu'il boit pour éviter les renvois intempestifs.
- Si vous constatez que ses renvois sont importants ou douloureux, parlez-en au pédiatre.

Les renvois ou les vomissements fréquents peuvent être le signe d'un reflux gastro-œsophagien, un trouble digestif provoqué par des remontées acides de l'estomac dans l'œsophage. Il peut se produire à tout âge et s'avère assez courant chez les nouveau-nés. L'enfant est secoué de pleurs inconsolables, il devient irritable, paraît souffrir lors des régurgitations et il refuse de boire. Dans ce cas, prévenez votre pédiatre sans tarder.

Pour diagnostiquer le reflux gastro-œsophagien, le médecin étudie les antécédents familiaux du bébé, il l'ausculte et peut éventuellement pratiquer certains examens en cas de doute. Il peut demander ainsi une endoscopie (introduction d'un mince tube en plastique muni d'une caméra dans le système digestif), une analyse du pH digestif ou un examen de la vidange gastrique.

Le traitement dépend de l'âge du bébé, de son état de santé et de ses antécédents, de l'importance du reflux et de la tolérance de l'enfant aux médicaments et aux traitements. Il suffit parfois de modifier légèrement les conditions des repas. Voici quelques idées en la matière :

- Après la tétée, placez votre bébé sur le ventre en le maintenant allongé à 30-40° ou tenez-le assis pendant une trentaine de minutes pour faciliter la digestion.
- Si vous le nourrissez au biberon, veillez à ce que la tétine soit toujours remplie de lait afin qu'il n'avale pas trop d'air.
- Avec un bébé plus grand, essayez éventuellement les laits épaissis de farines, qui donnent parfois de bons résultats.
- Marquez des pauses pendant les tétées pour lui faire faire un rot.

Quatrième partie
Cas particuliers

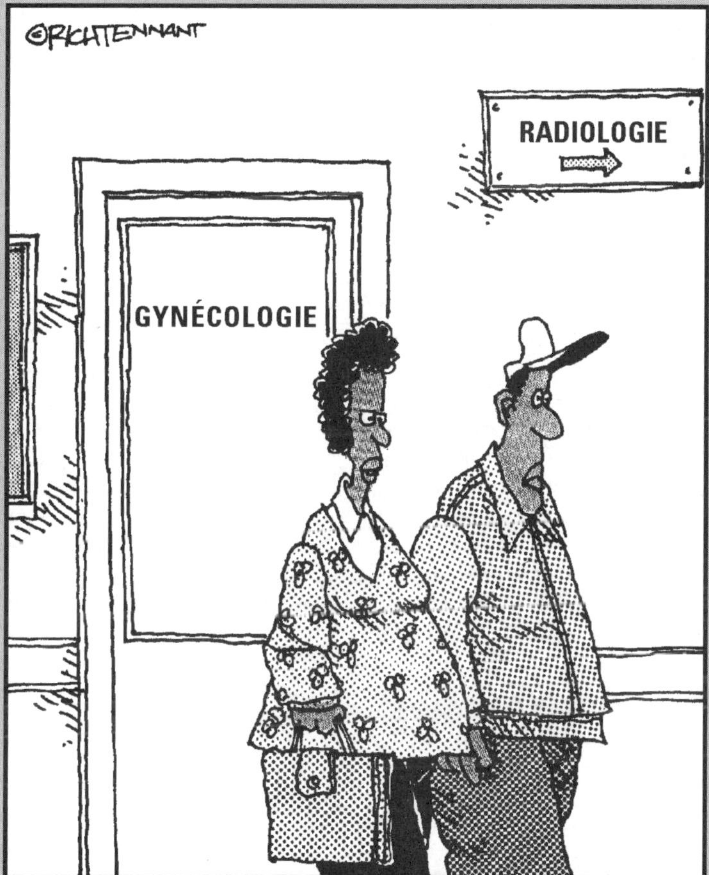

« Je n'y connais p't'êt' rien en génétique, mais je sais que j'ai dépassé le terme et que dans ta famille, vous n'êtes jamais pressés d'assumer vos responsabilités. »

Dans cette partie...

Vous pourriez très bien vous dispenser de lire cette partie, surtout si vous attendez votre premier enfant, que ce ne sont pas des jumeaux (ou des triplés !) et que rien, pas même une simple broutille, ne vous inquiète ou ne vous pose problème. C'est rarement le cas ! Peut-être allez-vous attraper un rhume et vous demander s'il peut perturber votre grossesse. Ou vous avez soudain une éruption cutanée. Ou vous attendez des jumeaux. Ou encore, vous souffrez d'un problème médical particulier et votre grossesse se complique. Nous avons rassemblé ici toutes ces questions. Plus que tout autre encore, ce chapitre peut se lire partiellement, en fonction de votre propre situation.

Chapitre 15

Les grossesses particulières

Dans ce chapitre :

- L'importance de l'âge des parents
- Les grossesses multiples
- Le deuxième, le troisième, le quatrième...
- Les familles résolument modernes
- Préparer les autres enfants à l'arrivée du nouveau-né

Chaque grossesse est unique. Vous allez bien vite comprendre que votre expérience diffère d'une façon ou d'une autre de celle de vos amies ou des membres de votre famille. Vous n'avez pas du tout les terribles nausées qu'a eues votre sœur au 1er trimestre (ou au contraire, vous n'arrivez à rien avaler le matin alors qu'elle était en pleine forme). Ou encore vous continuez à pratiquer votre sport favori sans fatigue alors que votre cousine a dû passer les trois quarts de sa grossesse allongée. Une grossesse dite « normale » varie toujours considérablement d'une femme à l'autre. Certaines présentent toutefois des particularités bien spécifiques et font l'objet d'une plus grande attention encore.

Questions d'âge

Pour la future maman comme pour le futur papa, l'âge joue un rôle important. Hommes et femmes en fin de trentaine ou plus âgés peuvent rencontrer des problèmes particuliers lorsqu'ils décident d'avoir un enfant. Les adolescentes qui se retrouvent enceintes sont pour leur part souvent confrontées à des difficultés bien spécifiques.

Enceinte après 35 ans

L'époque où la plupart des femmes attendaient leur premier enfant à 20 ans (voire moins) est bel et bien révolue. Beaucoup attendent aujourd'hui d'avoir terminé leurs études, et de plus en plus d'être bien établies dans leur vie professionnelle, pour fonder une famille. Les divorces sont aussi plus fréquents et nombre de femmes décident d'avoir de nouveau des enfants après un remariage, souvent lorsqu'elles ont déjà plus de 30 ou 40 ans (et parfois 50 ans).

Existe-t-il encore une limite d'âge pour être enceinte ? Autrefois c'était la ménopause, ou quelques années auparavant, lorsque le corps ne produit plus d'ovules assez sains pour être fécondés. Aujourd'hui, grâce aux progrès des méthodes de procréation médicalement assistée (la fécondation *in vitro* notamment, qui peut s'effectuer avec des ovules d'une autre femme), même les femmes ménopausées peuvent attendre un enfant.

« À quel âge faut-il prêter davantage attention à certains risques ? » est plutôt la question à se poser aujourd'hui. Les réponses sont désormais très précises. D'un point de vue médical, à partir de 35 ans, les femmes enceintes figurent dans la catégorie dite de « l'âge maternel avancé ». Cette classification est effectuée essentiellement parce que le risque de certaines malformations chromosomiques s'accroît de manière significative chez les mères plus âgées, en particulier à partir de 35 ans (voir la figure 15.1).

Ainsi, à 35 ans, le risque d'une anomalie chromosomique chez le fœtus apparaît aussi élevé que celui de faire une fausse couche après une amniocentèse (environ 0,5 %). Le dépistage génétique (par amniocentèse ou prélèvement de villosités chorionales, voir le chapitre 8) est généralement conseillé aux femmes de plus de 38 ans en France.

Cependant, en dehors de ce risque plus élevé d'anomalie génétique, il faut souligner que les bébés des femmes de plus 35 ou 40 ans ont toutes les chances de naître en aussi bonne santé que les autres. Les mères de leur côté courent un risque plus important de pré-éclampsie ou de diabète gestationnel (voir les chapitres 16 et 17) et d'accoucher par césarienne. Il reste toutefois tout à fait maîtrisable et n'entraîne pas de problèmes majeurs dans la plupart des cas. Il est certain que le déroulement de la grossesse dépend encore plus largement de l'état de santé général de ces femmes. Une femme de 48 ou 50 ans en excellente santé a toutes les chances de vivre une grossesse sans complication.

Âge maternel et anomalies chromosomiques
(nombre de naissances)

ÂGE MATERNEL	RISQUE DE TRISOMIE 21	RISQUE TOTAL D'ANOMALIES CHROMOSOMIQUES*
20	1/1667	1/526*
21	1/1667	1/526*
22	1/1429	1/500*
23	1/1429	1/500*
24	1/1250	1/476*
25	1/1250	1/476*
26	1/1176	1/476*
27	1/1111	1/455*
28	1/1053	1/435*
29	1/1000	1/417*
30	1/952	1/384*
31	1/909	1/384*
32	1/769	1/322*
33	1/602	1/286
34	1/485	1/238
35	1/378	1/192
36	1/289	1/156
37	1/224	1/127
38	1/173	1/102
39	1/136	1/83
40	1/106	1/66
41	1/82	1/53
42	1/63	1/42
43	1/49	1/33
44	1/38	1/26
45	1/30	1/21
46	1/23	1/16
47	1/18	1/13
48	1/14	1/10
49	1/11	1/8

Figure 15.1 : Les risques d'anomalies chromosomiques augmentent avec l'âge de la mère.

Données de Hook (1981) et Hook et al. (1983). Les échantillons étant assez faibles dans certaines tranches d'âge, les chiffres apparaissent très élevés. Ils servent néanmoins de repères en matière de génétique.

**47.XXX exclu pour la tranche d'âge de 20 à 32 ans (pas de données disponibles).*

ASTUCE

Quelques mots sur la conception médicalement assistée

Grâce aux méthodes de procréation médicalement assistée, un nombre croissant de femmes âgées de plus de 40 ans peuvent être enceintes, fréquemment de jumeaux ou de triplés. La plupart peuvent être fécondées à partir de leurs propres ovules, mais certaines font aussi appel aux dons d'ovocyts. Se posent alors des questions particulières : que dire à l'enfant, à la famille, aux amis ? Des inquiétudes peuvent apparaître pendant la grossesse, liées à l'identité génétique du bébé et à la pensée qu'il puisse avoir des liens biologiques avec quelqu'un d'autre. Ces craintes disparaissent le plus souvent lorsque le fœtus commence à se manifester dans le ventre de sa mère ou, au plus tard, à la naissance.

Les parents (même ceux qui ont eu un enfant de manière classique) se rendent souvent compte après la naissance à quel point chaque enfant est unique et que son patrimoine génétique ne s'avère finalement pas aussi important qu'ils l'avaient imaginé. Il n'est donc pas surprenant que les femmes qui ont eu recours à un don d'ovocyts éprouvent à l'égard de leur nouveau-né exactement les mêmes sentiments maternels que les autres mères. Il en va de même d'ailleurs pour les pères qui ont eu recours au don de sperme. Ces situations devenant de plus en plus courantes, elles vont progressivement s'avérer plus faciles à vivre pour les parents et leurs proches.

Si le papa n'est plus tout jeune...

Ainsi que nous l'avons signalé dans la partie précédente, les futures mères réclament une attention particulière à partir d'un certain âge, en raison d'un risque accru d'anomalies génétiques. Il ne serait pas inutile non plus d'examiner plus attentivement les futurs pères du même âge. On ne parle pas « d'âge paternel avancé », mais il convient de prendre certaines précautions à partir de 45, 50 ans (voire 35 selon certains, comme pour les femmes).

Pour les femmes, le principal risque génétique est d'ordre chromosomique (un chromosome supplémentaire, le plus souvent). Pour les hommes, il s'agit de mutations des gènes dans le sperme, qui peuvent causer une maladie dominante autosomique chez l'enfant, telle que l'achondroplasie (sorte de nanisme) ou la maladie de Huntington. Une seule copie d'un gène malformé peut provoquer ces maladies. (Dans les maladies génétiques récessives, comme la mucoviscidose ou la drépanocytose, il y a deux copies du gène malformé.) Les maladies dominantes autosomiques s'avèrent toutefois très rares. Elles sont impossibles à détecter avant la naissance et aucun test n'est par conséquent proposé aux futurs pères d'un certain âge.

Une autre étude mettrait en évidence un risque légèrement augmenté de troubles psychologiques bipolaires et d'autisme de l'enfant né d'un père âgé.

La grossesse des adolescentes

Chez une adolescente, la grossesse soulève d'autres problèmes et d'autres questions. Souvent découverte tardivement, la grossesse chez l'adolescente risque d'échapper au suivi médical habituel. Dans cette tranche d'âge, certaines malformations fœtales sont plus fréquentes. Elles ne sont pas liées à une anomalie chromosomique, mais plutôt à des habitudes alimentaires souvent très inadaptées : les anémies sont fréquentes. Les bébés sont aussi souvent d'un poids inférieur à la normale à la naissance ou prématurés. Les adolescentes courent un plus grand risque de pré-éclampsie. Si la grossesse est bien suivie, l'accouchement ne présente pas plus de complication. Autrefois, les statistiques montraient plus de césariennes. L'usage de la péridurale est fortement conseillée, elle réduit l'angoisse et l'agitation liés à la douleur. Ces jeunes femmes ont besoin d'une attention particulière et de conseils spécifiques. Si vous-même êtes dans ce cas, nous ne saurons trop vous conseiller de vous faire suivre régulièrement, d'adopter une bonne hygiène de vie, arrêter le tabac, l'alcool, les toxiques, et d'envisager la possibilité de l'allaitement.

N'hésitez pas à solliciter et accepter l'aide de la famille, les amis et d'une assistante sociale : en France, les PMI (centre de protection maternelle et infantile) peuvent assurer un suivi de la grossesse gratuitement. L'aide sociale à l'enfance, avec les Maisons Maternelles peuvent fournir un hébergement et une prise en charge.

Les grossesses gémellaires ou multiples

Vue de l'extérieur, l'arrivée de jumeaux paraît bien simple ! En réalité, c'est effectivement deux fois plus de bonheur ou bien un enfer permanent pendant quelque temps (deux fois plus de travail et moitié moins de sommeil, par exemple) ! Élever des jumeaux est complexe, tous les parents vous le diront. L'on pourrait aisément écrire plusieurs livres de conseils destinés aux parents de jumeaux ou de triplés. Nul doute qu'il comporterait une partie importante sur la grossesse gémellaire ou multiple, un sujet à part entière.

À RETENIR

La plupart des informations et conseils donnés pour les jumeaux s'appliquent aussi aux triplés.

Bien que la majorité des grossesses gémellaires se déroulent normalement et se terminent par la naissance de deux beaux bébés en pleine santé, la mère et les fœtus courent des risques particuliers. C'est pourquoi les médecins souhaitent souvent que les femmes enceintes de jumeaux effectuent des visites de contrôle plus souvent et passent plus d'échographies.

Les chances d'avoir des jumeaux, triplés ou plus

La conception de jumeaux est peut-être plus fréquente que le nombre de naissances gémellaires. Il arrive en effet très souvent que l'un des fœtus ne se développe pas et qu'il disparaisse naturellement, avant même que la grossesse ne soit détectée c'est ce qu'on appelle le jumeau évanescent. Les grossesses gémellaires représentent actuellement de 1 à 2 % des naissances. Elles sont en augmentation depuis quelques années en raison du recours croissant aux méthodes de traitement de la stérilité qui tendent à favoriser la multi-ovulation.

Des facteurs héréditaires peuvent également prédisposer à une grossesse gémellaire, la constitution physiologique de certaines femmes semblant favoriser les ovulations multiples. Informez votre médecin de l'existence de jumeaux dans votre famille le cas échéant.

Les grossesses triples naturelles sont beaucoup plus rares (environ 1 sur 7 000) et les grossesses quadruples ou quintuples relèvent de l'exception. Signalons toutefois que le nombre de naissances triples a augmenté, toujours en raison du développement croissant des traitements contre la stérilité. Ces dernières années, cependant, la tendance est à éviter les grossesses multiples.

Deux types de grossesses gémellaires

Vous attendrez de vrais ou de faux jumeaux. Toujours de même sexe, les vrais jumeaux se ressemblent comme deux sosies. Ils sont le fruit d'un seul embryon, c'est-à-dire du même spermatozoïde et du même ovocyte. (En terme médical, on dit qu'ils sont monozygotes, ils viennent du même zygote ou œuf.) Ils possèdent exactement les mêmes gènes, d'où leur ressemblance extrême. Le même œuf peut aussi se scinder en trois, pour former de vrais triplés, mais cela demeure très rare.

Les faux jumeaux sont issus de deux œufs différents fécondés par deux spermatozoïdes différents qui se fixent en même temps dans l'utérus. Ces jumeaux dizygotes (deux zygotes) ont un patrimoine génétique aussi différent que celui d'un frère ou d'une sœur non jumeau. Ils se développent et naissent simplement en même temps. Ils peuvent être de sexe différent ou identique. Les triplés résultent généralement de la fécondation simultanée de trois œufs. Une grossesse triple peut aussi comprendre des jumeaux monozygotes (un œuf qui s'est scindé en deux) et un deuxième œuf fécondé en même temps. Deux des bébés seront alors de vrais jumeaux.

INFO MÉDICALE

Les probabilités d'avoir de vrais jumeaux augmentent à partir de 35 ans. C'est en revanche l'inverse en ce qui concerne les faux jumeaux (deux ovulations au cours d'un même mois) : les probabilités sont élevés jusqu'à 35 ans et diminuent ensuite. Certaines familles semblent toutefois particulièrement prédisposées. Par ailleurs, les grossesses dizygotes sont souvent plus fréquentes chez les femmes qui suivent un traitement contre la stérilité, destiné notamment à stimuler l'ovulation. Elles peuvent, bien entendu, produire un ovule unique qui se scindera ensuite en deux pour former de vrais jumeaux.

Comment reconnaît-on vrais et faux jumeaux ?

La première interrogation des femmes qui attendent des jumeaux est bien souvent de savoir s'il s'agit de vrais ou de faux jumeaux. L'échographie peut parfois apporter une réponse. Si l'on voit clairement que les bébés sont de sexes différents, ce sont de faux jumeaux, sans erreur possible. Le doute reste permis s'ils sont de même sexe (ou si l'on ne parvient pas à le voir nettement). Dans ce cas, l'échographe cherchera à repérer d'autres éléments déterminants :

- Si l'œuf se divise dans les deux ou trois jours suivant la fécondation, il produit deux embryons, avec deux placentas et deux sacs amniotiques distincts. Il s'agit d'une grossesse bichorionale-biamniotique (deux placentas, deux poches, voir figure 15.2a). À l'échographie, les embryons ressemblent à ceux issus de deux œufs différents.
- Si l'œuf se sépare entre le 3e et le 8e jour après la fécondation, les jumeaux partagent le même placenta, mais ont chacun un sac amniotique (figure 15.2b). On parle de grossesse monochorionale biamniotique. Si l'échographie révèle un placenta unique, il est fort probable que vous attendiez de vrais jumeaux. Sachez toutefois qu'il est parfois difficile de bien distinguer la présence de deux placentas. L'épaisseur de la membrane séparant les poches des eaux peut apporter une autre indication : très fine dans le cas d'un placenta unique, elle est en revanche nettement plus épaisse lorsqu'il existe deux placentas.
- Si l'œuf se divise entre le 8e et le 13e jour après la fécondation, les embryons sont dans le même placenta et dans la même poche des eaux (figure 15.2c). C'est une grossesse monochorionale monoamniotique. Si l'on ne voit qu'un sac amniotique à l'échographie, il s'agit sans conteste de vrais jumeaux. C'est un cas très rare (1 % de toutes les grossesses gémellaires, soit 1 grossesse sur 60 000).
- Enfin, si l'œuf se sépare après le 14e jour de fécondation, il forme des siamois, cas extrêmement rare.

Un échographiste expérimenté tentera de repérer tous les signes susceptibles d'indiquer si vous attendez de vrais ou de faux jumeaux, mais ils ne sont pas toujours définitifs. Il cherche avant tout à voir s'il existe deux placentas. Il est plus facile de le distinguer au 1er trimestre.

À RETENIR

Les différents types de grossesses gémellaires comportant chacun des risques particuliers, il est important d'essayer de les distinguer. Si l'échographie n'apporte pas une réponse suffisamment claire, le médecin peut demander une amniocentèse ou d'autres examens, comme un prélèvement de villosités chorionales ou un prélèvement sanguin fœtal (voir chapitre 8).

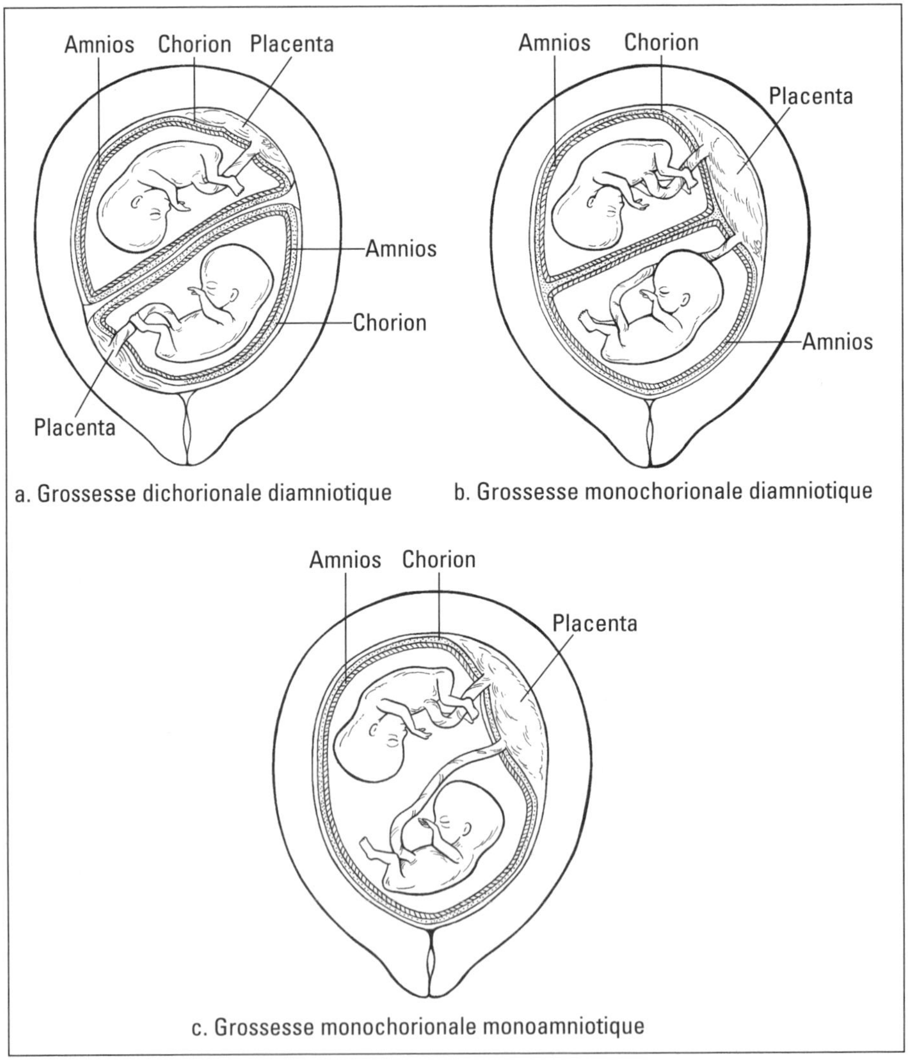

Figure 15.2 : L'échographie permet souvent de voir le(s) sac(s) amniotique(s) et le(s) placenta(s).

Dépistage de la trisomie 21 dans les grossesses multiples

Pendant de nombreuses années, le dépistage de la trisomie 21 s'est effectué uniquement par l'analyse de certains marqueurs sériques de la mère à la 15e semaine d'aménorrhée (voir le chapitre 8). Très fiable pour les grossesses gémellaires, cette analyse n'est en revanche d'aucune utilité pour les grossesses triples. Lors de l'échographie du 1er trimestre, le médecin procède désormais à la mesure de la clarté de la nuque du ou des fœtus (voir le chapitre 8), examen qui révèle 90 % des trisomies 21. L'on s'interroge de plus en plus sur la nécessité de continuer à analyser les marqueurs sériques, dans la mesure où ils ne permettent pas de déceler une éventuelle anomalie chromosomique au-delà de deux fœtus.

Examens génétiques et grossesses multiples

L'amniocentèse et le prélèvement de villosités chorionales s'avèrent un peu plus délicats en cas de grossesse multiple. Il faut en effet veiller à ce que les prélèvements soient bien effectués sur chacun des fœtus et que les tissus prélevés sur l'un ne contaminent pas l'autre. Ce n'est pas aussi impératif dans le cas de vrais jumeaux, puisqu'ils possèdent le même patrimoine génétique. Le résultat obtenu pour l'un (absence ou présence d'anomalie génétique) est alors identique pour l'autre. En revanche, pour les faux jumeaux ou les triplés, il est essentiel de pratiquer des examens séparés.

Amniocentèse

L'amniocentèse (voir le chapitre 8) est l'examen génétique le plus couramment pratiqué en cas de grossesse multiple. Elle consiste à insérer une aiguille fine pour prélever un peu du liquide amniotique dans lequel baignent les fœtus. Elle est effectuée sous contrôle échographique. Après le prélèvement du liquide du premier fœtus, le médecin laisse l'aiguille en place afin d'injecter un colorant bleu (sans danger et disparaissant naturellement) dans le sac amniotique. Si le prélèvement pratiqué avec la seconde aiguille est clair, le médecin a l'assurance de l'avoir réalisé dans le second sac amniotique. Si vous attendez plus de deux enfants, il procède de la même façon pour chacun des sacs amniotiques.

Prélèvement de villosités chorionales

Le prélèvement des villosités chorionales (appelé aussi biopsie de trophoblaste ou choriocentèse, voir le chapitre 8) peut présenter quelques difficultés en cas de grossesse multiple, mais un médecin expérimenté peut en général le pratiquer sans problème. Il arrive toutefois que la position des placentas empêche de réaliser le prélèvement. Dans ce cas, il est proposé à la mère de patienter un peu afin que puisse être effectuée une amniocentèse (à 15 ou 18 semaines de grossesse, contre 12 semaines pour le prélèvement).

Différencier les fœtus

Pendant la grossesse, le médecin différencie les fœtus par des lettres (jumeau A, jumeau B, par exemple). Il peut ainsi transmettre des informations, à vous et au personnel médical concerné, claires sur chacun des bébés et les traiter séparément. Par convention, celui qui se situe le plus près du col de l'utérus est appelé jumeau A (ou triplé A le cas échéant). C'est en général celui qui va naître le premier. Dans une grossesse triple, celui qui se trouve le plus haut dans l'utérus (le plus proche de votre poitrine) est le triplé C.

La vie au quotidien en cas de grossesse multiple

Tous les conseils que nous avons déjà donnés pour les grossesses simples s'appliquent bien sûr en cas de grossesse multiple. Celle-ci présente néanmoins quelques caractéristiques particulières. Votre ventre s'arrondit davantage, vous risquez d'avoir plus de nausées, l'amniocentèse (le cas échéant) peut s'avérer plus complexe (voir plus haut dans ce chapitre) et l'accouchement peut durer plus longtemps. Avec des triplés, les transformations physiques sont plus importantes encore, les risques inhérents à la grossesse, plus accentués. Les grossesses multiples entraînent en outre parfois des complications beaucoup plus rares dans les grossesses simples. Nous indiquons ci-dessous quelques-unes des situations courantes du quotidien d'une femme enceinte que, certainement, vous vivrez différemment en cas de grossesse multiple.

- **Activité** : on incitait autrefois les femmes enceintes de jumeaux à rester allongées à partir de la 24e semaine. Il semble toutefois que le risque d'un accouchement prématuré ou de mettre au monde un enfant d'un poids inférieur à la normale ne soit pas moindre en cas de repos total. Tout dépend en fait de vos antécédents obstétricaux et de la manière dont se déroule la grossesse. Si vous ressentez des contractions bien avant terme ou que les fœtus ne se développent pas normalement, votre médecin vous recommandera certainement de lever le pied. En cas de grossesse triple, il est généralement conseillé de rester allongée à partir du 2e trimestre.
- **Alimentation** : les femmes enceintes de jumeaux peuvent consommer 300 calories supplémentaires par jour que celles attendant un seul enfant (soit un total de 600 calories de plus qu'avant la grossesse). Il n'existe pas de chiffres précis pour les grossesses multiples, mais il est certain que l'apport calorique doit aussi être plus important.

- **Fer et acide folique** : le risque d'anémie, provoquée par une anémie de dilution (voir le chapitre 4) et un besoin plus grand en fer et en acide folique, s'accroît nettement en cas de grossesses gémellaire et multiple. Les supplémentations en fer et en acide folique sont donc vivement recommandées.
- **Nausées** : les nausées de début de grossesse sont généralement beaucoup plus fréquentes chez les femmes attendant plusieurs enfants. Elles pourraient s'expliquer par le taux élevé de hCG (hormone de grossesse) présent dans le sang, qui s'accroît encore avec plusieurs fœtus. Cependant, comme pour les grossesses simples, les nausées disparaissent en principe à la fin du 1er trimestre.
- **Consultations prénatales** : le déroulement des consultations est le même que dans le cas des grossesses simples. Elles comprennent la vérification de la tension, du poids et des urines. Elles seront sans doute toutefois plus fréquentes. Le médecin vous examinera régulièrement pour vérifier que le col de l'utérus ne se dilate pas prématurément et demandera peut-être un contrôle échographique pour plus de sécurité. Si vous ne présentez aucun risque d'accouchement avant terme, il peut aussi fort bien se dispenser de ces examens complémentaires.
- **Échographies** : les médecins recommandent en général de pratiquer une échographie toutes les 4 à 6 semaines pour contrôler le développement fœtal, voire davantage en cas de problème particulier. En effet, la hauteur de l'utérus ne permet pas d'évaluer la croissance des bébés en cas de grossesse multiple. En outre, le risque d'un retard de développement fœtal étant plus marqué (voir la partie « Retard de croissance intra-utérine » plus loin dans ce chapitre), il est indispensable d'effectuer régulièrement des échographies.
- **Prise de poids** : la prise de poids en cas de grossesse gémellaire est en moyenne de 15 à 20 kg, mais varie en fonction de votre poids initial. Le corps médical recommande de prendre environ 400 g par semaine au 2e et au 3e trimestres. Il est possible de déterminer la prise de poids optimale à partir de l'indice de masse corporelle (voir le chapitre 4) initial. En outre, le gain de poids des deux premiers trimestres jouerait un rôle important dans le développement fœtal. Pour des triplés, il est conseillé d'avoir pris de 20 à 23 kg d'ici à la 34e semaine et plus de 23 kg pour des quadruplés.

L'accouchement de jumeaux

À RETENIR

Signalons avant tout que les femmes enceintes de triplés accouchent pratiquement toujours par césarienne. Il ressort toutefois d'études récentes que l'accouchement par voies naturelles serait possible dans certaines conditions bien précises. Quoi qu'il en soit, pour l'heure, la césarienne reste bien souvent de mise dans ce cas. Aussi la partie suivante s'adresse-t-elle exclusivement aux femmes attendant des jumeaux.

Les grossesses gémellaires se déroulent souvent sans difficulté, mais le travail et l'accouchement se révèlent plus complexes. Il est par conséquent vivement conseillé aux femmes enceintes de jumeaux d'accoucher dans une maternité, où le personnel pourra intervenir immédiatement en cas de complications.

En supposant que les bébés arrivent à terme, ils peuvent se présenter dans trois positions différentes :

- Les deux bébés se présentent tête en bas (figure 15.3a). Cela représente environ 45 % des cas. L'accouchement peut alors se passer par voies naturelles dans 60 à 70 % des cas.
- Dans près de 35 % des cas, le premier bébé se présente tête en bas, le second par le siège. Une césarienne peut s'avérer nécessaire, sauf si le médecin-accoucheur parvient à faire tourner le second bébé. Le bien-fondé de cette manipulation fait toutefois l'objet d'une controverse dans le milieu médical. La décision du médecin dépendra surtout de ses habitudes et de son expérience en la matière.
- Enfin, le premier bébé peut se présenter par le siège ou en position transversale (à l'horizontal par rapport à l'utérus) et le second, par le siège, en position transversale ou tête en bas. Cette situation se rencontre dans 20 % des cas (voir figures 15.3 b et c).

Si les bébés naissent avant terme, l'accouchement se passera de manière différente, quelle que soit la position dans laquelle ils se présentent. Prenez le temps d'en discuter avec votre médecin.

Complications propres aux grossesses multiples

Les risques de complications étant plus élevés en cas de grossesse multiple, vous serez plus étroitement surveillée par votre médecin. Il vérifiera notamment les différents points répertoriés ci-dessous.

RELAX !

Ne vous laissez pas impressionner par cette liste ! Il est surtout important de connaître les différents risques et leurs symptômes de manière à les repérer rapidement et à intervenir dans les meilleurs délais pour préserver votre santé et celle des bébés.

Accouchement prématuré

L'accouchement avant terme représente de loin le plus gros risque en cas de grossesse multiple. Elle ne dépasse en général pas 36 semaines pour des jumeaux (contre 40 semaines pour une grossesse simple), 33 à 34 semaines pour des triplés et 31 semaines pour des quadruplés. On considère qu'une grossesse est parvenue à terme à partir de la 37e semaine. On parle d'accouchement prématuré entre la 24e et la 37e semaine, mais la plupart des bébés nés à 35 ou 36 semaines sont en bonne santé.

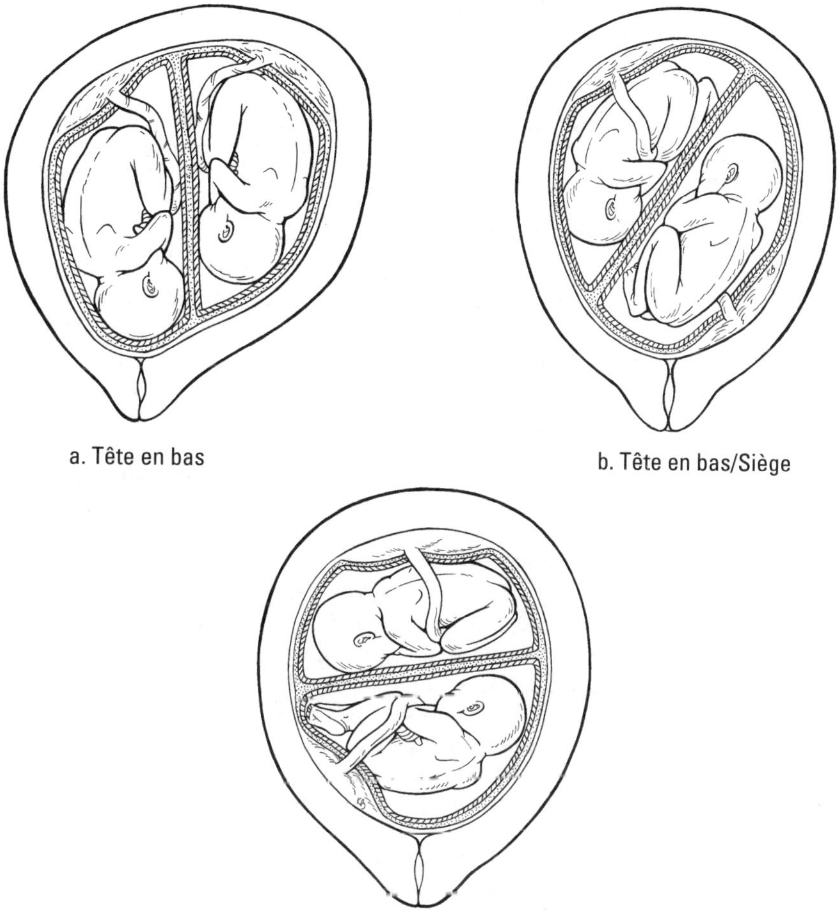

Figure 15.3 : Les trois positions possibles des jumeaux au moment de l'accouchement.

Le travail peut commencer avant terme sans pour autant déclencher l'accouchement. Ainsi, 80 % des femmes enceintes de triplés et 40 % de celles attendant des jumeaux connaissent un faux travail et n'accouchent pas prématurément (reportez-vous au chapitre 16 pour davantage d'informations sur ce sujet).

Anomalies chromosomiques

Le risque d'anomalie chromosomique est légèrement plus élevé dans le cas de grossesse multiple dizygote, ce qui n'est en définitive guère surprenant puisqu'il existe de manière générale un risque pour chaque fœtus. L'âge maternel avancé est fixé à 33 ans pour les femmes enceintes de jumeaux dizygotes, voire à 32 ou 31 ans pour celles attendant des triplés (contre 35 pour les grossesses simples). C'est dans ce cas que les examens génétiques mentionnés plus haut prennent tout leur sens.

Diabète

Le diabète gestationnel tendant à se déclarer davantage chez les femmes enceintes de plusieurs enfants, les médecins pratiquent des examens systématiques pour le détecter (voir le chapitre 17).

Hypertension et pré-éclampsie

Le risque d'hypertension augmente avec le nombre de fœtus. Certaines femmes vont souffrir uniquement d'hypertension, sans présenter d'autres symptômes, mais d'autres peuvent développer une maladie spécifique de la grossesse, la pré-éclampsie. Elle se caractérise par de l'hypertension, des œdèmes et la présence de protéines dans les urines (voir la description précise de cette maladie au chapitre 16). Dans la mesure où près de 40 % des femmes enceintes de jumeaux et 60 % de celles attendant des triplés présentent une tension trop élevée pendant leur grossesse, les médecins se montrent en général particulièrement vigilants.

Retard de croissance intra-utérine

Les retards de croissance intra-utérine peuvent toucher de 15 à 50 % des jumeaux. Ils se révèlent encore plus fréquents chez les triplés ou les fœtus qui partagent le même placenta. Dans ce dernier cas, l'un des jumeaux peut recevoir davantage de sang, et donc de nutriments, que l'autre. Lorsqu'il existe des placentas différents, les retards de croissance peuvent s'expliquer par le positionnement moins favorable de l'un des placentas dans l'utérus, qui apportera moins de nutriments au fœtus. Les échographies permettent de vérifier régulièrement que tous les fœtus se développent correctement.

Syndrome transfuseur-transfusé

Le syndrome de transfusion fœtale concerne uniquement certains jumeaux monozygotes partageant le même placenta. Le placenta unique contient des vaisseaux sanguins qui s'interconnectent entre les 2 fœtus. Leur sang peut alors s'échanger et les alimenter de manière inégale. L'un, le transfusé, grossit plus et a besoin de davantage de liquide amniotique, le second, le transfuseur, est plus petit et son sac amniotique se réduit nettement. Cette situation peut entraîner des déséquilibres graves, mais elle ne se produit heureusement que dans 10 à 15 % des grossesses gémellaires monochorionales.

Réduction embryonnaire

En cas de grossesse multiple, l'on pratique parfois une réduction embryonnaire afin d'accroître les chances de mettre au monde des bébés en bonne santé. Cette intervention est pratiquée généralement sur des femmes qui possèdent au moins trois fœtus viables (issus d'un traitement contre la stérilité) pour limiter les risques de grande prématurité. Elle peut se faire aussi sur des femmes enceintes de jumeaux. Effectuée par un spécialiste de la médecine fœtale, elle a lieu en général en fin de 1er trimestre, entre la 9e et la 13e semaine. Les risques que présente cette procédure pour les fœtus restants sont relativement bas, mais elle soulève de nombreuses questions, d'ordre moral notamment. Il est par conséquent essentiel de bien vous informer sur les différentes possibilités afin de prendre votre décision en toute connaissance de cause.

Avortement sélectif

Dans le cas d'une grossesse multiple, on peut recourir à cette procédure pour expulser l'un des fœtus atteint d'une anomalie génétique ou d'une malformation. Elle ne peut s'effectuer que si les fœtus possèdent chacun un placenta, de façon à ne toucher que le fœtus concerné. Il existe d'autres possibilités pour les jumeaux partageant le même sac amniotique, parlez-en avec votre médecin le cas échéant.

Surveillance d'un accouchement pré-maturé de jumeaux

Le degré de dilatation de l'utérus est probablement un de facteurs qui déclenche l'accouchement. Dans le cas d'une grossesse gémellaire, l'utérus se distend beaucoup plus tôt : le risque d'accoucher plus tôt est donc beaucoup plus important. Comme nous l'avons déjà mentionné, le temps de gestation moyen pour un fœtus unique est de 40 semaines alors que pour des jumeaux, il est de 36 semaines.

Les médecins ont essayé de prévenir la naissance prématurée de jumeaux, notamment avec le cerclage du col utérin (fil placé dans la paroi du col de l'utérus de manière à former une boucle pour le garder bien fermé – voir chapitre 6) et un administrant de la progestérone pour empêcher les contractions utérines. Malheuresement, aucun de ces deux traitements n'ont permis de réduire le nombre de naissances prématuées de jumeaux.

Les médecins se sont efforcés d'élaborer des stratégies pour déterminer quelles étaient les patientes enceintes de jumeaux qui présentaient les risques les plus élevés d'accoucher prématurément. Si vous faites partie des personnes à risque, votre gynécologue décidera peut-être de vous faire hospitaliser pour passer des examens plus approfondis. Il pourra également vous administrer des injections de stéroïdes entre la 24e et la 34e semaines pour accélérer la maturation des poumons des bébés en cas d'accouchement prématuré.

Une échographie transvaginale permet de mesurer deux éléments annonciateurs d'un accouchement prématuré :

- longueur du col de l'utérus : celle-ci diminue progressivement avant l'accouchement. Dans le cas d'une grossesse gémellaire, les mesures de la longueur du col de l'utérus ont une importance majeure entre le 16e et la 24e semaine de grossesse. Parfois, elles se poursuivent au-delà si la situation le justifie.
- degré de dilatation du col de l'utérus : une dilatation précoce est parfois appelée « ouverture en entonnoir » parce que le col de l'utérus à l'apparence d'un entonnoir à l'échographie.

La fréquence des mesures est fonction de votre cas personnel mais d'une manière générale, elles sont réalisées toutes les deux semaines environ. Si votre col utérin est long et non dilaté, le risque que vous accouchiez prématurément est faible. En revanche, s'il est court et montre des signes de dilation précoce, votre médecin augmentera probablement la fréquence de vos visites, voire vous hospitalisera.

La détermination du taux de fibronectine fœtale permet également de prévoir la probabilité d'accouchement prématuré (voir chapitre 16). Cette substance est présente dans les sécrétions vaginales. Le taux de fibronectine fœtale est plus élevé chez les femmes enceintes de jumeaux qui présentent un risque important d'accouchement prématuré. Même si votre col de l'utérus est fermé, si votre test de fibronectine fœtale est positif, votre gynécologue décidera peut-être de vous administrer des stéroïdes.

Envisager une nouvelle grossesse

Il n'existe pas vraiment de consensus sur la durée optimale à prévoir entre deux grossesses. Votre santé représente certainement le facteur le plus important à prendre en compte. Si vous retrouvez vite votre poids de forme et que vous comblez rapidement vos éventuelles carences en nutriments et vitamines (notamment en fer et en calcium), vous pouvez envisager une nouvelle grossesse relativement vite (dans les 6 à 12 mois après l'accouchement précédent, par exemple). Cependant, en cas de complications, d'accouchement difficile ou d'hémorragie, mieux vaut attendre d'avoir parfaitement récupéré.

ASTUCE

Réfléchissez aussi à la différence d'âge qui vous paraît la plus appropriée entre vos enfants. Certains souhaitent avoir des enfants d'âge proche afin que le plus âgé s'habitue plus facilement à l'arrivée d'un bébé et éprouve moins de jalousie. D'autres estiment au contraire qu'il vaut mieux que l'aîné soit plus âgé et plus mûr afin de mieux comprendre la naissance d'un petit frère ou d'une petite sœur. Il faut aussi que vous-même et votre partenaire sachiez si vous êtes prêt, à avoir un autre enfant, tant du point de vue physique et psychologique que matériel et financier. Voyez notamment si vous pourrez assumer la pression, les dépenses et la charge de travail que représente l'arrivée d'un nouvel enfant.

Chaque grossesse est différente

Vous aurez bien sûr tendance à comparer votre deuxième grossesse à la première, mais souvenez-vous tout de même qu'elle sera forcément différente. Si vous n'avez rencontré aucune difficulté la première fois, peut-être vous affolerez-vous au moindre bobo à la suivante. À l'inverse, même si votre première grossesse s'est révélée problématique, ne redoutez pas à l'avance de revivre les mêmes complications. Enfin, quoi qu'on vous dise et quelle que soit l'évolution de votre grossesse, rien ne détermine le sexe de votre prochain bébé. Oubliez également les idées reçues telles que : ventre pointu, c'est un garçon, la maman s'arrondi par les fesses, c'est une fille. Selon un autre mythe, si le nez de la mère commence à s'épater, c'est qu'elle attend un fille (comme si la fille volait la beauté de sa mère !)

Voici quelques étapes que vous vivrez sans doute différemment dès votre deuxième grossesse :

- Beaucoup de femmes ont l'impression que leur grossesse se voit plus rapidement ou que leur peau se relâche plus vite. Cela peut être dû à un relâchement de la sangle abdominale lors de la première grossesse.
- Vous percevrez souvent les nausées matinales de manière différente (plus ou moins forte).
- Vous sentirez bouger votre bébé plus tôt.
- Le travail dure en général moins longtemps, de même que la phase d'expulsion.
- Les contractions commencent souvent plus tôt et sont plus fréquentes (voir le chapitre 7 pour plus de détails sur les contractions).
- Vous serez certainement beaucoup plus décontractée.

Une chose ne changera pas : votre deuxième enfant vous émerveillera tout autant que le premier et vous l'aimerez autant !

RELAX !

Lors d'une troisième grossesse, nombre de femmes éprouvent une angoisse particulière si les deux premières se sont déroulées normalement. Sans doute en raison d'une vague superstition, elles craignent que cette nouvelle grossesse soit celle de toutes les complications, qu'elles ne pourront pas avoir la même chance trois fois de suite. Ce sentiment est très courant. Rassurez-vous : les risques n'augmentent en rien lors d'une troisième grossesse, quelle que soit la façon dont se sont passées les deux précédentes.

Quel accouchement après une césarienne ?

Si vous avez accouché par césarienne lors de votre première grossesse, vous vous demandez certainement quel type d'accouchement vous pouvez envisager pour une nouvelle grossesse. La réponse dépend essentiellement de votre première césarienne :

- **Incision transversale** : la plus fréquente, elle se situe au bas de l'utérus (voir figure 15.4a). Elle permet tout à fait un accouchement ultérieur par les voies naturelles (si bien sûr ne survient aucune autre complication).
- **Incision verticale** : pratiquée sur la paroi abdominale et l'utérus (voir figure 15.4b), elle exclut toute possibilité d'accouchement ultérieur par les voies naturelles, au risque de provoquer une déchirure. Ce type d'incision est effectué dans les cas d'urgence, lors des naissances très prématurées ou de placenta praevia (voir le chapitre 16) ou encore lorsque l'utérus présente des anomalies ou un fibrome.
- **Incision verticale basse** : plus rare que l'incision transversale, elle permet néanmoins un accouchement ultérieur par les voies naturelles (voir figure 15.4c).

À RETENIR

L'incision apparente ne reflète pas nécessairement celle pratiquée sur l'utérus. Autrement dit, vous pouvez avoir une cicatrice transversale alors que l'utérus a été ouvert verticalement.

L'on estimait autrefois qu'après une césarienne, les femmes ne pouvaient plus accoucher par les voies naturelles, de peur d'entraîner la réouverture de la première incision. Ce risque est en fait très faible (inférieur à 1 %) et, désormais, près de 70 % des femmes ayant eu une césarienne une fois peuvent accoucher par les voies naturelles ensuite. Tout dépend de la raison pour laquelle la césarienne avait été pratiquée. Si elle a été décidée parce que le bébé se présentait par le siège, il n'y a aucune raison de penser que les mêmes conditions se répéteront. Si en revanche elle est liée à la taille du bassin de la mère (trop étroit), elle risque d'être de nouveau indispensable dans 40 à 50 % des cas. Signalons que certaines maternités ne sont pas en mesure d'accueillir les femmes souhaitant tenter un accouchement par les voies naturelles après une césarienne, faute de disposer du matériel et du personnel nécessaires (notamment un anesthésiste disponible 24 h/24).

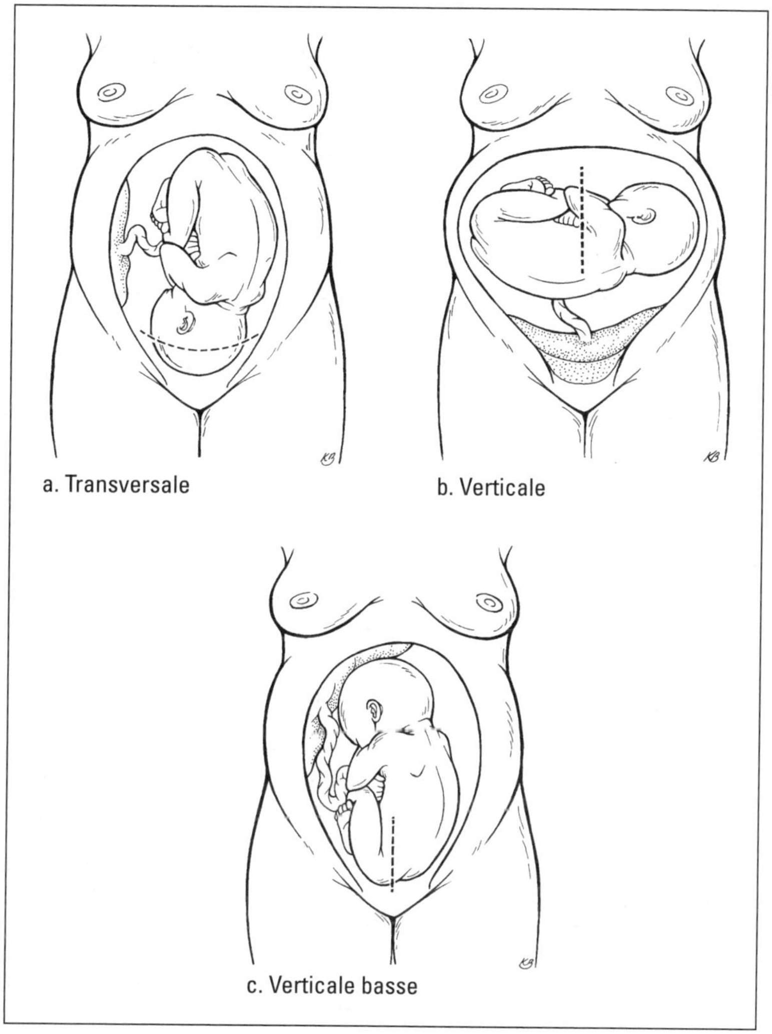

Figure 15.4 : Les différentes incisions pratiquées lors d'une césarienne.

L'accouchement par les voies naturelles présente l'avantage de permettre un rétablissement plus rapide. Cependant, s'il faut pratiquer une nouvelle césarienne après que le travail a été entamé, les statistiques montrent que les complications sont plus importantes que si elle est décidée à l'avance, avant le déclenchement du travail. Les douleurs post-partum s'avèrent par ailleurs souvent moins fortes après un accouchement par les voies naturelles, mais celui-ci peut aussi comporter des complications. Reportez-vous au chapitre 11 pour davantage d'informations à ce sujet.

Quelques avantages de l'accouchement par les voies naturelles :

- Pas de risque de complications liées à une intervention chirurgicale notamment :
  - problèmes d'anesthésie
  - organes voisins touchés par erreur
  - infection
  - risques de problèmes circulatoires liés à une immobilisation plus longue (phlébites)
- Meilleur vécu de l'accouchement pour certaines femmes
- Séjour plus court à la maternité
- Élimination des sécrétions respiratoires par le bébé plus efficace (selon certaines études)

Il ne faut toutefois pas négliger les risques : si vous devez finalement subir une césarienne alors que le travail est déjà engagé, votre rétablissement peut s'avérer plus long et délicat que si vous optez d'emblée pour une nouvelle césarienne.

Mères célibataires et familles non traditionnelles

Les femmes célibataires et les couples homosexuels sont de plus en plus nombreux à avoir des enfants. Si vous vous trouvez dans cette situation, il est important d'en parler avec votre médecin. Il ne vous jugera pas. Si pour une raison ou une autre, vous ne vous sentiez pas suffisamment en confiance avec lui, n'hésitez pas à en consulter un autre. Il est essentiel que vous puissiez vous entretenir avec une personne ouverte et compréhensive.

Dans la plupart des grossesses concernant les femmes célibataires ou homosexuelles, le père n'est pas présent. Essayez néanmoins de rassembler des informations sur ses antécédents familiaux et médicaux, qui peuvent avoir des conséquences génétiques sur l'enfant (voir le chapitre 5).

Si le père n'est pas présent, il faut tout de même que vous puissiez vous reposer sur un réseau de soutien solide. Si vous êtes célibataire, entourez-vous de personnes (famille ou amis) avec lesquelles vous pourrez partager les moments forts de votre grossesse et l'accouchement. Dans un couple homosexuel, votre partenaire peut jouer un rôle majeur (de même que le père s'il s'agit par exemple d'un ami gay). Quelle que soit votre situation, n'hésitez pas à vous faire accompagner par la personne de votre choix aux visites prénatales, aux cours de préparation à l'accouchement et à l'accouchement. Quoi qu'il en sait, restez sereine.

En France des associations telles que SOS grossesse (voir leur site en fin d'ouvrage) apportent gratuitement des informations utiles sur les droits juridiques et administratifs des futurs mamans isolées.

Préparer son enfant à l'arrivée d'un nouveau-né

Si les parents se réjouissent de l'arrivée dans la famille d'un deuxième enfant, ce n'est pas toujours le cas de l'aîné. Son statut d'enfant unique lui convenait peut-être parfaitement et il pourra mettre parfois plusieurs mois ou années avant d'accepter et d'aimer ce nouveau venu. Vous trouverez dans les parties qui suivent quelques conseils pour le préparer au mieux à ce changement.

Expliquer la grossesse

La manière dont vous allez présenter l'arrivée d'un nouveau membre dans la famille dépend en partie de l'âge de l'aîné. C'est beaucoup plus facile avec un adolescent de 15 ans qu'avec un enfant de 15 mois ! Les difficultés peuvent commencer dès le moment où vous annoncez que vous êtes enceinte : un enfant très jeune aura beaucoup de mal à comprendre qu'il faille attendre tout ce temps avant l'arrivée du bébé. Mieux vaut peut-être par conséquent attendre le 2e ou le 3e trimestre pour le lui dire, il lui restera moins de temps à patienter.

Si votre enfant est plus grand (2 ou 3 ans au moins), vous pouvez l'emmener avec vous lors des visites prénatales ou des échographies ou encore lorsque vous faites des achats pour le futur bébé (prévoyez aussi un petit cadeau pour lui afin qu'il ne se sente pas négligé). S'il est assez âgé, il peut aussi participer au choix du prénom.

ASTUCE

Si vous avez l'intention d'offrir à l'aîné un lit plus grand ou de l'installer dans une autre chambre, faites-le avant l'arrivée du bébé. Il aura ainsi tout le temps de s'adapter à ce changement et ne l'associera pas directement au nouveau-né.

À l'approche du terme de votre grossesse, ne vous étonnez pas si votre aîné semble soudain réclamer toute votre attention en permanence. Il a sans doute perçu l'imminence de l'arrivée du bébé, notamment parce qu'il a noté les transformations de votre corps ou surpris vos conversations. Ne le brusquez pas, mais montrez-vous au contraire particulièrement attentive et affectueuse avec lui. Faites-le participer le plus possible aux préparatifs. Enfin, même si on remarque quelques constantes, n'oubliez pas que chaque enfant est unique et réagit à sa manière, en fonction de sa personnalité, à l'arrivée d'un petit frère ou d'une petite sœur.

Prévoir un mode de garde au moment de l'accouchement

Il faut bien sûr que vous prévoyiez de faire garder votre enfant aîné lorsque vous-même et votre partenaire serez à la maternité pour l'accouchement. C'est relativement simple s'il s'agit d'un accouchement programmé. Ce n'est toutefois pas toujours le cas et mieux vaut avoir réfléchi à la question au préalable ! Expliquez bien à votre enfant ce qui va se passer et qui viendra s'occuper de lui, notamment si vous devez partir à la maternité en pleine nuit. Rassurez-le sur votre état de santé et dites-lui qu'il pourra venir vous voir, vous et le bébé, très bientôt. Téléphonez-lui si possible depuis la maternité pour le tranquilliser. Certaines maternités appliquent des horaires de visite, renseignez-vous au préalable.

Pensez à emporter deux petits cadeaux avec vous à la maternité : l'un que votre aîné offrira au bébé, l'autre que le bébé lui offrira symboliquement.

Depuis que les services prennent de sérieuses précautions contre la dissémination de la grippe A, seul le papa sera admis à vous rendre visite à la maternité. Ni les parents, ni les frères et sœurs ne pourront vous rendre visite. Ne le prenez pas mal, c'est une prophylaxie qui vous protège, ainsi que votre bébé et les autres.

Le retour à la maison

Vous serez peut-être surprise de l'empressement et de la joie manifestés par votre aîné à l'égard du nouveau-né. Nul doute que cet enthousiasme est tout à fait sincère. Il souhaite aussi certainement bénéficier à sa façon de l'attention suscitée par ce petit être. Certains enfants ont besoin d'une courte période d'adaptation, d'autres paraissent très bien accepter le bébé d'emblée, mais éprouveront plus tard une grande rivalité envers lui. Ils peuvent aussi régresser quelque temps, refaire pipi au lit par exemple alors qu'ils étaient propres depuis plusieurs mois, sucer de nouveau leur pouce ou avoir du mal à s'endormir. Leur jalousie peut se manifester particulièrement lorsque vous allaitez le nouveau-né. Pendant toute cette période, veillez à le rassurer sur votre amour et à bien lui expliquer que le bébé ne le remplace pas dans votre cœur.

Expliquez-lui que votre cœur est suffisamment grand pour aimer plusieurs enfants. Associez-le le plus possible aux soins donnés au bébé. Sa participation est fonction de son âge, mais il peut par exemple simplement vous apporter une couche propre ou vous aider à l'heure du bain. Ne vous alarmez pas s'il se montre parfois agressif envers le bébé. Ces manifestations sont généralement sans conséquence, mais les premiers temps, ne les laissez pas seuls tous les deux sans surveillance, d'autant que l'aîné ne réalise pas toujours qu'il peut réellement blesser le nouveau-né.

Il faudra peut-être plusieurs mois à votre aîné pour se sentir de nouveau parfaitement à l'aise, mais la plupart des enfants s'adaptent bien à ce changement. Pour prévenir ses accès de jalousie, offrez-lui de temps en temps un petit cadeau, le nouveau-né étant souvent couvert de présents de la part de tous les proches et amis. En lui prodiguant tout l'amour dont il a besoin, vous aiderez votre enfant à franchir ce cap un peu difficile.

La grossesse après 40 ans

Le nombre de grossesses après 40 ans augmente pour plusieurs raisons :

la recomposition familiale, de nouveaux couples se forment et souhaitent concrétiser leur union avec un nouveau bébé, soit que les femmes ont privilégié leur carrière professionnelle et ont attendu d'avoir toutes les conditions réunies pour devenir mère, ou d'avoir rencontré le compagnon idéal.

En réalité, le plus gros risque réside dans la difficulté d'obtenir une grossesse, en particulier par Aide à la Procréation Assistée (FIV, etc.). Les statistiques montrent que les chances de réussite de ces techniques après 40 ans sont faibles, voire presque nulles après 45 ans. À 43 ans, le risque de fausse couche est estimé à 30 %.

La grossesse après 40 ans nécessite un suivi particulier car elle est considérée comme « à risque » : diabète, hypertension, prématurité. Les chiffres des malformations fœtales sont difficiles à obtenir, l'amniocentèse étant systématiquement proposée.

Cependant, la plupart des grossesses, chez une femme en bonne santé, se déroulent parfaitement, en permettant la naissance de beaux bébés !

Chapitre 16

Parlons des complications

Dans ce chapitre :

- Travail prématuré
- Problèmes de tension artérielle
- Surveillance du placenta et du liquide amniotique
- Croissance fœtale
- Problèmes sanguins
- Présentation par le siège
- Lorsque bébé se fait attendre...

Si la majorité des grossesses se déroulent sans difficulté particulière, savamment orchestrées par Dame Nature, certaines présentent quelques complications. Dans la plupart des cas toutefois, tout se résout au mieux pour la mère et son bébé. Si vous ne rencontrez aucun problème médical et que votre grossesse se passe bien, vous pouvez laisser ce chapitre de côté. Si vous êtes du genre à vouloir connaître tous les scénarios possibles et que ce type d'information ne vous rend pas folle, ce chapitre peut vous intéresser. Mais ménagez-vous, ne vous inquiétez pas inutilement !

Nombre de nos patientes nous appellent régulièrement, paniquées par la lecture de telles ou telles informations qui correspondent selon elles à leur situation. Nous avons voulu ici tenter de rassurer les futures mamans et apporter des conseils et des renseignements permettant de mieux comprendre les éventuels problèmes.

À RETENIR

Nous n'avons pas souhaité entrer dans des données médicales trop pointues et avons volontairement traité brièvement certaines complications et purement et simplement omis les moins courantes. Nous espérons que ces informations vous permettront néanmoins de savoir comment réagir en cas de problème.

Le travail prématuré

À partir de la seconde moitié de la grossesse, l'utérus commence en principe à se contracter de temps en temps, puis, les contractions s'intensifient à l'approche du terme. Elles deviennent enfin très régulières et entraînent la dilatation du col de l'utérus. Lorsque ce dernier processus se produit avant la 37e semaine de grossesse, on parle de travail prématuré. Certaines femmes ressentent des contractions régulières avant cette date, mais si le col de l'utérus n'est pas dilaté, il ne s'agit pas d'un travail prématuré.

Plus l'accouchement a lieu tôt, plus les complications peuvent être importantes. Les problèmes que peut rencontrer un prématuré de 34 semaines sont nettement moins graves que ceux que risque un prématuré de 24 semaines. Avant 32 semaines, le risque majeur concerne les poumons, qui ne sont souvent pas encore développés complètement, mais d'autres complications peuvent survenir. La majorité des bébés nés entre 26 et 32 semaines continuent toutefois à grandir en bonne santé, surtout s'ils sont placés en unité de soins intensifs dès la naissance.

Les prématurés courent un plus grand risque de contracter une infection, de souffrir de troubles gastro-intestinaux ou d'une hémorragie intraventriculaire (à l'intérieur des cavités du cerveau).

Les symptômes suivants traduisent le déclenchement d'un travail prématuré :

- Pertes vaginales liquides constantes
- Pertes vaginales semblables à du mucus
- Pression intense et permanente au niveau du bassin ou du vagin
- Crampes abdominales semblables aux douleurs des règles
- Douleurs dans le dos persistantes
- Contractions régulières, qui ne cessent pas au repos

Bien que l'on ne sache pas exactement ce qui peut provoquer un accouchement avant terme, certains facteurs semblent accroître fortement les risques. Si vous vous trouvez dans l'une de ces situations, vous serez certainement suivie plus régulièrement ou effectuerez des examens complémentaires. Voici quelques-uns de ces facteurs :

- Forme anormale de l'utérus, béance du col
- Saignement pendant la grossesse, en particulier pendant la seconde moitié (il ne s'agit pas des quelques pertes parfois observées au cours du 1er trimestre)
- Antécédents d'accouchement avant terme
- Certaines infections, telles que les infections rénales ou la vaginose bactérienne

- Tabac ou consomations de drogues
- Grossesse gémellaire ou multiple
- Long projet quotidiens pour se rendre au travail, travail pénible, station debout prolongée, travail nocture, fatigue importante

Les conseils ci-dessous peuvent réduire le risque si votre grossesse est menacée par l'accouchement prématuré (MAP) :

- Arrêter (ou diminuer) le tabagisme. Voir chapitre 3 sur les effets du tabagisme sur le bébé.
- Éviter les drogues et l'alcool. Voir également chapitre 3 pour en savoir plus sur les risques induits par ces substances.
- Diminuer la fatigue due au travail. Limitez votre temps de travail (l'idéal serait le mi-temps !), les stations debout à moins de 3 heures par jour.
- Suivre un régime alimentaire adéquat. Voir chapitre 4 pour des informations détaillées sur un régime alimentaire.

Certaines recommandations ou médications se sont avérées inefficaces pour diminuer le risque d'accouchement prématuré :

- Être alitée et/ou hospitalisée
- Prendre en prévention des médicaments pour stopper les contractions
- Prendre des antibiotiques inutilement, si aucune infection n'est déclarée

Les signes du travail prématuré

Il existe plusieurs moyens de repérer le déclenchement d'un travail prématuré, qui ne donnent toutefois pas toujours des résultats probants. Les plus courants sont le toucher vaginal pour contrôler le col de l'utérus et la surveillance des contractions.

Certains médecins effectuent une échographie endovaginale (la sonde est introduite dans le vagin, à proximité du col de l'utérus) afin de voir le col de l'utérus. Il peut alors être mesuré précisément afin de déterminer si la dilation, l'une des phases initiales du travail, a commencé (voir le chapitre 10).

Deux analyses relativement récentes permettent aussi de repérer un risque d'accouchement prématuré. Il s'agit tout d'abord de la recherche de fibronectine fœtale dans les sécrétions vaginales. Un résultat négatif indique que l'accouchement ne se produira pas dans les semaines qui suivent. En revanche, l'on ne peut pas réellement déterminer l'imminence de l'accouchement en cas de résultat positif. L'on peut par ailleurs rechercher la présence d'estriol salivaire (hormone sécrétée à l'approche de l'accouchement). La fiabilité de cette analyse est encore à l'étude.

Question fréquemment posée

Q : Le monitoring des contractions à domicile suffit-il à détecter un risque d'accouchement prématuré ?

R : Cette technique suscite une certaine polémique car aucune étude n'a réellement prouvé son efficacité. Elle repose sur un appareil que vous devez porter sur l'abdomen pendant une demi-heure ou une heure par jour (ou deux fois par jour). Il peut détecter des contractions que vous ne ressentez pas. Les informations reçues sont transmises par modem à un centre de surveillance et permettent d'alerter votre médecin en cas d'anomalie (accélération des contractions) afin qu'il puisse intervenir immédiatement si besoin. Des études ont cependant montré récemment que ce type de monitoring ne s'avérait finalement pas plus efficace qu'une surveillance régulière en milieu médical ou que la sensibilisation des femmes aux premiers signes d'un déclenchement du travail avant terme.

Arrêter le travail prématuré

Selon l'avancement de votre grossesse lorsque se déclenche le travail, le médecin peut vous hospitaliser afin d'essayer d'arrêter les contractions. Certains médicaments (appelés tocolytiques) permettent en effet de bloquer le travail. Bien que leur efficacité ne soit pas attestée à long terme, ils peuvent arrêter les contractions pendant quelques jours à une semaine. La plupart présentent toutefois des effets secondaires non négligeables pour la mère, tels que tachycardie, nausées ou agitation, ou pour le fœtus. De nouveaux médicaments (Nifédipine : Adalate® ; Nicardipine : Loxen®) pourraient donner de meilleurs résultats sans entraîner ces effets secondaires.

Si votre médecin redoute que vous accouchiez avant la 34e semaine, il vous prescrira certainement des injections de corticoïdes, qui permettent notamment de réduire les risques de complications respiratoires chez le prématuré. Ces médicaments sont sans danger pour la mère et améliorent l'état de santé du bébé pendant environ une semaine. Des données récentes suggèrent que si vous êtes à moins de 28 semaines d'accouchement prématuré et que le risque persiste, une 2e dose peut être bénéfique.

Accoucher prématurément

Il s'avère parfois plus sage de laisser l'accouchement se faire si le travail commence à la 35e ou 36e semaine, par exemple. L'état de santé du bébé va généralement s'améliorer rapidement et il est préférable de ne pas donner à la mère des médicaments provoquant des effets secondaires indésirables. L'accouchement avant terme peut par ailleurs se révéler nécessaire si le bébé présente un problème impossible à traiter in utero ou si l'état de santé de la mère se dégrade (dans le cas d'une pré-éclampsie par exemple, voir la partie suivante).

La pré-éclampsie

La pré-éclampsie (appelée aussi toxémie gravidique) est une maladie spécifique de la grossesse qui se caractérise par de l'hypertension, un gonflement des membres et la présence de protéines dans les urines. Elle concerne environ 7 % des grossesses et touche surtout les femmes enceintes de leur premier enfant.

La pré-éclampsie survient généralement en fin de grossesse, mais peut aussi apparaître à la fin du 2e trimestre ou au début du 3e. Elle disparaît après l'accouchement.

Le diagnostic de cette maladie repose sur différents critères. Néanmoins, l'on considère généralement qu'une tension supérieure à 14/9 est élevée, en particulier si vous n'avez pas d'antécédents d'hypertension.

Symptômes de la pré-éclampsie :

- Anomalies dans les analyses de sang (diminution du nombre des plaquettes, impliquées dans la coagulation) ou élévation des tests hépatiques
- Troubles de la vue, impression de voir des taches
- Nausées, vomissements, douleurs au niveau de l'estomac
- Début de convulsions
- Douleurs au niveau de la partie supérieure droite de l'abdomen, près du foie
- Maux de tête importants ne disparaissant pas avec un antalgique
- Gonflement soudain des mains, des jambes ou du visage
- Prise de poids soudaine (plus de 2 kg en une semaine)

Vous pouvez présenter ces symptômes sans pour autant souffrir de pré-éclampsie. Ils demeurent sans gravité s'ils ne s'accompagnent pas d'hypertension ou de protéines dans les urines. Ce n'est pas parce que vous avez mal à la tête un jour ou que vous voyez des taches noires pendant 1 seconde le lendemain que vous êtes atteinte de cette maladie. Parlez-en à votre médecin pour plus de sécurité si les symptômes persistent.

L'on ne connaît pas exactement les causes de la pré-éclampsie. C'est probablement une combinaison de facteurs maternels, fœtaux et placentaires. Certaines femmes seraient toutefois prédisposées. Voici les facteurs de risque :

- Hypertension chronique
- Première grossesse
- Pré-éclampsie lors d'une grossesse précédente
- Diabète
- Âge supérieur à 40 ans
- Obésité
- Problèmes médicaux, tels que maladie rénale ou hépatique grave, lupus ou maladies cardio-vasculaires
- Grossesse multiple (gémellaire dans une moindre mesure)

En dépit des nombreuses recherches effectuées autour de cette maladie, l'on ne sait pas exactement comment la prévenir et il n'existe à ce jour pas de traitement. Cependant certaines données suggèrent que la prise quotidienne d'une faible dose d'aspirine commencée à 12 ou 14 semaines peut aider à réduire l'incidence d'éclampine ou retarder sur apparition chez des femmes qui ont un risque modéré à élevé. D'autres traitements ont été tentés avec des degrès variables de succès :

- Supplémentations en calcium et antioxydants
- Une combinaison de vitamine C et E

Le seul vrai traitement contre l'éclampine est l'accouchement.

La pré-éclampsie disparaît uniquement avec l'accouchement. Le déclenchement de celui-ci dépendra de votre état de santé et de l'avancement de la grossesse. Si vous êtes proche du terme, l'accouchement peut être provoqué rapidement. Sinon, vous serez placée en observation, chez vous ou à l'hôpital, et devrez rester allongée le plus possible. Avant de prendre une décision, le médecin compare les risques que présente la pré-éclampsie pour la mère à ceux courus par un bébé prématuré.

Complications placentaires

En fin de grossesse, deux problèmes peuvent se poser au niveau du placenta : le placenta praevia et le décollement du placenta. Nous les traitons tous deux dans cette partie.

Placenta praevia

On parle de *placenta praevia* lorsque le placenta couvre partiellement ou totalement le col de l'utérus (voir la figure 16.1). Il est souvent détecté lors d'une échographie, mais l'on peut aussi s'en apercevoir en raison de saignements en fin de 2e trimestre ou au début du 3e.

Il est très fréquent (près d'une grossesse sur cinq) que le placenta soit proche du col de l'utérus (voire le couvre en partie) en début de grossesse, sans que cela présente un quelconque danger pour la mère ou le fœtus. Dans la majorité des cas, le placenta remonte lorsque l'utérus s'aggrandit et il n'y a donc pas lieu de s'inquiéter outre mesure s'il est un peu bas en début de grossesse.

Le fait qu'il reste bas jusqu'au début du 3e trimestre n'est d'ailleurs pas nécessairement inquiétant non plus. Bon nombre de femmes avec un *placenta praevia* ne saignent pas. Il faut savoir néanmoins qu'il peut entraîner des saignements hémorragiques, qui peuvent nécessiter un accouchement prématuré. Les saignements déclenchent en outre souvent le travail de manière prématurée. Le médecin peut alors tenter d'arrêter les contractions par des médicaments, qui interrompt en général aussi les saignements.

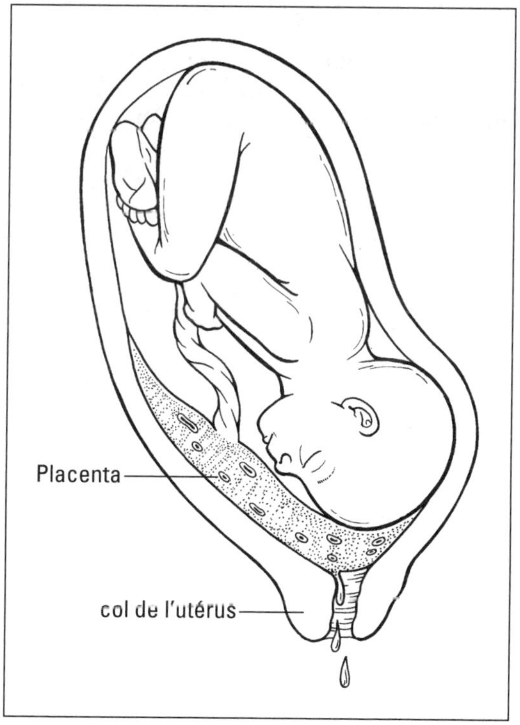

Figure 16.1 : Placenta praevia

Si vous avez un *placenta praevia* au 3e trimestre, vous passerez certainement des échographies régulièrement pour surveiller le risque d'hémorragie. Il peut vous être conseillé d'éviter les rapports sexuels et les examens vaginaux afin de diminuer ce risque. Si le placenta ne remonte pas, le bébé ne pourra pas sortir par les voies naturelles et il faudra pratiquer une césarienne.

Décollement du placenta

Il arrive que le placenta se détache de la paroi utérine avant la fin de la grossesse. C'est ce que l'on appelle l'hématome rétro placentaire (voir la figure 16.2).

Le décollement du placenta est à l'origine de la plupart des hémorragies survenant au 3e trimestre. Les saignements irritant le muscle utérin, ils peuvent déclencher un travail prématuré et occasionner de fortes douleurs abdominales. L'échographie permet de mesurer le volume du décollement et de vérifier la vitalité du bébé. Le placenta se décolle rarement de manière soudaine, mais dans ce cas, il faut souvent procéder rapidement à l'accouchement. Reportez-vous au chapitre 7 pour des informations sur les autres causes de saignements au 3e trimestre.

Si le décollement du placenta reste limitée, il vous sera tout d'abord conseillé le repos complet. Vous serez en outre suivie très régulièrement afin de détecter rapidement tout éventuel danger pour le fœtus.

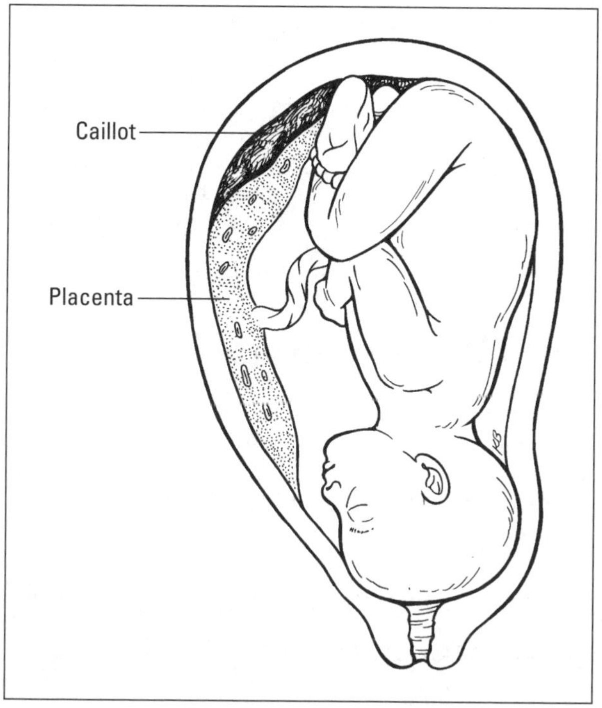

Figure 16.2 : Décollement du placenta.

Problèmes de liquide et de sac amniotiques

INFO MÉDICALE

Le fœtus se développe dans le sac amniotique, qui est rempli du liquide amniotique. Celui-ci s'accroît pendant la première partie de la grossesse pour atteindre son volume maximal vers la 34e semaine. Il diminue ensuite progressivement. Bien que l'on ne connaisse pas exactement son mécanisme de régulation, on sait que le fœtus détermine partiellement son volume. Il en absorbe une partie et y rejette ses urines. Le liquide amniotique contribue en outre au développement de ses poumons.

Une échographie permet de vérifier la quantité de liquide amniotique en cas de doute. Une légère variation ne pose généralement pas de problème, mais un écart plus significatif peut révéler un problème.

Trop de liquide amniotique

L'excès de liquide amniotique, ou hydramnios, survient dans 1 à 3 % des grossesses. S'il demeure peu marqué (comme c'est généralement le cas), il ne suscite pas d'inquiétude particulière. En revanche, un excès important peut traduire un problème médical chez la mère (diabète ou maladie virale, par exemple). Il indique plus rarement un problème fœtal (le fœtus peut ne pas parvenir à l'avaler normalement, par exemple). Un amniocentèse peut être proposé.

Trop peu de liquide amniotique

La quantité de liquide amniotique commence à diminuer à partir de la 34e ou 36e semaine. Si elle s'avère insuffisante (oligoamnios), le médecin vérifiera que le fœtus peut continuer à se développer normalement. Une rupture des membranes est parfois à l'origine d'une diminution trop importante du liquide amniotique (et entraîne des pertes).

Question fréquemment posée

Q : La quantité de liquide amniotique dépend-elle de ce que je bois ?

R : Non, la quantité de boissons absorbée par la mère n'a quasiment aucune incidence sur le liquide amniotique. Une absorption très importante de liquide n'augmenterait que très légèrement le volume de liquide amniotique. Il est néanmoins important de veiller à bien vous hydrater.

L'insuffisance de liquide amniotique avant la 34e semaine peut révéler un problème chez la mère ou le bébé. Ainsi, chez les femmes souffrant d'hypertension ou de lupus, le sang irrigue moins bien l'utérus, le placenta et le bébé. Moins alimenté, celui-ci rejette moins d'urine et de sécrétions, diminuant par conséquent la quantité de liquide amniotique.

Si cette insuffisance reste modérée, le bébé est placé sous surveillance afin de vérifier son bien-être et son développement. Elle peut toutefois refléter un retard de croissance fœtale (voir la partie « Les problèmes de croissance fœtale » ci-après) ou, plus rarement, une anomalie dans l'appareil urinaire du bébé. Elle indique aussi parfois un dysfonctionnement du placenta.

Le repos allongé est préconisé en cas d'insuffisance importante de liquide amniotique. Cette position favorise en effet en principe l'afflux de sang vers l'utérus et le placenta et peut stimuler les fonctions urinaires du bébé.

Rupture du sac amniotique

La rupture prématurée du sac amniotique (ou rupture prématurée des membranes ou de la poche des eaux) survient parfois avant le déclenchement du travail, à une date plus ou moins proche du terme. Elle peut poser problème si elle se produit avant la 37e semaine.

- Si la poche des eaux se rompt peu avant le terme prévu, le médecin choisira d'attendre le déclenchement normal du travail ou de le provoquer afin d'éviter tout risque d'infection dans l'utérus.
- Si elle se rompt bien avant terme, le travail ne commencera pas nécessairement, selon l'avancement de votre grossesse. Si vous ne présentez pas d'infection utérine, le médecin peut tenter de prolonger la grossesse le plus possible en vous prescrivant des médicaments (antibiotiques, tocolytiques, stéroïdes). Il surveillera régulièrement le développement du fœtus et son rythme cardiaque pour s'assurer qu'il ne souffre pas. L'HAS recommande que l'attente ne dépasse pas 48 h, sauf exception.

Si vous pensez avoir perdu les eaux, avertissez votre médecin sans tarder. Il effectuera les examens nécessaires pour s'en assurer et contrôler la santé du bébé.

Les problèmes de croissance fœtale

L'un des principaux objectifs du suivi médical de la grossesse est de vérifier que le fœtus grandit correctement. Sa croissance est évaluée notamment par la mesure de la hauteur utérine (voir le chapitre 3). En général (sauf dans les grossesses multiples), la hauteur en centimètres de l'utérus équivaut au nombre de mois de grossesse x 4. Si elle s'avère inférieure ou supérieure à la normale, une échographie permettra de voir plus précisément la croissance fœtale. L'échographiste mesure différentes parties du fœtus afin de déterminer son poids approximatif. Cette estimation est ensuite comparée avec les moyennes établies pour l'âge gestationnel correspondant et classée selon une grille précise divisée en percentiles. La moyenne se situe au niveau du 50e percentile, mais, pour tenir compte des caractéristiques uniques de chaque fœtus, l'on considère qu'un poids est normal lorsqu'il se situe entre le 10e et le 90e percentile (reportez-vous au chapitre 7 pour davantage d'informations sur le poids du fœtus).

Ces limites supérieures et inférieures ont été définies de manière arbitraire. Elles signifient en effet que 10 pour cent des fœtus présentent un poids supérieur ou inférieur à la normale, ce qui n'est pas tout à fait exact. La plupart des fœtus situés en deçà du 10e percentile ou au-dessus du 90e sont en parfaite santé. Certains présentent néanmoins des problèmes de croissance et requièrent à ce titre une surveillance particulière.

Les bébés d'un poids inférieur à la normale

Un fœtus dont le poids est inférieur au 10e percentile peut souffrir d'un retard de croissance intra-utérine (RCIU) et présenter à la naissance une taille trop petite par rapport à son âge gestationnel. Plusieurs facteurs peuvent expliquer un RCIU :

- **Le bébé est de petite taille, mais parfaitement normal**. Tout comme les adultes, les fœtus sont plus ou moins grands.
- **Anomalies chromosomiques**. Elles entraînent un RCIU dès le 2e trimestre.
- **Toxiques**. La fumée de cigarette entraîne une diminution du poids de naissance du bébé (de 200 à 300 g). La consommation d'alcool (régulièrement de 1 à 2 verres par jour) ou de cocaïne nuit également à la croissance du fœtus.
- **Facteurs génétiques**. Ils peuvent occasionner des retards de croissance.
- **Anomalies cardio-vasculaires du fœtus**. C'est le cas notamment des malformations cardiaques congénitales ou des anomalies du cordon ombilical.
- **Mauvaise alimentation de la mère**. L'apport nutritif est capital, en particulier au 3e trimestre.
- **Infections, tels que le cytomégalovirus (CMV), la rubéole ou la toxoplasmose**. Voir le chapitre 17 à ce sujet.
- **Grossesse multiple**. De 15 à 25 % des jumeaux présentent un RCIU, et ce taux est plus élevé encore avec des triplés. Les jumeaux grossissent au même rythme qu'un fœtus unique jusqu'à la 28e ou 32e semaine, puis leur croissance ralentit.

- **Problèmes placentaires et utérins**. Le placenta apportant nutriments et oxygène au fœtus, s'il ne joue pas correctement son rôle ou qu'il n'est pas suffisamment irrigué, le fœtus risque de ne pas être suffisamment alimenté et de ne pas grossir normalement. Les femmes porteuses d'anticorps anti phosphalipines (problème de coagulation), celles ayants des saignements répétés, des problèmes cardiovasculaires ou une hypertension chroniques ont un risque de RCIU. Ces problèmes provoquent un mauvais fonctionnement du placenta. La pré-éclampsie peut également gêner le bon fonctionnement du placenta.

La réponse du médecin à un RCIU avéré dépend de votre propre condition. Un fœtus présentant un RCIU modéré, mais doté par ailleurs d'une formule chromosomique normale et ne souffrant d'aucune infection naîtra certainement en bonne santé. Toutefois, il peut parfois se révéler nécessaire d'avancer la date de la naissance si la croissance ne peut plus se dérouler normalement dans l'utérus. Le médecin réagira à la fois en fonction de la cause du RCIU et de l'âge gestationnel auquel il est diagnostiqué. Il peut ainsi préconiser simplement davantage de repos, des consultations et des échographies plus fréquentes, le contrôle régulier du rythme cardiaque du fœtus (voir le chapitre 8 à ce sujet) ou d'autres examens complémentaires. Si le retard de croissance s'avère très marqué, mais que la grossesse est suffisamment avancée, l'accouchement avant terme peut alors être envisagé.

Généralement, les bébés d'un poids trop petit par rapport à l'âge gestationnel grandissent ensuite parfaitement. Cependant, malheureusement les cas les plus graves peuvent toutefois conduire à la mort du fœtus. L'on constate aussi parfois des difficultés d'apprentissage plus tard. Il est par conséquent indispensable de surveiller attentivement la croissance du fœtus.

Question fréquemment posée

Q : Est-ce que mon bébé sera d'un poids normal si je mange plus ?

R : Malheureusement, cela ne change rien, sauf si vous souffrez réellement de malnutrition.

Les bébés d'un poids supérieur à la normale

Si le poids du fœtus est supérieur au 90e percentile, on parle de macrosomie fœtale. Le bébé peut naître avec un poids supérieur à son âge gestationnel. De nombreux facteurs peuvent être à l'origine de cet excès de poids, notamment :

- La mère a déjà eu un gros bébé.
- La mère a elle-même pris trop de poids pendant la grossesse.
- La mère souffre d'obésité.
- L'un des parents (ou les deux) étaient d'un poids supérieur à la normale à la naissance.
- Le bébé naît après terme.
- La mère souffre d'un diabète mal équilibré.

Dans ce cas, la mère risque bien sûr de connaître un accouchement difficile. Elle souffrira certainement beaucoup plus par les voies naturelles et il est probable qu'une césarienne s'avère nécessaire. Le bébé risque également de souffrir pendant l'accouchement, qu'il s'effectue par les voies naturelles ou par césarienne. Il arrive que les nerfs de l'avant-bras et du cou soient trop distendus pendant la phase d'expulsion, ce qui occasionne une dystocie des épaules (voir le chapitre 11).

Si à l'échographie ou lors d'un examen, votre médecin remarque que votre bébé est d'un poids supérieur à la normale et que votre bassin risque de s'avérer trop étroit, il vous présentera les différentes possibilités dont vous disposez pour l'accouchement.

Les incompatibilités sanguines

Si les parents n'ont pas les mêmes groupes sanguins, celui du bébé peut différer de celui de la mère. Cette situation est d'une manière générale sans risque, pour la mère comme pour le bébé. Il peut parfois exister des incompatibilités sanguines. Ces cas rares nécessitent une vigilance accrue mais ne posent toutefois pas de problème majeur.

Incompatibilités de facteur Rhésus

Une large majorité de la population est dite Rhésus positif. Les autres personnes sont considérées comme Rhésus négatif. Si un homme Rhésus positif conçoit un enfant avec une femme Rhésus négatif, le fœtus peut être Rhésus positif et il existe un risque d'incompatibilité avec le sang de la mère.

Il demeure toutefois très rare, surtout lors d'une première grossesse. Néanmoins, si quelques globules rouges du sang du bébé passent dans la circulation sanguine de la mère, son organisme va produire des anticorps pour se défendre contre ce Rhésus. Le nombre de ces anticorps peut s'accroître lors des grossesses suivantes et ils peuvent alors traverser le placenta pour détruire les globules rouges fœtaux. Aussi effrayant soit-il, ce problème n'est pas irrémédiable. Ainsi, à titre préventif, la mère reçoit généralement une injection de gamma globuline anti-D. Elle est généralement conseillée aux femmes enceintes Rhésus négatif dans les cas suivants :

- Dans les 72 heures après l'accouchement (par voies naturelles ou césarienne). Elle permet ainsi d'éviter le développement important des anticorps antirhésus lors des éventuelles grossesses suivantes.
- Au bout de 28 semaines de grossesse (à titre préventif), puis 12 à 13 semaines plus tard si l'accouchement n'a pas encore eu lieu.
- Après une amniocentèse, un prélèvement de villosités chorionales ou tout autre examen invasif (voir le chapitre 8).
- Après une fausse couche, un avortement ou une grossesse extra-utérine (voir le chapitre 5 à ce sujet).
- En cas de choc abdominal violent pendant la grossesse, si le médecin redoute que des globules fœtaux aient franchi la barrière placentaire.
- En cas de saignements abondants pendant la grossesse.

Dans certains cas extrêmement rares (pas d'injection de gamma globuline ou injection sans effet), la mère continue à fabriquer des anticorps antirhésus. Lors d'une grossesse ultérieure, le bébé risque par conséquent de souffrir d'une anémie (globules rouges en nombre insuffisant), en fonction de l'interaction des anticorps maternels avec le sang fœtal. L'anémie peut provoquer une jaunisse (ictère). Cette maladie est en effet provoquée par un taux excessif de bilirubine dans le sang (substance libérée lors de la destruction des globules rouges). Il suffit souvent d'une photothérapie pour soigner le nouveau-né.

Des échographies et des amniocentèses peuvent parfois s'avérer nécessaires pour évaluer correctement la gravité de l'anémie. Si la grossesse est suffisamment avancée, l'accouchement peut être envisagé. Dans les cas les plus graves, il est possible de pratiquer une transfusion sanguine *in utero* (voir le chapitre 6). Cette intervention délicate est réalisée par des spécialistes. Elle n'est pas sans risque, mais un bébé transfusé à temps peut tout à fait naître en bonne santé.

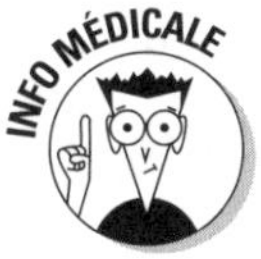

La détermination du Rhésus du bébé par simple prise de sang de la mère est maintenant possible. Cet examen permet, quand la mère a un rhésus négatif, de déterminer si le bébé a également un rhésus négatif, et évite l'injection d'anti D.

Autres incompatibilités sanguines

Il existe d'autres types d'incompatibilités sanguines, des anticorps anti-Kell, Duffy ou Kidd par exemple pouvant se développer. Ces cas demeurent heureusement très rares. Ces incompatibilités ne peuvent être traitées, mais des alternatives sont envisagées pour sauver le bébé (accouchement prématuré, transfusion, photothérapie), qui naît généralement en bonne santé.

Enfin, certains anticorps maternels, Le, Lu, par exemple, peuvent s'avérer incompatibles sans toutefois nuire au fœtus. Aucune intervention n'est alors nécessaire.

La présentation par le siège

On parle de présentation par le siège lorsque les fesses ou les jambes du bébé sont le plus près du col de l'utérus. Cette position se rencontre dans 3 à 4 % des grossesses uniques. Plus la grossesse est proche du terme, plus le risque que le fœtus se retourne diminue. Les raisons pour lesquelles il se met en siège sont notamment les suivantes :

- Bébé prématuré ou très petit.
- Augmentation du volume de liquide amniotique (retournement plus facile dans l'utérus).
- Malformation congénitale de l'utérus (utérus en T ou bicorne, par exemple).
- Présence de fibromes dans la cavité utérine.
- Placenta praevia (voir plus haut dans ce chapitre).
- Grossesse gémellaire ou multiple.
- Utérus distendu après plusieurs grossesses.

Lorsque le bébé se présente par le siège, le médecin va évoquer avec vous les risques posés par un accouchement par les voies naturelles. Il faut notamment veiller aux points suivants :

- Être certain que la tête du bébé (qui sort en dernier) pourra franchir le col de l'utérus, insuffisamment dilaté lors du passage du siège moins gros que la tête (ceci concerne surtout les prématurés ou les bébés très petits).
- Traumatisme lié à la position de la tête, si elle est placée trop en arrière du corps.
- Difficultés à sortir les bras, susceptibles de blesser le bébé.

L'accouchement par césarienne est par conséquent parfois recommandé. La présentation par le siège n'exclut toutefois pas d'emblée l'accouchement par les voies naturelles. Il peut être envisagé dans les conditions suivantes :

- Le poids du fœtus est estimé entre 1,8 et 3,6 kg.
- Le bébé est en siège décomplété, c'est-à-dire qu'il présente ses fesses, ses jambes étant relevées devant lui.
- Les fesses sont déjà engagées dans le bassin.
- Les examens (physiques ou radiologiques) ne décèlent pas d'incompatibilité entre le diamètre osseux de la tête du bébé et votre bassin.
- L'échographie indique que le bébé tient sa tête fléchie, le menton bien appuyé sur la poitrine (et non renversée en arrière).
- Un anesthésiste est prêt à intervenir lors de l'accouchement pour qu'une césarienne puisse être pratiquée en cas d'urgence.
- Le médecin accoucheur a l'habitude de ce type d'accouchement.

Il faut souligner que certaines études ont montré que les bébés nés par le siège par les voies naturelles sont susceptibles de connaître ensuite davantage de complications et nombre de médecins accoucheurs refusent désormais de pratiquer ces accouchements.

Le médecin peut par ailleurs tenter de déplacer le bébé dans l'utérus en le manipulant à travers la paroi de l'abdomen, sous contrôle échographique.

Cette version par manœuvre externe assez courante, parfois désagréable, donne un résultat concluant dans 50 à 70 % des cas. Elle ne peut être faite que par un médecin qui en a l'habitude. Cependant, elle ne peut pas toujours être effectuée, notamment en cas de saignements, d'insuffisance du liquide amniotique ou de grossesse multiple.

Le dépassement de terme

La grossesse dure en moyenne 60 semaines à compter des dernières règles, mais rappelons que seulement 5 % des femmes accouchent à la date prévue. Que l'accouchement se produise 1 ou 2 semaines avant ou après cette date, il est toujours considéré comme étant « à terme ». L'on ne parle réellement de dépassement de terme qu'au-delà de 42 semaines d'aménorrhée. Cette situation, imprévisible, ne concerne qu'un petit nombre de grossesses.

Il est important de surveiller attentivement une grossesse post-terme car un certain nombre de complications peuvent apparaître.

Elles restent rares jusqu'à la 42e semaine, mais peuvent ensuite causer de graves problèmes, voire entraîner la mort du bébé.

RELAX !

Le taux de mortalité demeure toutefois très faible. L'immense majorité des bébés nés après terme sont en bonne santé. Même à la 44e semaine, alors que le risque de mortalité est multiplié par quatre, 95 % des bébés n'ont pas de problème de santé.

Plusieurs facteurs accroissent le risque de mortalité en cas de dépassement de terme :

- Le placenta est prévu pour 41 semaines environ uniquement. Généralement, les fonctions placentaires peuvent perdurer quelques semaines de plus. Dans certains cas toutefois, le placenta n'apporte plus assez de nutriment au bébé qui risque de perdre du poids s'il reste dans l'utérus.
- La quantité de liquide amniotique commence à diminuer à partir de la 36e semaine de grossesse, ainsi que nous l'avons expliqué au début de ce chapitre. Il en reste généralement assez après la 40e semaine, mais une diminution importante peut parfois inquiéter le médecin. Le cordon ombilical risque en effet d'être comprimé et il vaut mieux alors déclencher l'accouchement.

- L'émission du méconium se produit parfois dans l'utérus. Plus la grossesse se prolonge, plus cela risque de se produire. Dans des cas rares, le bébé inhale le méconium (avant ou lors de l'accouchement) et peut avoir des difficultés respiratoires pendant quelque temps après la naissance (voir le chapitre 9 pour davantage de renseignements à ce sujet).
- Si le placenta continue à fonctionner normalement, le bébé poursuit sa croissance et risque par conséquent d'être trop gros (macrosomique, voir la partie « Problèmes de croissance fœtale » plus haut dans ce chapitre) ou d'un poids supérieur à son âge gestationnel et rencontrer les problèmes inhérents à cette situation.

La plupart du temps une surveillance commence à la 39e semaine et demi tous les 3-4 jours avec prise de poids, tension arterielle, examen d'urine, examen du col, monitoring et échographies.

L'HAS recommande : une surveillance toutes les 48 heures à partir de 41 semaines d'aménorrhée. En l'absence d'accouchement à 41 semaines + 6 jours, il est recommandé de provoquer un déclenchement. Un déclenchement est possible à partir de 41 semaine si les conditions du col sont favorables, et après discussion avec la future mère.

Chapitre 17

Maladies et grossesse

Dans ce chapitre :

- Soigner les infections, du rhume le plus banal à l'infection urinaire
- Traiter l'asthme, le diabète et les autres pathologies dont peut souffrir la mère

La grossesse peut vous rendre resplendissante et vous donner des ailes mais, ne vous leurrez pas, vous restez exposée aux maladies et aux ennuis de santé qui peuvent toucher toutes les femmes. Pendant la grossesse, une maladie peut avoir des conséquences particulières. C'est ce que nous évoquons dans ce chapitre.

Les infections pendant la grossesse

Vous ne pourrez sans doute pas vous tenir à l'écart de toutes les personnes porteuses d'une infection pendant toute votre grossesse ! La plupart sont sans danger pour le fœtus et vous compliquent juste un peu la vie pendant quelque temps. Nous présentons dans cette partie les infections les plus courantes et quelques autres, moins fréquentes mais qui peuvent concerner les femmes enceintes.

Infections urinaires et rénales

Les infections urinaires peuvent être silencieuses (sans symptôme particulier). Relativement courantes, elles touchent environ 6 % des femmes enceintes. Les cystites s'accompagnent des symptômes suivants :

- Envie constante d'uriner
- Douleur au niveau de l'os pubien (l'endroit où se situe la vessie)
- Urines plus fréquentes
- Douleur lors de la miction

Les infections urinaires sont traitées avec des antibiotiques.

Une infection urinaire mal soignée peut s'aggraver et toucher les reins, provoquant une pyélonéphrite. L'infection rénale présente les mêmes symptômes que la cystite, auxquels s'ajoutent une forte fièvre et des douleurs sur les côtés de l'abdomen (au niveau des reins, voir la figure 17.1). Ces douleurs surviennent également en cas de calculs rénaux, mais elles sont dans ce cas généralement intermittentes. Lors d'une infection rénale, elles irradient en permanence. Signalons aussi que les calculs s'accompagnent souvent de sang dans les urines.

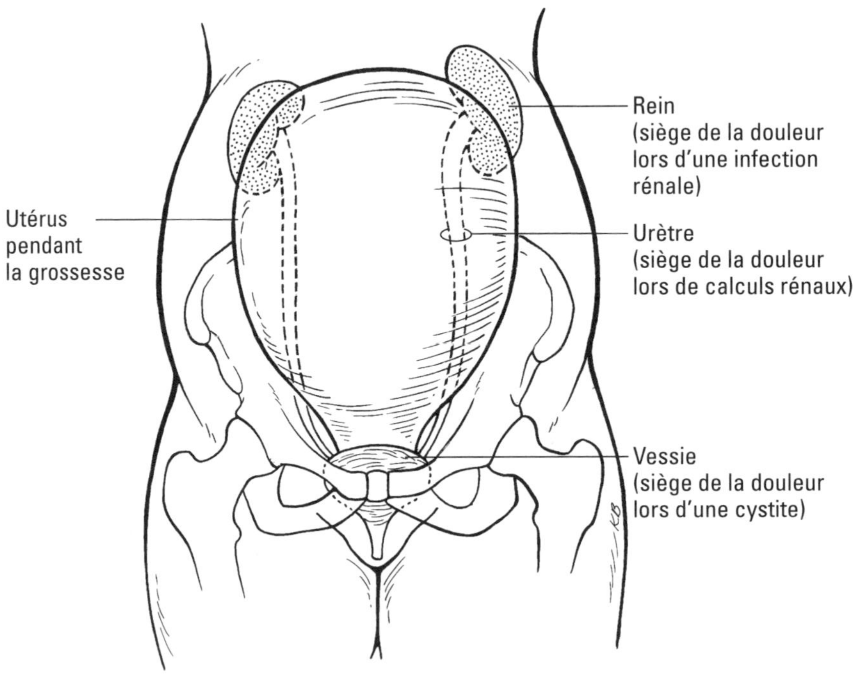

Figure 17.1 : Les infections urinaires ou rénales et les calculs rénaux présentent des symptômes particuliers.

En cas de pyélonéphrite, vous serez peut-être hospitalisée quelques jours afin de pouvoir recevoir des antibiotiques par voie intraveineuse. Les infections rénales récidivant souvent chez la femme enceinte, vous devrez peut-être aussi continuer ensuite à prendre un antibiotique jusqu'en fin de grossesse par sécurité.

Varicelle

La varicelle est causée par le virus varicelle-zona (VZV). Lors de la première exposition à ce virus, souvent pendant l'enfance, l'on développe la maladie.

Elle s'avère très rare chez les adultes, et les femmes enceintes ne courent pas davantage de risques que les autres de l'attraper.

Si vous l'avez déjà contractée, vous ne l'aurez pas une nouvelle fois car votre organisme a fabriqué des anticorps contre ce virus. Même si vous n'avez jamais développé la maladie, il est néanmoins fort probable que vous possédiez ces anticorps, produits lors d'une exposition au virus (qui n'a pas évolué vers la maladie). Cependant, si vous pensez n'y avoir jamais été exposée et que vous n'avez pas été vaccinée, demandez à ce que l'on vérifie vos anticorps.

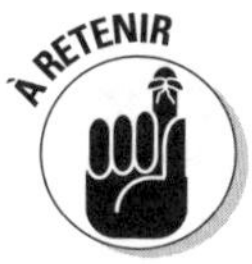

Le vaccin contre la varicelle, comportant des virus vivants, est chez les femmes enceintes généralement déconseillé. Il leur est recommandé d'attendre trois mois après le vaccin pour être enceinte. Avertissez votre médecin si vous vous rendez compte que vous êtes enceinte avant ce délai. Il semble toutefois que ce vaccin n'augmente pas les risques de malformations fœtales et qu'il ne provoque pas de syndrome de varicelle congénitale (voir ci-après) chez le fœtus.

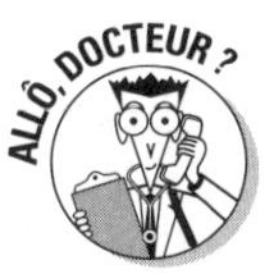

Si vous n'êtes pas immunisée contre la varicelle et que vous vous retrouvez exposée au virus, informez-en immédiatement votre médecin afin qu'il puisse vous administrer une immuno-globuline adaptée, qui devrait réduire les risques que vous-même ou le fœtus ne développiez la maladie. Cette injection doit être effectuée dans la mesure du possible dans les trois jours suivant l'exposition au virus. Si vous contractez la maladie dans les jours qui précèdent ou qui suivent l'accouchement, votre bébé devra également recevoir cette injection.

Pendant la grossesse, la varicelle peut être à l'origine de trois problèmes principaux :

- La mère présente des symptômes similaires à ceux d'un rhume et une éruption cutanée (de petites vésicules rouges). Plus rarement, elle peut déclarer une pneumonie dans les 2 à 6 jours après l'apparition des boutons. Si vous avez la varicelle et que vous souffrez soudain de difficultés respiratoires ou d'une toux sèche, avertissez votre médecin sans délai.
- Si vous contractez la varicelle au cours des quatre premiers mois de grossesse, le fœtus risque également de l'attraper et de développer un syndrome de varicelle congénitale, qui provoque des lésions cutanées (cicatrices identiques à celles laissées par les boutons de la varicelle), des malformations pulmonaires, des retards de croissance et de développement.

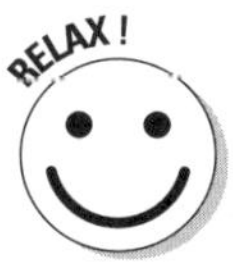

- Le syndrome de varicelle congénitale demeure heureusement très rare. Il touche moins de 1 % des cas de varicelle survenue au 1er trimestre de grossesse et 2 % au 2e trimestre.
- Si vous contractez la maladie dans les 5 jours qui précèdent ou qui suivent l'accouchement, le bébé risque d'être contaminé également. Une injection d'immuno-globuline limitera grandement ce risque.

Le virus de la varicelle est le même que celui du zona. Le développement d'un zona pendant la grossesse n'a généralement pas d'incidence sur la santé du bébé. Cependant, dans la mesure où cette maladie s'avère plus rare chez la femme enceinte, l'on ne connaît pas exactement les risques de malformations fœtales qu'elle peut entraîner (ils demeureraient néanmoins inférieurs aux 1 à 2 % observés avec la varicelle).

ATTENTION !

Si vous savez que vous n'êtes pas immunisée contre la varicelle, évitez également les contacts avec les personnes atteintes d'un zona ou d'herpès, ces lésions étant porteuses du même virus.

Question fréquemment posée

Q : Est-ce que je peux me faire vacciner contre la grippe si je suis enceinte ?

R : Oui, ce vaccin est totalement sûr. Si vous allez être en contact avec des personnes malades ou si l'on annonce une grave épidémie de grippe, il peut s'avérer utile de vous faire vacciner. Souvenez-vous toutefois qu'il vous protégera uniquement contre les virus grippaux susceptibles de se développer à une période donnée et non contre tous.

Rhumes et grippe

RELAX !

Les rhumes sont très courants et il n'est donc pas surprenant qu'ils touchent aussi les femmes enceintes. Rien dans votre état ne vous prédispose toutefois à en attraper un. Compte tenu de la fatigue occasionnée par la grossesse, les symptômes vous paraîtront parfois sans doute plus forts. Quoi qu'il en soit, un rhume est absolument sans danger pour le fœtus. Contrairement à ce que l'on pense souvent, les médicaments préconisés contre les rhumes (antihistaminiques, anti-tussifs, etc.) peuvent être pris par les femmes enceintes aux doses habituelles.

Rappelons les règles d'hygiènes qui contribuent à limiter la propagation des virus : le lavage des mains plusieurs fois/jour, utilisation de mouchoirs jetables à jeter dans une poubelle, se couvrir la bouche lors de la toux et l'éternuement, se laver ensuite les mains.

Voici quelques conseils pour vous soulager en cas de rhume ou de grippe :

- **Buvez beaucoup**. Toutes les maladies virales ont tendance à favoriser la déshydratation, problème déjà susceptible de toucher la femme enceinte en temps normal. Buvez beaucoup d'eau, de jus de fruits ou de bouillon, mais évitez le lait.

- **Prenez un médicament contre la fièvre**. Le paracétamol (aux doses indiquées) contribuera à faire tomber la fièvre et peut ainsi limiter la fatigue. Cependant, si la fièvre persiste plusieurs jours, appelez votre médecin.
- **Utilisez un spray nasal**. L'utilisation occasionnelle d'un spray nasal pour décongestionner le nez est sans danger (cela vaut pour tout le monde). Une utilisation prolongée risque en revanche d'aggraver les symptômes. Sur le long terme, préférez les solutions salines, qui assainissent les voies respiratoires (mais ne débouchent pas instantanément le nez), ou le sérum physiologique.
- **N'oubliez pas le bouillon de poule !** Selon certaines études, il soulagerait plus rapidement les rhumes. Nous vous en proposons une recette simple ci-après.

La grippe A

RELAX !

Elle a fait couler beaucoup d'encre. Essayons de rester calmes.

Deux bonnes nouvelles :

- Il n'y a pas de contre-indication aux traitements antiviraux quel que soit l'âge de la grossesse.
- Le virus de la grippe A ne traverse qu'exceptionnellement le placenta.

Cependant, en cas d'endémie de grippe A, les femmes enceintes doivent être particulièrement protégées, surtout en fin de grossesse car elles risquent des problèmes d'insuffisance respiratoire ou un accouchement prématuré.

Rappelons les règles d'hygiène :

- Lavage régulier des mains à l'eau et au savon, ou avec une solution hydro-alcoolique.
- Éviter les contacts directs avec les personnes : embrassades, etc.
- Disposer de son propre linge, serviettes de toilette, brosse à dents.
- Nettoyage des objets et surfaces par les produits habituels ou avec de l'eau savonneuse.
- Éviter les lieux de contamination : hôpitaux, cliniques, grands rassemblements publics.

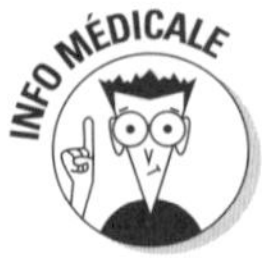

1. L'incubation varie de 1 à 3 jours, jusqu'à 7 jours.
2. La contagiosité du sujet infecté commence un jour avant l'apparition des symptômes et pendant 7 jours environ.
3. La contamination se fait par les voies aériennes (postillons), par contact rapproché (serrer la main), contact par des objets touchés (jusqu'à quelques heures avant).
4. En cas de contact rapproché avec un cas de grippe A : contacter son médecin traitant. Il prescrira le traitement préventif pendant 10 jours.
5. Si une femme enceinte présente une fièvre brutale supérieure à 38° et un syndrome respiratoire aigu (ou des courbatures ou une forte fatigue), elle doit s'adresser à l'hôpital pour un prélèvement à la recherche du virus H1N1, prendre le traitement avant 48 heures et pendant 5 jours. Si le prélèvement se révèle négatif, elle arrêtera le traitement.

Compte tenu des risques encourus par les femmes enceintes, la vaccination est à ce jour conseillée au début du deuxième trimestre, par un vaccin sans adjuvant.

En cas de pandémie grippale, votre séjour à la maternité sera écourté, et vous ne pourrez pas recevoir de visites autres que celle du papa, s'il n'est pas grippé et avec port du masque. Le couple « maman-bébé » devra respecter un isolement relatif pendant la période pandémique.

Ces conseils valent à la fois pour les rhumes et la grippe. Dans ce dernier cas, vous aurez les mêmes symptômes que si vous n'étiez pas enceinte.

La recette du bouillon de poule de mère-grand

Voici de quoi vous réchauffer en cas de rhume ou de grippe.

1 l d'eau
1 poulet coupé en gros morceaux
3 oignons pelés et coupés en quartiers
4 navets épluchés et coupés en deux
3 branches de céleri coupées en deux
6 carottes pelées et coupées en deux
4 cuillerées à soupe de persil
4 cuillerées à soupe d'aneth (facultatif)
sel et poivre

1. Mettez les morceaux de poulet à bouillir dans l'eau, écumez régulièrement.
2. Ajoutez les légumes, salez, poivrez.
3. Couvrez et laissez mijoter 2 heures.
4. Ajoutez le persil et l'aneth.
5. Laissez mijoter encore 1 heure.
6. Filtrez le bouillon, réservez les morceaux de poulet et éliminez les légumes.
7. Laissez refroidir un peu la viande, puis découpez-la. Vous pouvez la mélanger à une salade ou à un autre plat.
8. Dégustez le bouillon ou mieux encore, placez-le une nuit au réfrigérateur pour solidifier la graisse que vous pourrez ensuite retirez facilement.

Pour un repas plus copieux, ajoutez des nouilles dans le bouillon.

L'on nous interroge quelquefois sur l'innocuité de l'échinacée pendant la grossesse. En Asie, cette plante est utilisée depuis des siècles pour combattre les rhumes et les états inflammatoires. Elle est généralement prise sous forme de teinture-mère ou de comprimés dès les premiers symptômes. Elle n'a jamais été associée à de quelconques problèmes pendant la grossesse, mais peu d'études ont été réalisées à ce sujet et il reste difficile de se prononcer de manière définitive, même si aucun effet secondaire n'a été mis en évidence.

Si la fièvre persiste plusieurs jours, que vous toussez avec des expectorations vertes ou jaunes ou que vous éprouvez des difficultés à respirer, avertissez votre médecin qui vérifiera que vous n'avez pas une pneumonie, ou la grippe A.

Allergies saisonnières et rhume des foins

L'on prend habituellement des antihistaminiques pour traiter les allergies saisonnières. Bien connus, ceux de la première génération (comme la chlorphéniramine) sont souvent recommandés aux femmes enceintes. Les plus récents (Claritine®, par exemple) présentent l'avantage de ne pas provoquer de somnolence. Aucune étude n'a mis en évidence des risques de malformations fœtales ou d'effets secondaires indésirables pour le fœtus associés à la prise de ces médicaments de nouvelle génération. Les sprays nasals contenant du cromoglycate ou des corticoïdes s'avèrent aussi très efficaces.

Cytomégalovirus (CMV)

Cette infection virale très fréquente chez les enfants en bas âge peut passer inaperçue mais présente parfois les mêmes symptômes que la grippe (fatigue et courbatures notamment). Près de la moitié des femmes en âge de procréer ont déjà eu une infection à CMV et possèdent donc les anticorps correspondants.

La recherche de ces anticorps n'est pas systématiquement effectuée, car les risques de contracter une telle infection pendant la grossesse sont minimes. En outre, dans la mesure où elle reste parfois silencieuse, les résultats devraient être vérifiés régulièrement. Ces analyses peuvent néanmoins s'avérer utiles pour les femmes plus particulièrement exposées au CMV (celles qui sont en contact avec des enfants en bas âge, par exemple).

Si vous vivez en contact d'enfants en bas âge ou travaillez en crèche, garderie, école maternelle, service de pédiatrie ou de gériatrie, vous devez prendre quelques précautions :

- Lavez vous les mains souvent et après avoir changé un nourrisson.
- Lavez le pot avec un désinfectant.
- N'utilisez pas les couverts de bébé, ne gouttez pas le biberon à la tétine.

Le CMV se trouve dans la salive, les urines, les secrétions nasales, les larmes et le sang.

L'infection à CMV peut se transmettre au fœtus et provoquer une infection congénitale. C'est actuellement le type d'infection fœtale le plus courant. Il touche de 0,5 à 2,5 % des nouveau-nés. Soulignons toutefois que la plupart des bébés présentant cette infection à la naissance grandissent ensuite en parfaite santé.

RELAX !

Sachez que si vous développez une infection à CMV pendant la grossesse (elle touche à peine 2 % des femmes enceintes), elle se transmet au fœtus uniquement dans environ un tiers des cas. Pour diagnostiquer l'éventuelle contamination du bébé, on pratique une amniocentèse afin de détecter la présence du virus dans le liquide amniotique, et des échographies. Près de 90 % des bébés touchés par l'infection n'en présentent aucun symptôme à la naissance (dans quelques cas, il peut survenir plus tard des troubles du développement ou des pertes auditives).

Si votre bébé contracte cette infection, son évolution dépendra des éléments suivants :

- L'âge gestationnel du fœtus lors de l'infection
- S'il s'agit pour la mère d'une primo-infection ou si elle l'avait déjà eu dans le passé

Si la mère développe l'infection après le 2e trimestre ou qu'il ne s'agit pas d'une primo-infection, le nouveau-né court très peu de risques.

L'infection congénitale sévère à CMV demeure très rare. Elle ne concerne qu'environ un nouveau-né sur 10 à 20 000. Elle peut entraîner des problèmes auditifs ou visuels et des déficiences mentales. Dans la mesure où elle est virale, elle ne peut être traitée par antibiotique.

Rubéole

Cette maladie virale peut avoir des conséquences graves pendant la grossesse. Contractée pendant le 1er trimestre, elle provoque un syndrome de rubéole congénitale dans 20 % des cas (plus ou moins prononcé en fonction de la période de développement de l'infection au cours du trimestre). Sachez cependant que le risque d'attraper cette maladie a considérablement diminué, un vaccin existant depuis de nombreuses années : seulement 1 cas/10 000 grossesse. Il est préférable d'éviter la vaccination pendant la grossesse.

Si vous n'êtes pas immunisée contre la rubéole, votre médecin vous prescrira une sérologie tous les mois jusqu'à la 20e semaine. Si possible faites-la toujours dans le même laboratoire d'analyse. Si la sérologie devient positive, vous rencontrerez un spécialiste qui fera un diagnostic anténatal d'atteinte du fœtus. Le risque de malformation fœtale étant maximum autour de la 12e semaine, il peut être proposé un avortement thérapeutique. La plupart des femmes étant vaccinées, cette situation est rarissime.

Hépatites

Les hépatites affectent la mère et le fœtus de manière différente :

- **L'hépatite A** survient par contact direct avec une personne porteuse du virus ou après l'ingestion d'aliments contaminés. Elle n'entraîne pas de complications graves chez la femme enceinte et le virus ne se transmet pas au fœtus. En cas d'exposition à ce virus, il convient de prendre des immuno-globulines pendant les 2 semaines qui suivent.
- **L'hépatite B** se transmet par voie sexuelle ou sanguine (seringues contaminées, transfusion). Un petit pourcentage des femmes porteuses de ce virus souffrent d'une hépatite chronique, qui à terme peut provoquer des lésions au foie. Ce virus peut dans certains cas contaminer le fœtus. Si vous savez être porteuse du virus, informez-en le pédiatre afin que le nouveau-né puisse être rapidement immunisé.
- **L'hépatite C** se transmet comme l'hépatite B. Le virus se transmet au fœtus dans moins de 10 % des cas. Si vous êtes porteuse de ce virus, n'allaitez pas votre bébé afin de ne pas le contaminer.
- **Les hépatites D, E et G** sont beaucoup plus rares. Parlez-en éventuellement avec votre médecin.

Herpès

L'herpès est une infection virale qui, selon le virus impliqué, touche la bouche, la gorge, la peau ou les organes génitaux. Si vous êtes sujette à des poussées d'herpès, inutile de vous alarmer, elles n'ont pas d'incidence sur le développement du fœtus. Seul l'herpès génital comporte un risque pour le bébé et seulement en cas de poussée lors de la perte des eaux ou de l'accouchement. Il peut en effet contaminer le bébé lors du franchissement du bassin. Ce risque s'avère plus important s'il s'agit d'une primo-infection, car vous n'avez pas encore développé d'anticorps pour combattre le virus. Les femmes sujettes à l'herpès peuvent réduire de manière significative le risque d'une forte poussée au moment de l'accouchement en prenant des antiviraux adaptés (de type acyclovir) au cours du dernier mois de grossesse.

Avertissez votre médecin en cas de poussée d'herpès génital au moment de la perte des eaux ou du début du travail. Il pourra éventuellement pratiquer une césarienne afin de prévenir toute contamination du bébé. Les vésicules herpétiques ne sont pas toujours visibles, aussi mieux vaut en parler à votre médecin si vous pensez être porteuse du virus de l'herpès génital.

Pendant la grossesse, en cas de poussée, vous pouvez utiliser l'accyclovir en comprimé et crème pour vous traiter.

Sida

La prise des médicaments spécifiques du virus HIV permet de réduire de manière significative le risque de contamination du fœtus par le virus. Il est vivement conseillé aux femmes enceintes d'effectuer un test de recherche de ce virus en début de grossesse afin qu'elles puissent commencer le traitement le plus rapidement possible en cas de séropositivité.

Pour limiter au maximum les risques de transmission du virus de la mère au fœtus, il faut éviter les examens invasifs susceptibles de provoquer des saignements (amniocentèse, prélèvement de villosités choriales) s'ils ne sont pas absolument indispensables. Il est possible sinon d'administrer à la mère des antiviraux par intraveineuse juste avant l'examen pour réduire le risque de contamination.

Les mères séropositives ne doivent pas allaiter leur bébé, car le virus passe dans le lait. Par ailleurs, quel que soit le mode de contraception que vous envisagiez de reprendre après la grossesse, l'utilisation de préservatifs est impérative.

Il est essentiel que les futures mamans séropositives soient suivies par des spécialistes de ce virus afin de bénéficier des tout derniers progrès de la recherche en la matière.

La listériose

Un grand nombre de femmes demandent si elles peuvent manger du fromage au lait cru. Elles montrent ainsi leur inquiétude sur une éventuelle infection appelée listériose due à la consommation d'aliments contaminés par la bactérie Listeria monocytogenes. Celle-ci peut en effet provoquer une infection du fœtus, une fausse couche ou un accouchement prématuré. Mais quand une infection survient pendant une grossesse, des antibiotiques administrés immédiatement permettent le plus souvent de prévenir l'infection du fœtus ou du nouveau-né.

La Listeria est présente dans une grande diversité d'aliments comme la salade en sachet, les hot dogs, les pâtés de viande, les fromages, les fruits et légumes crus. La presse s'est fait l'écho de contaminations par la Listeria de certains fromages non pasteurisés (voir chapitre 4).

Étant donné la rareté des infections causées par cette bactérie et son omniprésence, nous conseillons seulement à nos patientes de limiter la consommation des aliments à haut risque:

- Ne mangez pas de hot dogs conservés au réfrigérateur sans les chauffer complètement.
- Consommez du fromage soit pasteurisé soit vieilli.
- Lavez soigneusement tous les fruits et les légumes crus.
- Cuisez tous les aliments d'origine animal.

Maladie de Lyme

La maladie de Lyme est transmise par les tiques. La grossesse ne vous prédispose pas à l'attraper et n'en aggrave pas les symptômes. Par ailleurs, elle ne nuirait pas au développement du fœtus. Elle risque simplement de vous rendre assez malade.

ALLÔ, DOCTEUR ?

Si vous pensez avoir été piquée par une tique (après une randonnée à la campagne, par exemple), parlez-en à votre médecin. Il vous prescrira une analyse de sang et vous donnera si nécessaire des antibiotiques pour prévenir les effets à long terme de la maladie.

Mégalérythème épidémique

Le mégalérythème, provoqué par le parvovirus B19, touche souvent les enfants et se caractérise par des poussées de fièvre et une éruption cutanée. Il entraîne souvent de petites épidémies en milieu scolaire à certaines saisons. Chez l'adulte, il ressemble parfois au syndrome grippal (fièvre, douleurs articulaires, courbatures, mal de gorge, nez bouché) ou passe totalement inaperçu. Les trois quarts des femmes enceintes sont immunisées contre le parvovirus et ne courent aucun risque.

ASTUCE

Si vous entendez parler d'une épidémie et si vous n'êtes pas immunisée contre ce virus (ou si vous ne le savez pas), parlez-en à votre médecin afin qu'il réalise les analyses nécessaires.

Aujourd'hui en France, il n'est pas recommandé de faire un dépistage sérologique systématique du parvovirus B19.

Cependant, même si vous contractez la maladie alors que vous êtes enceinte, votre bébé n'en souffrira probablement pas. Le parvovirus ne provoquerait en effet aucune malformation fœtale. Il peut dans certains cas accroître le risque de fausse couche ou d'anémie du fœtus. C'est la raison pour laquelle vous effectuerez certainement des échographies avec Doppler régulièrement afin de surveiller le développement du fœtus et la quantité de liquide amniotique. En cas d'anémie déclarée, une transfusion sanguine in utero pourra être envisagée (voir chapitre 6) ou, si la grossesse est suffisamment avancée, le médecin pourra préférer déclencher l'accouchement.

Bonne nouvelle : toutes les études les plus récentes réalisées sur ce sujet ont montré que les bébés contaminés par ce virus et présentant une anémie *in utero* naissent en bonne santé s'ils reçoivent un traitement approprié.

Gastro-entérite

Assez fréquentes, les gastro-entérites peuvent toucher tout le monde. Elles s'accompagnent en général de douleurs abdominales, de fièvre, de diarrhée et de nausées, et parfois de vomissements et durent de 48 à 72 heures. Elles sont généralement sans conséquence pour le fœtus. Vous pouvez prendre sans crainte les pansements intestinaux à base de Diosmatite.

Ne vous inquiétez pas si vous ne pouvez pas manger grand-chose pendant quelques jours. Le fœtus recevra toujours les nutriments dont il a besoin, il puisera dans vos réserves !

Pensez à boire beaucoup si vous avez attrapé une gastro-entérite. La déshydratation peut déclencher des contractions, accroître la fatigue et provoquer des vertiges. Buvez beaucoup d'eau, du bouillon, du thé léger ou de la tisane. Reposez-vous et prenez soin de vous comme si vous n'étiez pas enceinte. Si les symptômes persistent plus de 72 heures, appelez le médecin.

Toxoplasmose

La toxoplasmose est transmise par un parasite qui se trouve dans la viande crue et les excréments des chats. La maladie se traduit par un syndrome grippal ou reste totalement silencieuse. Relativement courante, elle est bénigne pour la mère, mais dangereuse pour le fœtus.

Le risque de transmission de la maladie au fœtus et ses possibles effets sur son développement dépendent du moment où elle est contractée. Au 1er trimestre, le risque de contamination du fœtus est faible (inférieur à 2 %), mais les lésions possibles ne sont beaucoup plus graves que plus tard. Contractée en tout début de grossesse, la toxoplasmose peut en effet provoquer des malformations des yeux ou du système nerveux.

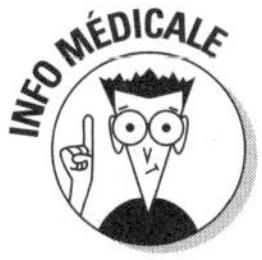

Si vous avez déjà contracté cette maladie, votre organisme a développé les anticorps correspondants et vous ne pouvez l'avoir une nouvelle fois. Si une analyse sanguine semble révéler une contamination récente, une seconde analyse effectuée dans un laboratoire spécialisé sera sans doute effectuée pour confirmer ce résultat. S'il apparaît que vous avez été contaminée après le début de votre grossesse, un traitement antibiotique réduira les risques de transmission au fœtus. Au 2e trimestre, une amniocentèse permettra de vérifier si le fœtus a été touché ou non. Dans l'affirmative, il faut poursuivre le traitement antibiotique jusqu'en fin de grossesse. Votre médecin vous orientera peut-être vers un spécialiste en médecine fœtale pour un meilleur suivi.

Les études réalisées sur cette maladie montrent que l'immense majorité des fœtus touchés par le parasite et soignés avec des antibiotiques adaptés ont un excellent pronostic.

Prévenir la toxoplasmose

Il n'existe pas de vaccin contre la toxoplasmose. La prévention est néanmoins assez simple. Il ne faut pas manger de viande crue (carpaccios notamment) ou insuffisamment cuite et éviter tout contact avec les excréments des chats. Si vous avez un chat chez vous, laissez à quelqu'un d'autre le soin de changer sa litière ou portez des gants en caoutchouc. Prévoyez aussi des gants si vous effectuez des travaux de jardinage, la terre pouvant être contaminée par des chats inconnus. Lavez aussi avec soin les fruits, les légumes et les salades consommés crus, et qui touchent la terre. Pelez tous ceux que vous pouvez. Méfiez-vous de la salade si vous ne l'avez pas lavée vous-même.

Infections vaginales

Le vagin, chaud et humide, offre des conditions propices au développement des bactéries, que vous soyez enceinte ou non.

Vaginose bactérienne

Infection très courante, la vaginose bactérienne (VB) se traduit par des pertes jaunâtres et malodorantes, plus importantes après un rapport sexuel. Elle accroît légèrement le risque d'accouchement prématuré et une recherche spécifique est systématiquement menée chez les femmes présentant déjà ce risque. Elle se traite par des antibiotiques (comprimés ou ovules vaginaux).

Chlamydiae

L'infection à chlamydiae est l'une des maladies sexuellement transmissibles les plus courantes. Elle peut très facilement demeurer inaperçue. Les gynécologues vérifient parfois l'absence de chlamydiae au niveau du col de l'utérus en effectuant un prélèvement. Si l'analyse révèle la présence de ces bactéries, il vous sera prescrit un traitement spécifique. Elles peuvent contaminer le bébé lors de l'accouchement et provoquer une conjonctivite (infection des yeux) ou plus rarement une pneumonie chez le nouveau-né. L'on verse ainsi quelques gouttes d'un collyre antibiotique dans les yeux du bébé à la naissance pour prévenir toute infection.

Mycoses

Les mycoses peuvent être favorisées par la grossesse car le taux élevé d'œstrogènes dans le sang contribue à leur prolifération dans le vagin. Elles se caractérisent par des démangeaisons au niveau du vagin ou de la vulve, des pertes blanchâtres et épaisses. Beaucoup de femmes ne présentent toutefois aucun symptôme.
Le traitement s'effectue souvent par l'application d'une pommade ou d'ovules. En cas de récidive, il peut vous être prescrit des médicaments par voie orale.

RELAX !

Les mycoses ne présentent en général aucun danger pour le fœtus ou le nouveau-né.

Les maladies déclarées avant la grossesse

Cette partie présente les différentes pathologies dont vous pouvez souffrir en temps normal et l'incidence qu'elles peuvent avoir sur le déroulement de votre grossesse.

Asthme

Il est difficile de savoir de quelle manière la grossesse peut influer sur l'asthme. Selon les cas, elle l'atténue, l'aggrave ou ne le modifie en rien.

Le principal souci pour les femmes enceintes reste de savoir si elles peuvent poursuivre leur traitement habituel. Il est en outre primordial qu'elles soient bien traitées, car en cas de difficultés respiratoires, le fœtus risque de ne pas recevoir suffisamment d'oxygène. Les médicaments suivants, parmi les plus courants préconisés contre l'asthme, ne posent pas de problèmes pour le bébé :

- Bronchodilatateurs bêta 2 (Salbutamol, terbutaline)
- Corticoïdes
- Cromoglycate de sodium
- Théophylline
- Stéroïdes à inhaler

Des mesures préventives permettent souvent de diminuer l'intensité des crises. Le débit expiratoire de pointe (« peak flow » mesure bien connue des asthmatiques) permet de contrôler son asthme et de s'auto-surveiller. Il convient en outre d'éviter les situations susceptibles de provoquer des crises.

Hypertension chronique

L'hypertension chronique désigne une tension artérielle élevée indépendamment de la grossesse. La plupart des futures mamans savent en général déjà qu'elles souffrent d'hypertension, mais ce problème est parfois diagnostiqué au moment de la première consultation prénatale. Si la tension reste moyennement élevée, elle n'aura sans doute pas d'incidence sur la grossesse, mais le médecin surveillera particulièrement votre santé pendant toute cette période et le développement du fœtus.

Les femmes souffrant d'hypertension chronique courent un risque accru de pré-éclampsie. En ce qui concerne le fœtus, les principaux risques sont un retard de croissance intra-utérine ou un hématome retro placentaire (voir le chapitre 16). Des échographies régulières permettront de vérifier la croissance du bébé et la quantité de liquide amniotique. Vous effectuerez peut-être également des tests de dépistage de souffrance fœtale pour contrôler le bien-être du bébé (voir le chapitre 8). Le déroulement de votre grossesse dépendra de votre suivi médical, de votre santé et de la croissance du bébé.

Question fréquemment posée

Q : Les médicaments contre l'hypertension sont-ils sans danger pour le fœtus ?

R : La plupart sont effectivement sans danger, mais tous n'ont pas fait l'objet d'études approfondies sur les femmes enceintes. Parlez-en avec votre médecin. Il vaut mieux éviter certains médicaments. Les inhibiteurs ACE (inhibiteurs de l'enzyme de conversion de l'angiotensine) entraînent par exemple des complications rénales chez le fœtus. Bien que généralement sûrs, les bêta-bloquants peuvent entraîner un retard de croissance intra-utérine. Enfin, dans la mesure du possible, il vaut mieux ne pas prendre non plus de diurétiques.

Phlébite et embolie pulmonaire

Une phlébite (ou thrombose veineuse profonde) est provoquée par un caillot de sang bouchant une veine, généralement dans une jambe. Si le caillot se détache et obstrue brusquement un vaisseau, c'est l'embolie, généralement pulmonaire. Ces deux accidents demeurent assez rares (moins de 1 pour cent des femmes enceintes).

Une phlébite est souvent précédée d'une forte douleur au mollet et d'un gonflement de la jambe, la peau est chaude, accompagné parfois d'une sensation de raideur dans toute la partie inférieure de la jambe. Il est essentiel de la diagnostiquer le plus tôt possible pour ne pas qu'elle provoque une embolie pulmonaire.

À RETENIR

Les crampes, douleurs musculaires et le gonflement des membres sont très fréquents pendant la grossesse et ne doivent pas être considérés comme des signes annonciateurs d'une phlébite. Parlez-en à votre médecin si ces symptômes se manifestent de manière soudaine, mais ne vous inquiétez pas inutilement.

Diabète

Le diabète pose des problèmes différents selon que :

- Vous êtes déjà diabétique.
- Vous développez un diabète gestationnel, qui disparaîtra de lui-même après la grossesse.

Diabète avant la grossesse

Si vous êtes diabétique, il est important d'en parler avec votre médecin avant d'envisager une grossesse. Si vous parvenez à bien contrôler votre taux de glycémie avant d'être enceinte, il est fort probable que votre grossesse se déroulera sans difficulté particulière. Le risque de malformations fœtales s'avère légèrement supérieur à la normale, mais il diminue de manière significative si le taux de glycémie est bien stabilisé.

On prescrit généralement aux diabétiques un dosage en hémoglobine A1C afin de vérifier le taux de glycémie au cours des derniers mois écoulés. On peut également effectuer un échocardiogramme fœtal (voir le chapitre 8) afin de contrôler que le cœur du fœtus est parfaitement formé. Si ce n'est pas déjà le cas, vous devrez probablement remplacer vos médicaments habituels par des injections d'insuline afin de mieux réguler votre glycémie. La grossesse n'a pas d'incidence sur les éventuels problèmes rénaux liés au diabète. Si vous souffrez d'une rétinopathie diabétique (maladie des yeux provoquée par le diabète), il est essentiel de bien surveiller son évolution pendant la grossesse.

RELAX !

Dans la majorité des cas, la grossesse ne pose pas de problème particulier chez la femme diabétique. Vous devrez sans doute revoir votre dose d'insuline et le médecin vérifiera plus régulièrement la croissance du fœtus par échographie et s'assurera que votre tension reste normale. Au 3e trimestre, le fœtus fait en général l'objet d'une vigilance accrue, afin de détecter une éventuelle souffrance fœtale.

Pendant le travail, votre glycémie est contrôlée en permanence et vous recevez des injections d'insuline si nécessaire. Si elle est stabilisée et que la future maman et le fœtus sont bien surveillés, la grossesse a toutes les chances de se dérouler au mieux.

Diabète gestationnel

C'est l'une des complications médicales de la grossesse les plus courantes, qui touche de 2 à 3 % des femmes enceintes. Cet état diabétique transitoire est détecté par une prise de sang spécifique (voir le chapitre 8 pour davantage d'informations à ce sujet).

Un taux de glycémie trop élevé fait courir certains risques au fœtus. Sa propre glycémie sera également trop importante et il va produire des hormones stimulant la croissance et pouvant entraîner une prise de poids supérieure à la normale (voir le chapitre 16). Les problèmes de glycémie perdurent en outre parfois quelque temps après la naissance. Il s'avère par conséquent essentiel de parvenir à stabiliser la glycémie de la mère pendant la grossesse afin de limiter au maximum ces complications.

ASTUCE

Si vous développez un diabète gestationnel, vous devrez apprendre à contrôler votre taux de sucre dans le sang. La plupart du temps, il suffit d'adapter le régime alimentaire (vous êtes généralement suivie par un nutritionniste qui vous aide à mettre au point votre nouvelle alimentation). La pratique d'un exercice physique s'avère bénéfique également. Il faut plus rarement envisager un traitement médicamenteux. Il s'agissait jusqu'à présent d'injections d'insuline, mais un médicament oral découvert récemment, le glyburide, pourrait se révéler efficace et sans danger. Il n'est pas encore disponible en France. Vous serez sans doute amenée à contrôler votre taux de sucre plusieurs fois par jour ou par semaine, selon les cas. Une simple goutte de sang prélevée sur le bout du doigt permet de réaliser cette analyse à l'aide d'un appareil portatif.

Fibromes

Les fibromes sont de petites boules de fibres musculaires qui se forment dans l'utérus. Très fréquents, ils sont généralement détectés lors d'un examen gynécologique classique. Sous l'effet de l'augmentation du taux d'œstrogène pendant la grossesse, ils grossissent parfois de manière significative, mais leur évolution est imprévisible. La plupart du temps, ils ne perturbent pas la grossesse.

Il arrive toutefois qu'ils occasionnent quelques complications, notamment :

- Ils grossissent tellement qu'ils ne peuvent plus être correctement irrigués et se nécrosent, causant douleurs, contractions et parfois travail prématuré. La partie inférieure de l'abdomen (où ils se situent) devient particulièrement sensible. Des anti-inflammatoires pris pendant une courte durée peuvent soulager la douleur.

- Les fibromes de très grande taille et situés près du col de l'utérus risquent de gêner le passage du bébé lors de l'accouchement. Bien que relativement rare, cette situation peut entraîner la nécessité de pratiquer une césarienne.
- Enfin, ils peuvent accroître le risque d'une présentation par le siège ou transversale, mais c'est plutôt rare également. Rappelons qu'ils n'ont dans l'immense majorité des cas aucune incidence sur la grossesse et, la plupart du temps, ils diminuent après l'accouchement.

Les myomes sont surveillés par les échographies.

Problèmes d'immunité

On parle de problèmes d'immunité lorsque l'organisme fabrique des anticorps susceptibles d'entraîner des complications. Ces problèmes sont généralement bien connus avant la mise en route d'une grossesse. Si cela vous concerne, parlez-en avec votre médecin avant d'envisager d'être enceinte ou le plus tôt possible en début de grossesse.

Syndrome des anticorps antiphospholipides

Les anticorps antiphospholipides sont fabriqués par certaines femmes. Les deux types les plus courants sont les anticorps de type anticoagulants circulants et les anticorps anticardiolipines. Ils se rencontrent notamment chez les femmes atteintes de maladies vasculaires (comme le lupus) ou présentant des thromboses veineuses ou artérielles, mais aussi chez des femmes sans problème de santé particulier. Ils peuvent provoquer des fausses couches à répétition, la mort fœtale, une pré-éclampsie en début de grossesse et un retard de croissance intra-utérine. Ces anticorps ne font pas l'objet d'une recherche systématique dans la mesure où ils n'occasionnent pas toujours des troubles en temps normal. Si vous présentez l'un des symptômes suivants, il peut s'avérer préférable de mener cette recherche, par sécurité :

- Maladie auto-immune des plaquettes
- Faux test positif de la syphilis
- Antécédents de phlébites ou embolie pulmonaire
- Antécédents d'infarctus du myocarde ou d'attaque ischémique transitoire
- Lupus (ou autre maladie vasculaire du collagène)

Il en va de même si vous avez déjà rencontré l'un des problèmes gynécologiques suivants dans le passé :

- Pré-éclampsie en début de grossesse
- Problèmes de croissance fœtale (retard de croissance)
- Fausses couches à répétition
- Mort fœtale inexpliquée

On parle de syndrome des anticorps antiphospholipides si ces anticorps sont présents dans le sang et que vous présentez en outre l'un des facteurs de risque cités ci-dessus. Selon la gravité du syndrome, il peut vous être prescrit pendant la grossesse de l'aspirine pour nourrisson, de l'héparine, des corticoïdes ou une association de ces différents médicaments. Vous passerez aussi certainement des échographies plus souvent afin de vérifier la croissance du fœtus et des tests de dépistage de souffrance fœtale seront régulièrement effectués également (voir le chapitre 8).

Les conséquences de ce syndrome pour la femme enceinte paraissent particulièrement effrayantes, mais il faut préciser que les femmes qui reçoivent un traitement médical bien adapté parviennent dans la majorité des cas à mener une grossesse à terme et à avoir un bébé en bonne santé.

Lupus

Le lupus érythémateux disséminé est une maladie collagène avec des conséquences vasculaires. La grossesse n'a en général pas d'incidence sur son évolution, mais entraîne dans certains cas des poussées plus marquées.

Les cas de lupus les plus graves peuvent toutefois accroître les risques de fausse couche, de retard de croissance intra-utérine et de pré-éclampsie (voir le chapitre 16). Selon vos antécédents médicaux, vous devrez sans doute prendre de l'aspirine pour nourrisson, de l'héparine ou des corticoïdes. Des échographies fréquentes et des tests de dépistage de souffrance fœtale permettront également de surveiller le développement du fœtus. Pour que votre grossesse se déroule dans les meilleures conditions possibles, il vaut mieux essayer de stabiliser la maladie avant d'être enceinte.

Affection abdominale inflammatoire

Cette appellation regroupe la maladie de Crohn et la recto-colique ulcéro-hémorragique. La grossesse n'aggrave pas ces maladies. Si vous présentiez des symptômes peu marqués avant d'être enceinte, il est probable qu'ils restent au même stade pendant toute la grossesse. En cas de pathologie grave, il est recommandé de différer la grossesse jusqu'à la rémission ou la stabilisation de la maladie. Les médicaments prescrits dans ce cas sont en général sans danger pour le fœtus.

Épilepsie

Les femmes épileptiques vivent dans la plupart des cas une grossesse sans complication et mettent au monde un bébé en pleine santé. Leur état de santé nécessite toutefois une collaboration entre le gynécologue et le neurologue qui les suit habituellement afin de parvenir à bien contrôler les crises. Il est ainsi notamment important que vous appreniez à contrôler les crises avec la dose de médicaments minimale efficace. Les études montrent en effet que ces conditions améliorent nettement le déroulement de la grossesse. Parlez-en avec votre neurologue avant d'être enceinte, mais ne prenez en aucun cas l'initiative d'interrompre votre traitement.

Les médicaments utilisés pour le traitement de l'épilepsie peuvent entraîner des malformations fœtales, différentes selon les molécules mais qui peuvent toucher le visage (fente labiale, division palatine), le cœur ou le tube neural. Les femmes sous traitement passent par conséquent une échographie particulièrement destinée à évaluer l'anatomie du fœtus et un échocardiogramme (voir le chapitre 8) qui permettra de détecter d'éventuelles malformations cardiaques.

Il est conseillé aux femmes épileptiques de commencer une supplémentation en acide folique trois mois avant d'être enceinte, car les médicaments contre l'épilepsie en diminuent le taux.

Ne modifiez pas votre traitement vous-même, surtout une fois que vous êtes enceinte. Les crises pourraient s'intensifier et s'avérer plus nocives pour le développement du bébé que les médicaments.

Problèmes thyroïdiens

Les problèmes thyroïdiens (hyperthyroïdie ou hypothyroïdie) sont relativement courants chez les femmes en âge de procréer. Ils nécessitent des examens et un suivi particuliers, mais ne posent en général pas de problème pendant la grossesse.

Hyperthyroïdie

L'hyperthyroïdie est souvent provoquée par la maladie de Basedow (ou de Grave), qui entraîne une fabrication d'anticorps particuliers stimulant la production d'hormones thyroïdiennes. Les femmes souffrant d'hyperthyroïdie recevront un traitement spécifique pendant la grossesse (ou mieux encore, avant d'être enceinte) afin de réduire les risques de complications (fausse couche, accouchement prématuré, bébé d'un poids inférieur à la normale).

Votre traitement comprendra certainement des médicaments destinés à abaisser le taux d'hormones thyroïdiennes circulant dans le sang. Dans la mesure où certains sont susceptibles de traverser la barrière placentaire, vous passerez sans doute régulièrement des échographies afin de vérifier qu'ils n'ont pas une incidence trop forte sur la thyroïde du fœtus.

Lors de l'examen, l'échographiste évalue la croissance du fœtus, surveille son rythme cardiaque et vérifie l'absence de goitre (signe d'un grossissement de la glande thyroïdienne).

Le médecin contrôlera par ailleurs le taux des anticorps stimulant les fonctions thyroïdiennes dans votre organisme. Dans certains cas rares, ils franchissent la barrière placentaire et stimulent également la thyroïde du fœtus. Après la naissance, on surveille pendant quelque temps le bon fonctionnement de la glande thyroïdienne du bébé.

Hypothyroïdie

Une hypothyroïdie bien traitée ne posera pas de problème pendant la grossesse. En l'absence de traitement adapté, certaines complications peuvent se produire, notamment la mise au monde d'un bébé d'un trop petit poids. Le traitement repose le plus souvent sur une hormone thyroïdienne de synthèse, sans danger pour le fœtus, car elle ne traverse le placenta qu'en très petites quantités. Le médecin analysera régulièrement le taux d'hormones thyroïdiennes que vous fabriquez afin d'ajuster éventuellement le traitement.

Chapitre 18

Réagir aux coups durs

Dans ce chapitre :

- Fausses couches à répétition
- Enfant mort-né
- Quelle décision prendre si le fœtus présente des malformations ?
- Où trouver un soutien psychologique ?
- Le travail de deuil

Nous préférerions n'avoir aucune raison d'écrire ce chapitre, comme nous préférerions bien sûr que chaque grossesse se termine par la naissance d'un bébé en bonne santé. Ce n'est malheureusement pas toujours le cas et les parents ont alors besoin de savoir ce qui se passe et de quelle manière réagir. Si vous êtes confrontés à l'une des situations évoquées ici, nous espérons que vous trouverez dans ces pages quelques éléments de réponse utiles.

Peut-être aussi commencez-vous par ce chapitre parce que vous avez vécu une expérience douloureuse dans le passé. Vous êtes de nouveau enceinte et vous redoutez que votre grossesse ne se déroule pas bien. C'est une réaction tout à fait normale. Au cours de notre pratique médicale, nous avons constaté que seule la naissance d'un bébé en pleine santé peut apaiser l'angoisse d'une future maman.

ASTUCE

Pour essayer de vous tranquilliser quelque peu, n'hésitez pas à parler avec votre médecin. Demandez-lui de vous conseiller sur les examens ou les démarches à effectuer pour mettre toutes les chances de votre côté. Vous vous sentirez certainement plus rassurée de savoir que vous faites tout votre possible pour éviter un nouvel accident. Souvenez-vous aussi que vous pouvez recourir aux technologies médicales pour donner éventuellement un petit coup de pouce à Dame Nature et avoir un enfant en bonne santé.

Fausses couches à répétition

Les fausses couches du 1er trimestre sont malheureusement assez fréquentes. Près de 15 à 20 % des grossesses déclarées (qui ont donné lieu à un test positif) se terminent par une fausse couche. En outre, l'embryon peut être expulsé encore plus tôt, avant même que la grossesse ait été détectée. Une anomalie chromosomique du fœtus ou une anomalie structurelle de l'embryon est très souvent à l'origine des fausses couches du 1er trimestre.

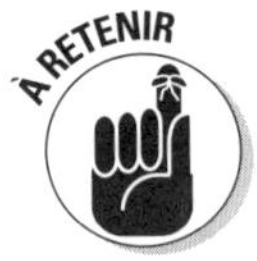

Précisons que 80 à 90 % des femmes qui font une fausse couche unique mènent ensuite une grossesse à terme.

Plus rares, les fausses couches à répétition (on emploie ce terme à partir de trois fausses couches consécutives) touchent 0,5 à 1 % des femmes. Différents facteurs peuvent les provoquer, notamment :

- Facteurs génétiques
- Anomalies utérines
- Problèmes d'immunité (les avis des médecins divergent sur cette question)
- Sécrétion inadaptée de progestérone, problèmes de thyroïde, diabète mal équilibré
- Infections (sujet de controverse également)
- Syndrome des anticorps antiphospholipides (voir le chapitre 17)
- Toxines physiques ou chimiques, drogues

Il est généralement recommandé aux femmes ayant déjà fait trois fausses couches d'effectuer des analyses particulières, mais il est possible de les réaliser avant. Les anomalies chromosomiques demeurant la principale cause des fausses couches, l'un des premiers examens consiste souvent à analyser le patrimoine génétique du fœtus.

Plusieurs traitements sont possibles pour prévenir de nouvelles fausses couches. Il sera plus facile de déterminer celui qui vous conviendra le mieux si la cause des fausses couches a été clairement identifiée. Il faudra par exemple envisager une intervention chirurgicale pour modifier un utérus présentant une anomalie. Si l'origine des fausses couches demeure incertaine, il restera difficile de préconiser un traitement. Soulignons toutefois que même sans traitement, 50 % des femmes ayant fait trois fausses couches consécutives peuvent mener une grossesse à terme.

Enfant mort-né

Le décès d'un enfant *in utero* ou au moment de la naissance demeure heureusement peu fréquent et n'est pas un phénomène récurrent. Différents facteurs peuvent le provoquer :

- Anomalies chromosomiques
- Syndromes génétiques
- Malformations congénitales
- Décollement complet et massif du placenta (voir le chapitre 16)
- Syndrome des anticorps antiphospholipides (voir le chapitre 17)
- Compression du cordon ombilical
- Pas de raison connue (ce qui est malheureusement très fréquent)

À RETENIR

Les femmes qui accouchent d'un enfant mort-né se demandent souvent si elles sont responsables d'un tel accident. La réponse est non. Inutile d'accroître votre chagrin en vous culpabilisant. Le premier choc passé, beaucoup de femmes souhaitent revoir leur médecin ou consulter un spécialiste pour faire le point. Il n'est pas toujours possible de savoir ce qui s'est passé, mais discuter avec un médecin et envisager une prochaine grossesse apporte souvent soulagement et réconfort aux patientes. Des groupes de soutien peuvent aussi aider à reprendre confiance. Voir dans la liste des sites internet.

Lorsque vous démarrerez une nouvelle grossesse, vous effectuerez certainement des analyses sanguines destinées à détecter éventuellement des anomalies qui ont pu être à l'origine du décès du bébé. Vous passerez en général des échographies plus souvent et des tests de dépistage de souffrance fœtale seront pratiqués régulièrement. Peut-être le médecin souhaitera-t-il en outre déclencher l'accouchement. Vous vivrez sans doute cette nouvelle grossesse avec une certaine inquiétude. C'est parfaitement naturel. Rappelons enfin que ces accidents sont très rarement récurrents.

Anomalies fœtales

« Mon bébé sera-t-il normal ? » est sans doute l'une des premières questions que se posent les futurs parents. Dans la majorité des cas, la réponse est oui, mais 2 à 3 % des bébés naissent avec une malformation. Certaines peuvent être traitées après la naissance et n'auront que peu d'incidence sur la vie future de l'enfant. Le problème peut en revanche s'avérer plus complexe s'il s'agit d'une anomalie génétique, chromosomique ou structurelle.

Là encore, la future maman se demande souvent si elle est responsable de l'anomalie ou de la malformation de son bébé. Et là encore, la réponse est non. La plupart des anomalies fœtales sont dites sporadiques, c'est-à-dire qu'elles touchent des individus isolés et qu'elles n'ont pas de causes déterminées. Si leur origine demeure indéfinie, il est peu probable qu'elles se reproduisent lors d'une grossesse ultérieure. (Si elles sont provoquées par un problème génétique, elles risquent en revanche de se reproduire.)

Lorsque l'échographie ou un autre examen révèle une malformation, d'autres analyses sont effectuées de manière à essayer d'en déterminer la cause. Une consultation génétique peut également être envisagée pour discuter des implications de la malformation. Si un traitement est possible, vous rencontrerez le spécialiste qui s'en chargera après la naissance du bébé. Ces entretiens vont également vous aider à accepter cette situation et à vous préparer à l'arrivée de cet enfant.

Aussi douloureuse soit-elle, la découverte des malformations fœtales pendant la grossesse est importante à plusieurs titres :

- Certains troubles, tels que l'anémie ou l'obstruction de l'appareil urinaire, peuvent être traités *in utero*.
- Vous pouvez vous préparer à ce qui se passera à l'arrivée du bébé.
- Vous pouvez réfléchir aux différentes possibilités de poursuivre ou non votre grossesse.
- Ces informations peuvent s'avérer utiles pour les grossesses ultérieures.

Où trouver un soutien psychologique ?

Si votre grossesse s'est terminée de manière douloureuse, votre partenaire, votre famille, vos amis sauront certainement vous entourer et vous apporter un certain réconfort. À cause du choc, certains parents n'entendent pas les paroles explicatives et réconfortantes des équipes médicales. Il ne faut pas hésiter à revenir ultérieurement en reparler avec le médecin ou la sage-femme. Un suivi psychologique s'avère souvent indispensable pour bon nombre de couples. Les groupes de soutien permettent aussi de parler de cette expérience et de mieux en comprendre les conséquences. Beaucoup possèdent désormais un site Internet et vous en trouverez facilement près de chez vous. De nombreux livres existent également sur ce sujet. Voir la liste des sites internet.

Le travail de deuil

Dès l'annonce de la grossesse, le couple ressent déjà un très fort attachement pour le fœtus. Aussi son décès est-il vécu de manière aussi douloureuse que celui d'un membre de la famille ou d'un ami. La perte d'un fœtus représente un accident aussi dramatique que celle d'un enfant. Les parents qui décident d'interrompre une grossesse en raison de malformations fœtales éprouvent également un profond chagrin.

Il est important que les deux parents reconnaissent leur besoin (et leur droit) de faire un travail de deuil après la perte d'un fœtus. C'est un processus psychologique qui prend du temps et passe par plusieurs étapes. Après le choc et le déni vient la colère, puis enfin l'acceptation et la possibilité de continuer à vivre comme avant.

Lorsque vous avez réalisé ce travail de deuil et que vous vous sentez plus forts physiquement et psychologiquement, vous aurez certainement envie de renouveler l'expérience. Les deux membres du couple n'effectuent pas toujours ce processus au même rythme, aussi est-il important d'être prêts tous les deux avant de retenter une grossesse. Soulignons que cette nouvelle grossesse n'effacera jamais la précédente et c'est la raison pour laquelle le travail de deuil est indispensable. D'un point de vue médical, procédez à tous les examens nécessaires afin d'essayer de déterminer les causes de la perte du fœtus et de vous préparer au mieux à cette nouvelle grossesse. Vous la vivrez certainement avec davantage d'inquiétude et ne devrez pas hésiter à solliciter l'aide et le soutien de vos proches ou du personnel médical, voire d'un psychologue.

Cinquième partie

La partie des dix

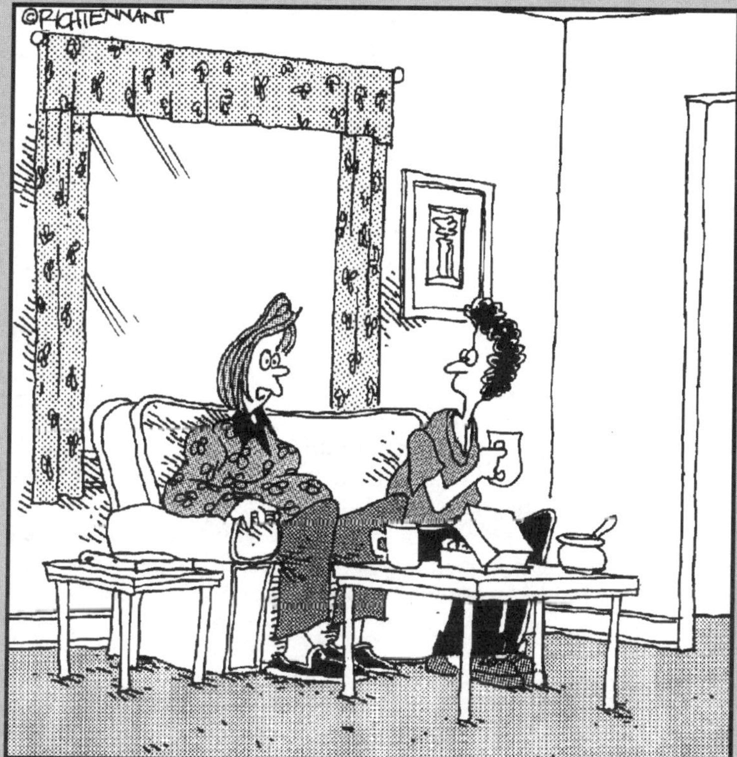

« Je suis persuadée que c'est un garçon.
Comment expliques-tu que je zappe
« Un siècle de littérature »
pour regarder le Grand Prix de formule 1 ? »

Dans cette partie…

Vous trouverez dans cette partie un certain nombre d'informations inédites sur la grossesse. Les différentes étapes de la croissance du fœtus et les observations des médecins réalisées sous échographie n'auront plus de secret pour vous, car vous ne savez pas encore tout… Certains aspects ne sont presque jamais abordés ni dans les ouvrages spécialisés, ni par les médecins et même vos proches ne vous disent pas tout ! Vous vous familiarisez avec les 10 méthodes de préparation à l'accouchement et découvrirez 10 recettes de future maman, pour bien vous nourir tout au long de votre grossesse.

Chapitre 19

Dix infos inédites sur la grossesse

Dans ce chapitre :

- Neuf mois et plus
- Les maux de la grossesse
- Votre ventre ne vous appartient plus !
- Après l'accouchement

Ne vous inquiétez pas. Aucune conspiration n'a été fomentée contre vous pour vous empêcher de tout savoir sur la grossesse, mais il semble que vos proches et le personnel médical aient omis de vous parler de certains détails… Par respect des convenances, la plupart des ouvrages les passent sous silence. Au risque de bafouer les règles de la bienséance, voici tout ce que vous devez savoir à propos de la grossesse.

La grossesse dure plus de neuf mois

Les femmes demandent souvent « De combien de mois suis-je enceinte ? » . D'abord la réponse peut varier entre l'obstétricien et l'échographiste. Deux comptes sont possibles : soit à partir du 1er jour de la date des dernières règles, soit à partir de la conception et entre les deux, il y a une différence de 15 jours environ.

Pour la sécurité sociale en France, la grossesse dure 41 semaines d'aménorrhée. Mais me direz-vous : 41 semaines c'est plus que 9 mois car 4 x 9 = 36.

En fait, un mois c'est quatre semaines (4 x 7 = 28 jours) plus 2 ou 3 jours.

De plus une grossesse dure 9 mois pleins, et ce n'est qu'à la fin du 9e mois qu'est prévu votre accouchement.

Ils sont tous devenus fous !

Les amis, les connaissances, les voisins, de parfaits inconnus et même votre compagnon se permettent toutes sortes de remarques et commentaires, rarement bienvenus, et souhaitent vous faire part des scénarios catastrophes dont ils ont eu vent. Ils sont capables de vous dire, sans rien y connaître, que vous avez pris trop de poids ou que vous êtes trop mince, de critiquer votre alimentation, etc.

Ils ne sont bien évidemment pas mal intentionnés lorsqu'ils vous expliquent dans le détail les malheurs de leur sœur en fin de grossesse ou les difficultés d'une amie d'amie qui a vraiment beaucoup souffert pendant l'accouchement… Ils ne se rendent pas compte qu'ils contribuent à nourrir vos angoisses. Ne faites pas attention à eux, souriez poliment et ignorez leurs remarques. Vous avez tout à fait le droit de refuser de les écouter. Si vous êtes très inquiète, parlez-en à votre médecin.

Les sensations d'épuisement au premier trimestre

Vous avez beau savoir que la fatigue est l'un des principaux symptômes de la grossesse au 1er trimestre, tant que vous ne l'aurez pas vécue, vous ne pourrez vous faire une idée de son ampleur. Vous aurez l'impression d'être dans un tunnel dont vous ne voyez pas la sortie ! Vous profiterez de toutes les occasions pour faire un petit somme (dans le bus, dans le train, au bureau et même sur la table d'examen du médecin !). Heureusement, cette fatigue s'estompera à la fin du 1er trimestre (autour de la 13e semaine) et vous retrouverez votre dynamisme. Sachez toutefois que ces sensations d'épuisement reviennent entre la 30e et 34e semaine et durent encore parfois plusieurs semaines.

La violence des douleurs ligamentaires

Les ligaments qui relient le fond de l'utérus à la paroi musculaire s'étirent au cours de la grossesse et entraînent de violentes douleurs dans l'aine, sur un ou deux côtés, généralement entre 16 et 22 semaines. Les douleurs ligamentaires ne sont pas dangereuses pour le fœtus, mais elles s'avèrent parfois insoutenables pour la mère.

La position allongée vous aidera à soulager ces douleurs, en déchargeant la tension accumulée sur les ligaments. Heureusement, ce symptôme diminue autour de la 24e semaine.

Ces douleurs n'ont rien à voir avec des contractions.

Votre ventre : objet de culte !

Lorsque votre ventre s'arrondira enfin de manière visible, tout le monde autour de vous aura tendance à poser la main dessus, comme si c'était la chose la plus naturelle au monde (pas seulement vos amis ou votre famille, mais également vos collègues de bureau ou le facteur, la caissière du supermarché et même des inconnus). Certaines femmes apprécient ce surcroît d'attention à leur égard, mais d'autres se sentent un peu envahies. Vous avez alors le choix entre serrer les dents sans rien dire ou apprendre à crier « bas les pattes ! ».

Le tabou des hémorroïdes

Votre meilleure amie vous avait tout raconté de sa grossesse... enfin presque. Autant le savoir, les hémorroïdes sont un symptôme fréquent de la grossesse. Elles sont généralement douloureuses et gênantes. Les hémorroïdes sont des veines dilatées autour de l'anus qui enflent sous la pression du poids du fœtus ou pendant les poussées de l'accouchement. La plupart des femmes constatent l'apparition d'hémorroïdes pendant leur grossesse, d'autres n'ont aucun problème jusqu'à l'accouchement et les plus chanceuses ne sauront jamais de quoi il s'agit.

Si vous constatez l'apparition d'hémorroïdes, préparez-vous à subir quelques désagréments après l'accouchement (voir le chapitre 13). Les hémorroïdes disparaissent au bout de quelques semaines. Si vous avez la chance de ne pas en avoir eu, sachez tout de même faire preuve de compassion avec les jeunes mères autour de vous qui souffrent en silence !

Déféquer pendant l'accouchement

C'est une question que se posent bon nombre de femmes enceintes et bien que le sujet ne soit pas des plus élégants, il mérite d'être abordé. Toutes les femmes ne défèquent pas pendant l'accouchement, mais cela arrive parfois. Vous ne vous en apercevrez sans doute pas, car l'infirmière vous nettoie constamment pendant les poussées pour que vous restiez propre. Si cela se produit, ne vous inquiétez pas. Personne (ni le médecin, ni votre conjoint) ne s'en offusquera.

Avant de se rendre à la maternité, certaines femmes provoquent une selle avec un suppositoire à la glycérine ou une solution rectale (Microlax® en vente libre à la pharmacie). Vous pouvez en parler à la sage femme qui vous suit.

Le bébé est né, mais les kilos sont toujours là…

La plupart des femmes n'ont qu'une hâte après l'accouchement : monter sur la balance ! Ne vous précipitez pas sous peine d'être fort déçue. La rétention d'eau est un symptôme fréquent après l'accouchement, notamment au niveau des mains et des pieds, et ce phénomène vous rajoute souvent encore quelques kilos. Attendez donc une semaine ou deux avant de vous peser.

Les serviettes hygiéniques de la maternité

Dans certaines maternités, les infirmières mettent à votre disposition des serviettes hygiéniques qui semblent dater de l'an 40… Si cette expérience de l'ancien temps vous tente ou que ce modèle vous convient, tant mieux pour vous. Sinon, pensez à apporter un paquet de serviettes hygiéniques modernes, à ailettes et pour flux abondant (et quelques culottes, jetables ou en coton, que vous pourrez tacher sans remords) ou renseignez-vous dans la maternité où vous comptez accoucher.

Les joies de l'allaitement

Seules les maman honnêtes vous le diront : l'allaitement prolongé « désertifie » les seins et si ce n'est pas après le premier enfant, ce sera après le deuxième. Vos seins étaient bien ronds grâce à un peu de graisse, l'allaitement va puiser dans cette graisse et vous risquez d'avoir les seins plus mous voire tombants.

Il faut absolument tonifier les muscles pectoraux, et masser les seins pour qu'ils retrouvent une certaine tonicité.

Chapitre 20

Les dix repères de la croissance fœtale

Dans ce chapitre :

- Le début de la grossesse
- La formation du fœtus
- L'éveil du bébé

Il est naturel qu'une femme enceinte souhaite tout savoir sur le développement de son bébé, des différents stades de sa croissance à sa maturation complète. Nous présentons dans ce chapitre dix repères essentiels du développement fœtal.

La conception

Le premier stade correspond à la fécondation de l'ovule par le spermatozoïde, 14 jours environ à partir de la date des dernières règles pour les femmes qui ont un cycle de 28 jours. Une grossesse dure environ 40 semaines à 41 semaines d'aménorrhée, soit 38 semaines à partir de la date de conception.

L'implantation de l'embryon

L'implantation survient environ 7 jours après la fécondation. L'embryon (alors appelé zygote) suit la trompe de Fallope et arrive dans l'utérus le 5e jour, où il s'implante le 6e ou 7e jour. Il faut plusieurs jours au zygote pour venir se nicher dans la paroi utérine.

Le cœur commence à battre

Le premier système qui se développe chez un embryon est l'appareil cardiovasculaire. Le cœur commence à battre 3 semaines à peine après la conception. Les battements de cœur sont les premiers signes visibles de grossesse que le médecin détecte à l'échographie, avant même que l'on puisse distinguer l'embryon.

La fermeture du tube neural

Le tube neural est à l'origine du système nerveux central (cerveau et colonne vertébrale). Au départ, la plaque neurale s'enroule sur elle-même en formant un tube. Lorsque les extrémités de ce tube se referment, le système nerveux primitif entame un long processus de maturation qui se poursuit après la naissance du bébé. Le tube neural se referme normalement des deux côtés autour du 28e jour de la grossesse.

Les traits du visage se dessinent

Les principaux traits du visage de l'embryon se dessinent cinq à huit semaines après la conception, même si ce processus se poursuit tout au long de la grossesse.

Fin de la période embryonnaire

L'ensemble des organes du bébé se forme pendant la période embryonnaire qui correspond aux huit premières semaines de la grossesse. Le fœtus poursuit ensuite son processus de maturation des organes primitifs jusqu'à sa naissance.

Apparition des organes sexuels

Si le sexe du bébé est déterminé chromosomiquement depuis le moment de la conception, ses parties génitales externes (pénis et scrotum pour les garçons, clitoris et vagin pour les filles) n'apparaissent qu'autour de la 12e semaine d'aménorrhée.

L'éveil

On appelle l'éveil la période à laquelle la mère perçoit les mouvements du fœtus dans l'utérus. Si les mouvements fœtaux sont visibles bien avant à l'échographie, l'éveil représente le premier signe de vie perçu par la future maman. Lors de la 1er grossesse, la future maman perçoit les mouvements du fœtus vers 4 mois à 4 mois et demi de grossesse. Lors d'une 2e grossesse elle sent le bébé bouger beaucoup plus tôt vers 3 mois et demi.

La maturation des poumons

Les bases de l'appareil respiratoire du bébé se développent et fonctionnent entre la 26e et la 28e semaine. Si certains bébés nés à cette période sont capables de respirer par eux-mêmes, la plupart d'entre eux doivent être branchés à un appareil de respiration artificielle. Les poumons arrivent à maturation à la 36e ou 37e semaine de gestation.

La naissance du bébé

À cette date magique, le bébé mesure environ 50 cm, pèse environ 3 300 grammes (avec de fortes variations individuelles). Son cœur bat à 120 pulsations/minutes. Son audition et son toucher sont développés, mais sa vue est floue. Sans doute éprouve-t-il des émotions.

Chapitre 21

Dix modes de préparation à l'accouchement

Le point d'orgue de votre grossesse (l'accouchement) se prépare dès le 7e mois. Cette préparation se fera seule ou à deux : votre compagnon et vous, selon les méthodes et selon votre choix. Si vous le sentez motivé pour cet accompagnement, n'hésitez pas à l'inclure dans la préparation. Il n'en élaborera que mieux sa place de futur père. En revanche, s'il n'est pas motivé, laissez-lui du temps.

Cette préparation vous permettra de comprendre les mécanismes de l'accouchement, les différents stades, d'appréhender les événements qui peuvent survenir à la maternité. Une bonne information permet de réduire l'angoisse de l'inconnu. Le deuxième but consiste à s'approprier la douleur pour mieux la gérer, celle-ci étant considérée comme un effet secondaire normal de l'accouchement. Cependant, n'oublions pas que chaque femme a un seuil de douleur différent, et que cette perception est subjective par excellence.

Vous pouvez combiner deux modes de préparation, par exemple la préparation classique associée à l'haptonomie ou au chant prénatal.

Beaucoup de maternités proposent quelques-unes des techniques, mais certaines requièrent des formations spécifiques et vous les pratiquerez en dehors. (Voir les sites Internet en fin d'ouvrage).

La méthode classique

Pratiquée dans la maternité prévue pour l'accouchement, elle permet de vous familiariser avec les lieux, l'équipe de sage-femme et leur mode de fonctionnement.

Pendant 5 ou 6 séances, une sage-femme informe un petit groupe de femmes enceintes sur l'anatomie du bassin, les mécanismes de l'accouchement, sur la péridurale etc. Des films et des mannequins permettent de mieux visualiser les événements.

Il s'ensuit une partie pratique qui repose sur des exercices de contrôle de la respiration abdominale et thoracique, sur des techniques de relaxation, un apprentissage des efforts de poussée.

Ainsi, lors de l'accouchement, vous gérerez mieux la douleur, vous saurez vous détendre entre les contractions, et vous faciliterez la progression du bébé.

Cette technique améliore le vécu de l'accouchement par son soutien psychologique.

Le yoga prénatal

Basée sur des postures combinées avec des exercices de respiration, cette méthode recherche un équilibre entre le corps et l'esprit tout en favorisant la circulation des énergies.

Vous vous concentrez pour vous réapproprier votre corps qui change, vous travaillez la souplesse et les positions d'ouverture du bassin. Durant la pratique du yoga, votre corps secréterait des endorphines : il en résulte une détente et un relâchement des tensions musculaires.

Le yoga peut se commencer dès le début de la grossesse, même si vous n'en avez jamais pratiqué avant. Les séances durent 45 minutes à une heure.

Si cette préparation est faite par une sage-femme, elle est remboursée par la sécurité sociale.

La sophrologie

Basée sur la visualisation et la suggestion, la sophrologie vous apprend à vous détendre et à contrôler vos émotions. Vous apprendrez la maîtrise du souffle et le lâcher prise. La sage-femme vous fait ressentir et visualiser le vécu du bébé pendant les contractions et l'expulsion. Vous vous imaginez en train d'accoucher.

De cette façon, vous vous appropriez votre accouchement, et ne le subissez pas. Ainsi, en salle d'accouchement, vous ne serez pas surprise par cette nouvelle expérience.

Les yeux fermés, vous apprenez à relâcher les muscles en évoquant une image qui vous est agréable. Certaines femmes arrivent à se mettre dans un état proche du sommeil.

Vous ferez 8 à 10 séances, et on vous conseillera de vous entraîner à la maison.

L'haptonomie

C'est le « toucher affectif », qui nécessite la présence du Papa.

En séances individuelles de 30 à 40 minutes, après que la maman sent le bébé bouger (vers 4 mois en général), l'haptonome montre au papa des petits mouvements qu'il appliquera au bassin de la mère. En posant ses mains sur le ventre, le bébé se manifeste : il vient dire bonjour ! Il s'établit ainsi une « communication » avec le bébé in utero, ce qui pose les bases d'une relation privilégiée avec l'enfant. C'est un moment de détente à trois.

Si les séances sont pratiquées par un médecin ou une sage-femme, elles peuvent être remboursées par la sécurité sociale.

La préparation en piscine

Dans l'eau, vous êtes dans la même situation physique que votre bébé !

Vous vous sentez moins lourde, ce qui permet d'augmenter la souplesse et de travailler les étirements. La chaleur de l'eau s'avère relaxante, et les mouvements dans l'eau assurent un bon drainage lymphatique et circulatoire. Tous ces éléments soulagent les douleurs articulaires, les jambes lourdes. La sage-femme vous indiquera des exercices pour travailler le souffle.

La préparation en piscine se fait à partir de la 20° semaine dans une piscine d'eau chaude (de 27° à 32°), à raison de 8 à 10 séances. Vous pouvez la pratiquer même si vous ne savez pas nager. On vous demandera certainement un certificat médical vous autorisant à pratiquer cette préparation.

La méthode Bonapace

Cette préparation qui peut se pratiquer dès le sixième mois de grossesse, en séances de ¾ d'heure, nécessite la présence du papa. Pour diminuer les douleurs de la maman, le papa apprend à stimuler manuellement des points d'acupuncture (digitopression). Le principe repose sur une constatation physiologique : l'effleurement d'un site douloureux bloque la stimulation douloureuse. Combinée à la relaxation pour apaiser les tensions et réduire le stress à deux, le couple apprend ainsi à mieux gérer le changement.

Les 8 séances seront remboursées par la sécurité sociale, si elles sont pratiquées par un médecin ou une sage-femme.

L'hypnose

Dès le quatrième mois de grossesse, en 4 à 5 séances (ou plus si nécessaire), l'hypnose prénatale permet d'apprendre à entrer dans un état de confort et de bien-être. Ces ressources existent en chacun d'entre nous mais ne sont pas conscientes. La future maman se concentre sur ses sensations intérieures (physiques, émotionnelles), elle apprend également la respiration profonde. Ainsi, le jour de l'accouchement, elle utilise seule l'état auto-hypnotique pour percevoir différemment la sensation de douleur. Entre les contractions, elle récupère plus efficacement. L'anxiété est mieux gérée.

À noter que l'hypnose peut aider à l'arrêt du tabac.

Le chant prénatal

Le bébé est sensible aux sons, et dès le sixième mois il entend. Cette préparation développe une meilleure conscience corporelle et respiratoire, car quand on chante on travaille la posture respiratoire. Il en résulte une détente pour la mère, le lien de partage avec le bébé se construit. Il aura entendu certains chants qui pourront l'aider à se calmer après la naissance.

Cette préparation travaille également la position d'accouchement.

Les mélomanes apprécient cette préparation, cependant aucune connaissance musicale n'est requise. Les séances sont individuelles ou collectives.

Une technique d'audio analgésie suggère que la musique, ou des bruits environnementaux pourraient aider à calmer la douleur, à mieux la tolérer ou aider à respirer de manière plus rythmique. Le hard rock n'est peut-être pas le meilleur choix !

L'acupuncture

Certaines maternités ont un médecin spécialement formé à l'acupuncture et l'utilisent tout au long de la grossesse.

Le but est d'harmoniser les énergies du corps.

Au cours de la grossesse l'acupuncture peut soulager les petits maux : nausées, troubles du sommeil, jambes lourdes…

À 40 semaines, certains l'utilisent pour déclencher le travail facilitant la maturation du col de l'utérus.

Pendant l'accouchement, les douleurs lombaires et du bassin sont atténuées par l'acupuncture, certains points permettent de relâcher le périnée et faciliter l'expulsion.

La gymnastique sensorielle périnatale

Issue de la fasciathérapie, cette toute nouvelle approche prépare à l'accouchement et à la parentalité. Elle permet un travail global du corps et du psychisme (dit somatopsychopédagogique). La présence du papa est très conseillée. Les futurs parents apprennent des mouvements corporels doux et lents, parfois avec l'aide d'un gros ballon, qui permettent un relâchement musculaire et une prise de conscience du corps Une approche verbale permet d'établir les bases de la communication avec le bébé.

Cette gymnastique est pratiquée par une sage-femme spécifiquement formée. 8 séances sont remboursées par la sécurité sociale.

Citons des méthodes qui sont parfois utilisées mais aucune étude scientifique n'a encore prouvé leur efficacité : la Neurostimulation électrique transcutanée, les injections d'eau intradermiques dans les régions lombaires, l'application de chaud ou froid cutanée, l'aromathérapie.

La méthode la plus efficace est probablement celle qui soutient, accompagne, encourage et supporte la future maman !

Chapitre 22

Les dix (+ 1 !) recettes de la future maman

L'idée de base est de manger de façon la plus diversifiée, tout en gardant une alimentation saine. Les légumes et les fruits doivent être les plus frais possible. La cuisson douce à la vapeur est idéale pour conserver les vitamines. Les huiles seront de préférence biologiques et de première pression à froid.

Il est bon que chaque repas comprenne un légume ou un fruit cru. Le curcuma étant un excellent antioxydant, nous n'hésitons pas à en ajouter à nos plats.

Les recettes suivantes sont simples, originales et rapides à préparer. Elles respectent au bon équilibre alimentaire, sans oublier que manger reste un plaisir à partager en famille !

Pour les futures mamans non immunisées contre la toxoplasmose : *attention de bien laver les fruits et les légumes crus, surtout les salades.*

1- Salade de carottes cuites

Ingrédients pour 4 personnes :

Un demi-kilo de carottes.

Assaisonnement : huile de colza ou olive, huile de noix, sel, poivre, ail, cumin, paprika, citron.

Peler les carottes, enlever le cœur (qui concentre les nitrates), les couper en petits dés, et les cuire à la vapeur pendant 10 minutes.

Les assaisonner.

Cette salade se consomme soit tiède, soit fraîche.

2 - Poivrons grillés

Ingrédients pour 4 personnes :

3 poivrons rouges, un vert, un jaune.

Sel, poivre, ail, huile de colza, un filet de citron.

Allumer le grill du four à 200 degrés.

Rincer, essuyer les poivrons, les mettre à griller de chaque côté.

Quand la peau roussit, les sortir du four, les mettre dans un plat et les couvrir pendant au moins 10 minutes. Puis enlever la peau qui vient facilement ainsi que les graines. Coupez les poivrons en lamelles.

Assaisonner et servir tiède ou froid.

3 - Salade de fenouil cru

Ingrédients pour 4 personnes :

Un beau fenouil, une échalote découpée très finement.

Sel, poivre, citron, huile.

Émincer finement le fenouil avec un économe. L'assaisonner et le mettre au frais avant de le servir.

4 - Salade de mâche fraîche

La mâche étant riche en oméga 3, vous pouvez en consommer sans modération.

Ingrédients pour 4 personnes :

Mâche, champignons de Paris, un avocat.

Huile de colza, 2 échalotes coupées en morceaux, sel, poivre, citron.

Couper les pieds de chaque bouquet et bien laver les feuilles jusqu'à ce qu'il ne reste pas de sable. Bien laver les champignons, les peler s'il reste du sable, les citronner.

Peler l'avocat, le couper en morceaux, le citronner.

Mettre tous les ingrédients dans un saladier et assaisonner.

5 - Filet de poissons au four

Ingrédients pour 4 personnes :

4 filets de poisson selon votre goût.

Un navet, une tomate coupée en tranche (enlever les graines), un poivron.

Persil, coriandre, curcuma.

Sel, poivre, huile de colza ou olive.

Avec un économe, émincer le navet et tapisser le fond d'un plat à four. Répartir dessus le persil et la coriandre coupés fin.

Poser délicatement les filets dessus. Émincer le poivron en fines lamelles sur le poisson.

Saler, poivrer, mettre un fin filet d'huile, et un tiers de verre d'eau.

Cuire au four à 180 degrés pendant 20 minutes.

6 - Flétan en papillote

Ingrédients pour 4 personnes :

Flétan.

8 branches de coriandre, sel, poivre, un filet de citron.

Disposer vos flétans sur du papier sulfurisé avec une branche de coriandre dessous et une dessus, assaisonner.

Recouvrir de papier sulfurisé de façon à border (comme un lit). Mettre à four chaud (180°) pendant 15 minutes à chaleur tournante, ou 20 minutes au four normal.

7 - Gratin de courgettes

Ingrédients pour 4 personnes :

5 courgettes.

3 œufs, un verre de lait dans lequel vous aurez délayé une cuillère à café de fécule de pommes de terre, une cuillère à soupe de crème fraîche.

Sel, poivre. Gruyère râpé.

Couper les 2 extrémités des courgettes, les peler, les couper en gros morceaux.

Les mettre à la vapeur pendant 10 minutes. Bien les égoutter.

Pendant que les courgettes cuisent, battre à la fourchette les œufs avec le lait et la crème fraîche.

Beurrer légèrement un plat à four, étaler les courgettes, les saler, verser la préparation dessus, saupoudrer de gruyère râpé.

Cuire au four 25 minutes à 180 degrés.

8 - Quinoa aux légumes

Ingrédients pour 4 personnes :

Un verre de quinoa.

Un oignon, une gousse d'ail, un poivron, 3 belles tomates, 2 courgettes ou 1 aubergine.

Huile d'olive, sel, poivre, curcuma, 3 branches de coriandre.

Rincer le quinoa et le faire cuire dans l'eau bouillante pendant 15 à 20 minutes.

Pendant ce temps, faire revenir l'oignon coupé dans l'huile d'olive, le saupoudrer d'une pincée de curcuma. Puis ajouter les légumes, l'ail, et cuire le tout à l'étouffée pendant 15 minutes. Ajouter la coriandre découpée.

Verser le quinoa sur les légumes et mélanger. Servir chaud.

9 - Chou-fleur à la Béchamel

Ingrédients pour 4 personnes :

Un petit chou-fleur.

Sauce Béchamel : 30 grammes de beurre, 30 grammes de farine, un demi-litre de lait, sel, poivre, muscade.

Laver le chou-fleur et le couper. Le cuire à la vapeur pendant 15 minutes, l'égoutter.

La béchamel : faire fondre le beurre sur feu doux. Ajouter la farine tout en remuant à la cuillère en bois. Dès que le mélange est mousseux, ajouter d'un coup un demi-litre de lait froid.

Remuer sans cesse avec le fouet en métal, jusqu'à épaississement. Ajouter sel, poivre, muscade.

Répartir la sauce sur le chou-fleur que vous aurez salé.

Ce plat peut attendre au four s'il est préparé à l'avance.

10 - Pommes vapeur à la façon Rose

Ingrédients pour 4 personnes :

750 g de pommes de terre.

Une patate douce.

Sel, poivre, une pincée de curcuma, 1 cuillère à soupe d'huile, eau.

Peler les pommes de terre, les couper en dés et les mettre à cuire à la vapeur avec la patate douce pendant 5 minutes.

Peler la patate douce et la couper en morceaux.

Mettre dans un plat à four, et les rouler à la main dans l'huile, le curcuma, le sel.

Ajouter un fond de verre d'eau, et cuire au four à 140 degrés pendant 20 minutes.

11 - Salade de fruits exotiques

En hiver, nous pouvons varier les fruits en faisant une salade de fruits exotiques.

Ingrédients pour 4 personnes :

2 mangues.

Un ananas frais.

2 fruits de la passion.

Couper les mangues et l'ananas en gros dés.

Couper les fruits de la passion en deux, enlever la pulpe à la petite cuillère et la mélanger aux autres fruits. Arroser du jus d'une orange fraîche. Servir frais.

Chapitre 23

Les dix clefs de l'échographie

Dans ce chapitre :

- Que repère la sonde de l'échographie ?
- Le contrôle du fœtus sous échographie
- Fille ou garçon ?

Si vous avez déjà vu des clichés d'échographie, vous avez pu constater qu'ils ne sont pas vraiment explicites, même si vous cherchez à déceler autre chose qu'une hypothétique ressemblance physique... Ils peuvent pourtant être incroyablement limpides et utiles pour qui sait les interpréter. Nous vous présentons dans ce chapitre les dix principaux éléments étudiés par les médecins sur une échographie pour surveiller la croissance et l'état de santé du fœtus.

La longueur cranio-caudale

La longueur cranio-caudale (LCC) est mesurée depuis le haut du crâne jusqu'aux fesses du fœtus. Effectuée au 1er trimestre, c'est la mesure qui permet le mieux de déterminer l'âge du bébé.

Cette échographie permet également la mesure de la clarté nucale.

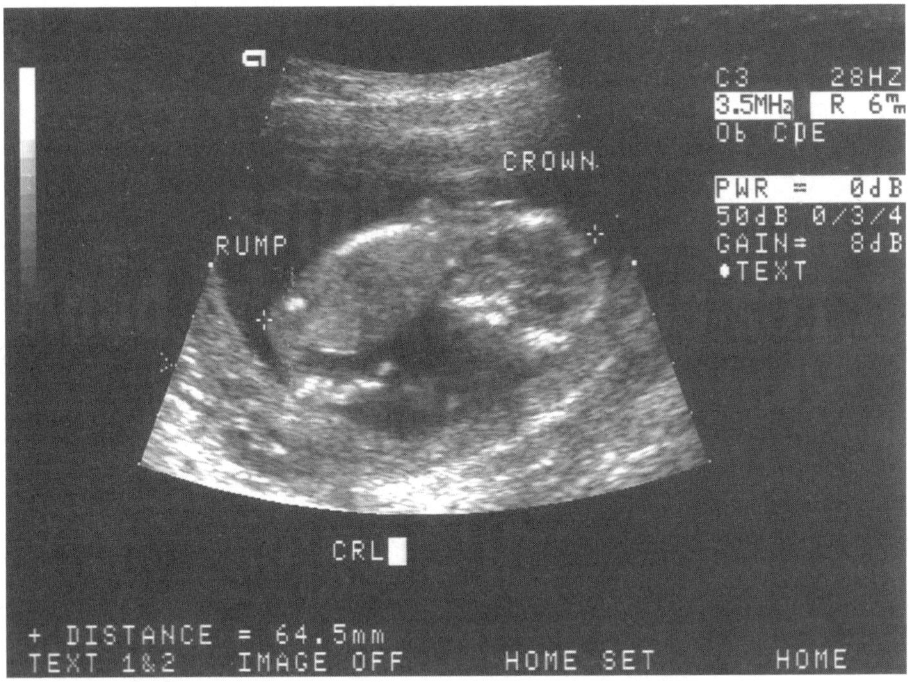

Figure 23.1 : La longueur cranio-caudale est mesurée lors de la première échographie pour évaluer l'avancement de la grossesse.

Nota : Rump – Fessier *Crown – Crâne*

Le visage

Le cliché de la figure 23.2, pris lors de l'échographie du 2e trimestre, ne fait pas l'unanimité : le bébé ressemblerait pour certains davantage à un extraterrestre qu'à un futur humain ! Il faut savoir que l'échographie n'est pas un procédé photographique habituel puisque le faisceau des ultrasons de la sonde traverse le fœtus pour fournir des clichés d'une « coupe » de l'intérieur et non de la surface.

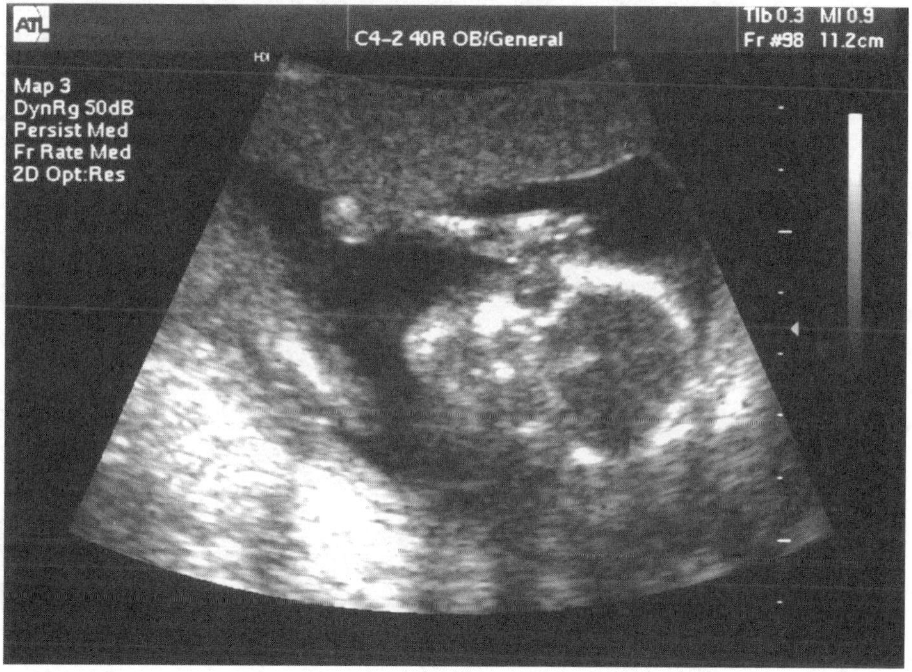

Figure 23.2 : Souriez, vous êtes filmé !

La colonne vertébrale

Pas besoin d'être un grand spécialiste pour reconnaître la colonne vertébrale du fœtus sur une échographie. Voyez ainsi la figure ci-dessous. Au 2e trimestre, il est essentiel de pouvoir visualiser l'ensemble de la colonne vertébrale afin de détecter d'éventuelles anomalies de fermeture du tube neural (voir le chapitre 8).

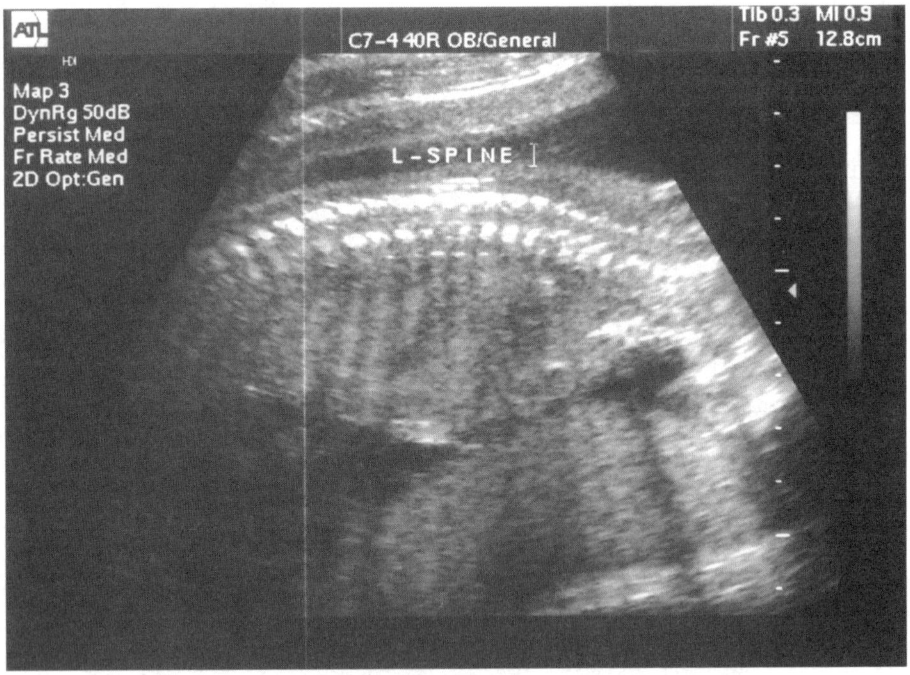

Figure 23.3 : La colonne vertébrale du fœtus est parfaitement visible lors de la deuxième échographie.

Nota : Spine – Colonne vertébrale

Le cœur

La figure 23.4 est une coupe classique des quatre cavités du cœur du fœtus observée sur une échographie du 2e trimestre. On distingue clairement les deux oreillettes et les deux ventricules. Ce cliché permet généralement de déceler la plupart des malformations cardiaques. Au cours de l'examen, vous pouvez entendre les battements du cœur et repérer le mouvement des valvules.

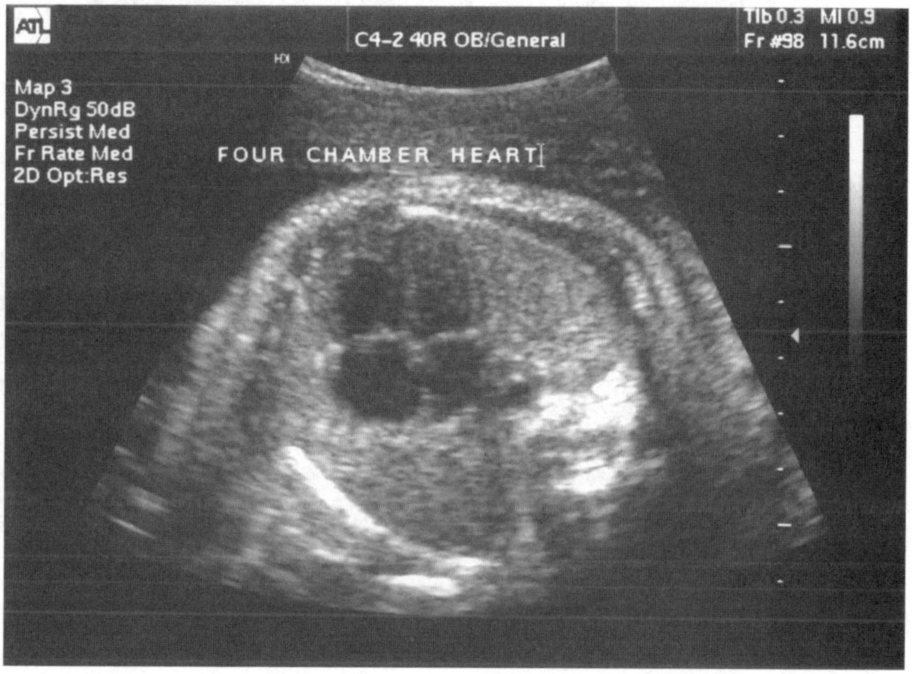

Figure 23.4 : Les quatre cavités du cœur du fœtus sont parfaitement visibles sur cette image. Pendant l'examen, vous pourrez observer l'activité cardiaque.

Nota : Four chamber heart – Quatre cavités cardiaques

Les mains

Il n'est pas facile de compter les doigts et les orteils du fœtus parce qu'il bouge sans arrêt ! Sur la figure 23.5, on voit bien les 5 doigts.

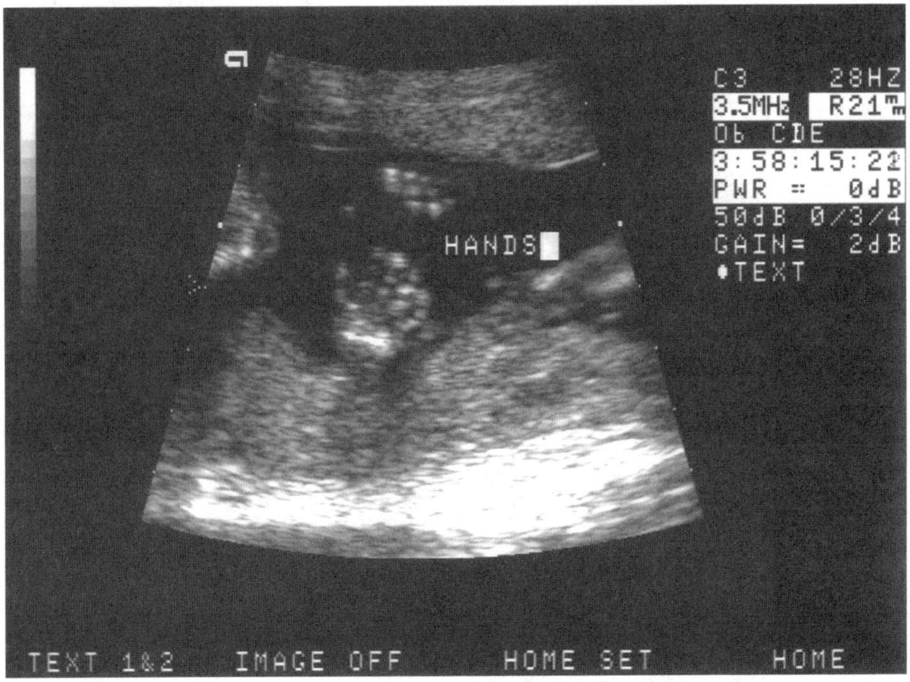

Figure 23.5 : Les cinq doigts de la main…

Nota : Hands – Mains

Les pieds

Sans pouvoir tout à fait deviner la pointure du futur bébé, vous pouvez admirer les cinq orteils de son pied sur le cliché ci-dessous, pris au 2e trimestre.

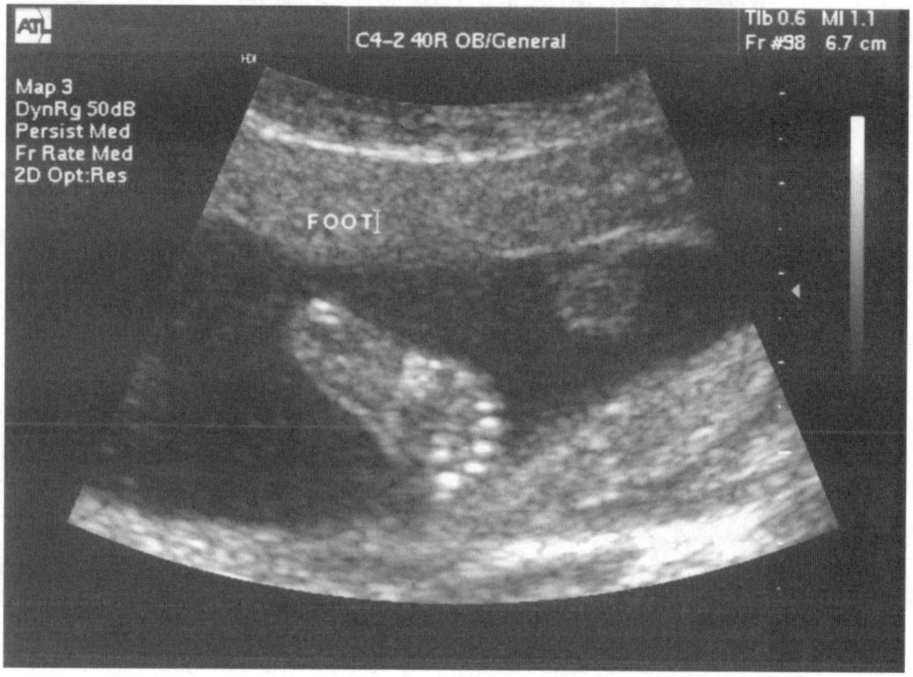

Figure 23.6 : … et les cinq orteils !

Nota : Foot – Pied

Le profil du fœtus

La figure 23.7 présente un fœtus au 2e trimestre, en train de se reposer entre deux parties de galipettes !

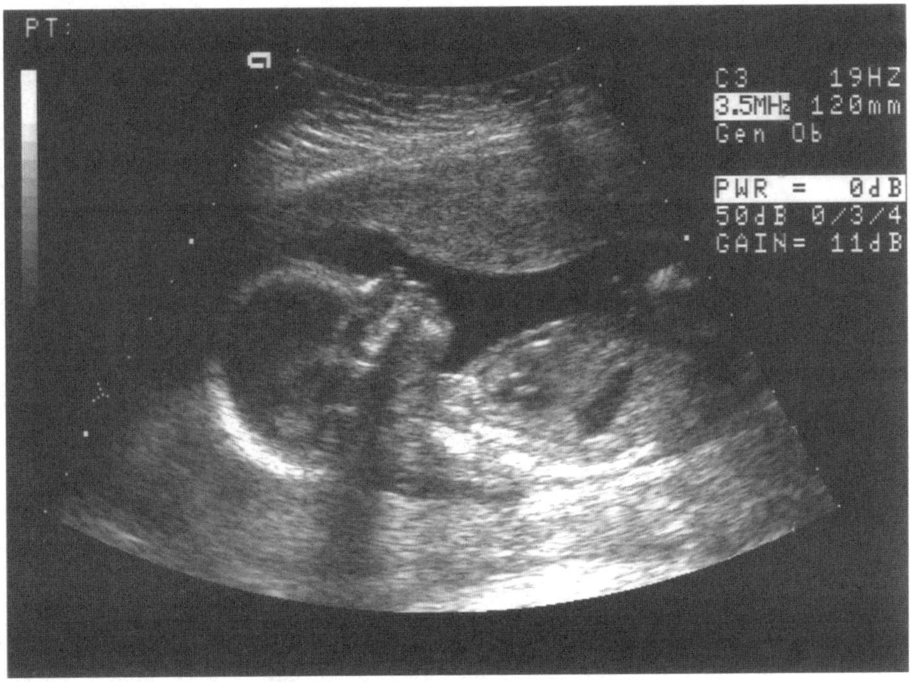

Figure 23.7 : Sur cette image, où il apparaît endormi, on distingue nettement le profil du fœtus.

L'estomac

Tout ce qui est rempli de liquide apparaît en noir à l'échographie. Le bébé avalant constamment du liquide amniotique, l'estomac ressemble à une bulle noire (échographie réalisée au 2e trimestre).

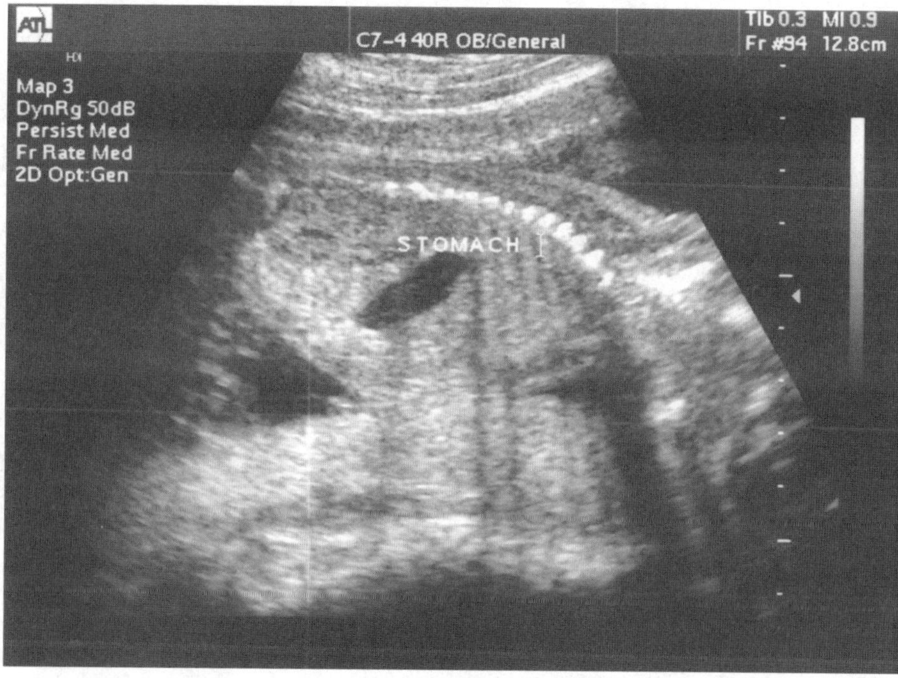

Figure 23.8 : À l'échographie, l'estomac du fœtus est représenté par une bulle sombre.

Nota : Stomach – Estomac

C'est un garçon !

Comme vous pouvez le constater ci-dessous, il est possible d'obtenir des clichés explicites du sexe du bébé à l'échographie… Ici, on voit distinctement le pénis du fœtus. L'image de « tortue » signifie que c'est un garçon.

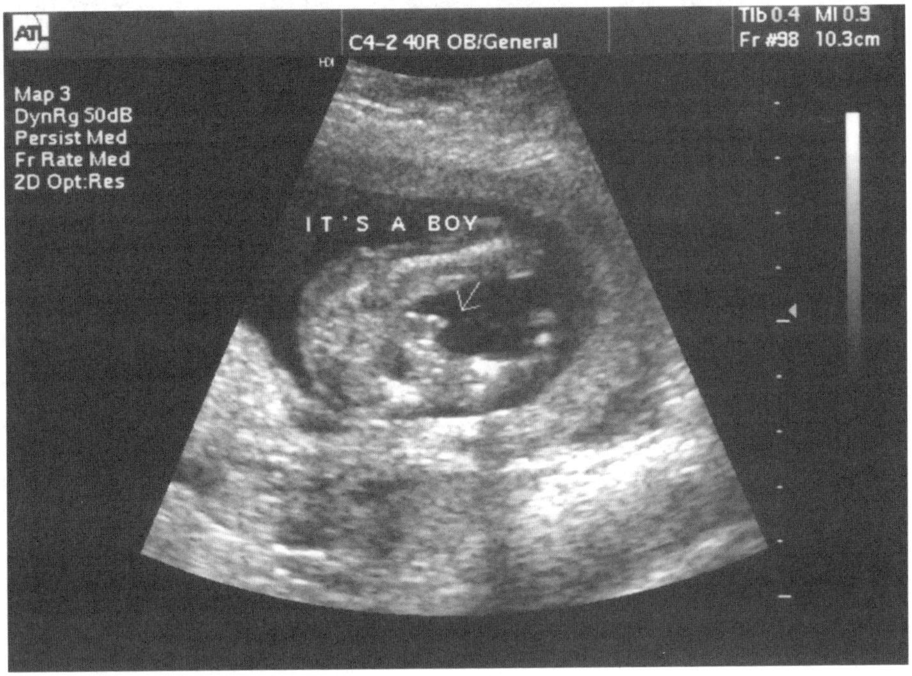

Figure 23.9 : Le sexe du bébé est clairement identifiable sur ce cliché. C'est un garçon !

C'est une fille !

La figure 23.10 montre clairement les lèvres de la vulve. C'est une fille !

L'image en « grain de café ».

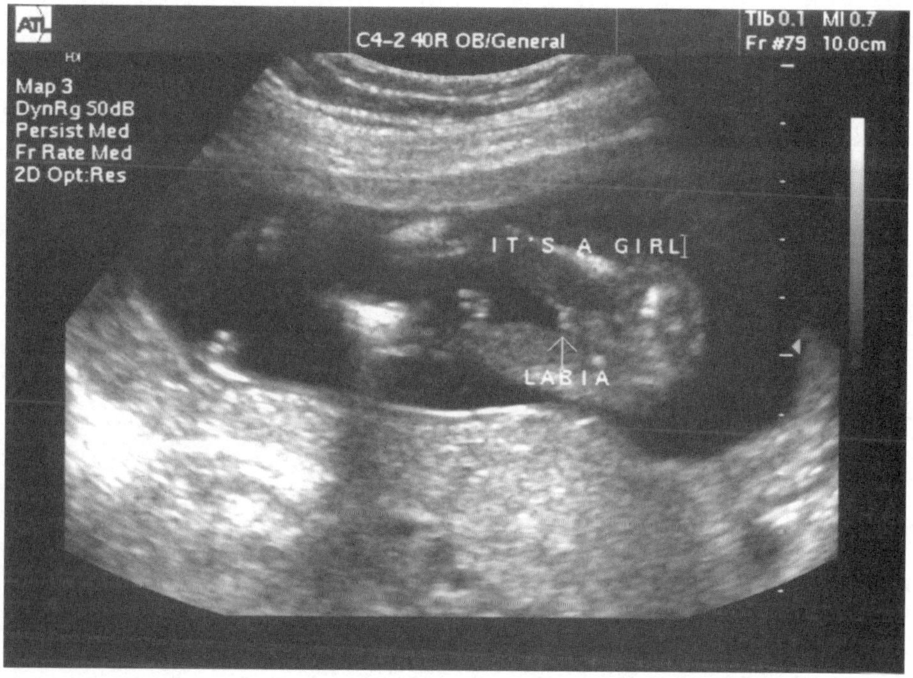

Figure 23.10 : Sur ce cliché, on distingue nettement le sexe de la petite fille.

Nota : Labia – Lèvres

Annexe

Les sites internet qui peuvent être utiles

Deux sites vous donneront des renseignements médicaux

www.lecrat.org : c'est le centre de renseignements sur les agents tératogènes. Ce site est une mine de renseignements si vous avez pris des médicaments, vaccins, ou avez subi des radiographies pendant la grossesse.

www.gyneweb.fr : pour connaître le point de vue des gynécologues et obstétriciens.

Sites généraux et guides concernant la grossesse

www.aufeminin.com

www.babyfrance.com

www.vulgaris-medical.com : rubrique santé.

www.babycenter.fr

Sites pour les prestations et le travail

www.ameli.fr : se rendre à l'espace « vous attendez un enfant ». « Mes bons réflexes ». Le site de la sécurité sociale.

www.canam.fr : site de la caisse nationale d'assurance-maladie des professions indépendantes.

www.msa.fr : protection sociale du monde agricole et rural.

www.caf.fr : site des allocations familiales.

www.pajemploi.urssaf.fr : site de l'urssaf.

www.santé-sécurité.travail.gouv.fr/ : cliquer sur « fiche pratique » puis sur « maternité ».

Sites concernant l'alimentation

www.manger.bouger.fr : une rubrique spécifique pour la femme enceinte vous donnera de bons conseils.

www.inpes.santé.fr/CFESBases/catalogues/pdf/ : guide nutrition de la naissance à 3 ans.

Sites concernant les addictions

www.anpaa.asso.fr : alcool et grossesse.

www.tabac-info-services.fr : tabac et grossesse.

www.drogues.gonv.fr/rubrique36.htlm : drogues et grossesse.

Sites divers pour approfondir

www.pandémie-grippale.gouv.com

www.epino.de : pour commander ou avoir des renseignements sur la sonde Epi-No.

www.doula.info : pour trouver une « doula », en connaître les prix.

www.sosprema.com : c'est une association de parents de prématurés.

www.solidaritéfemmes.asso.fr : site de la fédération nationale pour la solidarité des femmes.

www.maman-blues.org

www.reseau-environnement-santé.fr : à propos du bisphénol A dans les biberons.

Les sites sur l'allaitement sont nombreux

www.info-allaitement.org

www.monallaitement.com

www.allaitement-jumeaux.com

www.lllfrance.org : site de la Leche league. Utile pour l'accompagnement de l'allaitement.

Sites concernant les différentes préparations à l'accouchement

www.annuaireduchantprenatal.blogspot.com

www.sophrologie-française.com

www.gymnastiquesensorielleperinatale.org

www.thalasso-line.com : si vous cherchez à faire une thalassothérapie pré ou postnatale.

Sites dédiés aux parents touchés par une perte anténatale ou périnatale

www.agapa.fr

www.nostoutpetits.free.fr : ce site est celui d'une association qui vient en aide aux parents endeuillés.

Index alphabétique

D

E

F

G

T

V

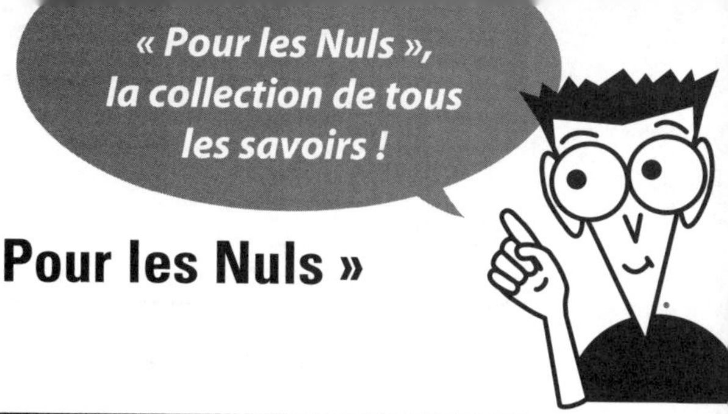

Disponibles dans la collection « Pour les Nuls »

Vie pratique

Cuisine

Titre	*Auteur*	*Prix*	*ISBN*
Les Cuisines du monde	Philippe Chavanne	22,90 €	978-2-7540-0103-8
Le Vin, 4e édition	Laure Liger, Ivan-Paul Cassetari	22,90 €	978-2-7540-0961-4
La Cuisine	Bryan Miller	21,90 €	978-2-8769-1683-8

Santé

Titre	*Auteur*	*Prix*	*ISBN*
Les Maladies cardiovasculaires	Dr Philippe Abastado	22,90 €	978-2-7540-1591-2
Le Sexe, 2e édition	Dr Ruth K. Westheimer, Dr Marianne Pauti	22,90 €	978-2-7540-1497-7
Maigrir avec la méthode Montignac	Michel Montignac	22,90 €	978-2-7540-1586-8
Le Corps humain	Dr Patrick Gepner	22,90 €	978-2-7540-1121-1
La Maladie d'Alzheimer	Christian Derouesne, Jacques Selmes	22,90 €	978-2-7540-1058-0
Améliorer sa mémoire	John B. Arden	22,90 €	978-2-7540-0323-0
Maigrir	Jane Kirby, Dr Jocelyne Raison	22,90 €	978-2-7540-0005-5
Bien s'alimenter	Carol Ann Rinzler	21,90 €	978-2-8769-1897-9

Bien-être

Titre	*Auteur*	*Prix*	*ISBN*
Les Huiles essentielles	Elske Miles	22,90 €	978-2-7540-1596-7
Shiatsu et Réflexologie	Synthia Andrews, Bobbi Dempsey, Michel Odoul	22,90 €	978-2-7540-0981-2
Le Développement personnel	Collectif	29,90 €	978-2-7540-0865-5
Zen ! La Méditation, 2e édition	Stephan Bodian	22,90 €	978-2-7540-0322-3
Le Tai-Chi	Therèse Iknoian	22,90 €	978-2-7540-0137-3
Les Massages	Steve Capellini, Michel Van Welden	22,90 €	978-2-7540-0060-4
La Méthode Pilates	Ellie Herman	21,90 €	978-2-8769-1767-5

Le Yoga	Georg Feuerstein	21,90 €	978-2-8769-1752-1
Le Feng Shui	David Kennedy	21,90 €	978-2-8769-1687-6

Psychologie

Titre	*Auteur*	*Prix*	*ISBN*
La Pensée positive	Averil Leimon, Gdadeana McMahon, Béatrice Millêtre	22,90 €	978-2-7540-1821-0
L'Adolescence	Michel Fize	22,90 €	978-2-7540-1412-0

Titre	*Auteur*	*Prix*	*ISBN*
Exercices de programmation neuro-linguistique	Romilla Ready, Kate Burton, Béatrice Millêtre	19,90 €	978-2-7540-1593-6
Exercices de thérapies comportementales et cognitives	Rhena Branch, Rob Willson, Béatrice Millêtre	19,90 €	978-2-7540-1592-9
Les Relations amoureuses	Florence Escaravage, Kate M. Wachs	22,90 €	978-2-7540-1499-1
Apprendre mieux	Marie Joseph Chalvin	22,90 €	978-2-7540-1261-4
Le Langage des gestes	Joseph Messinger	22,90 €	978-2-7540-0597-5
La Confiance en soi	Kate Burton	22,90 €	978-2-7540-0647-7
Le Coaching	Jeni Mumford	22,90 €	978-2-7540-0353-7
La PNL	Romilla Ready, Kate Burton	22,90 €	978-2-7540-0169-4
L'Hypnothérapie	Mike Bryant, Peter Mabbutt	22,90 €	978-2-7540-0504-3
Les Thérapies comportementales et cognitives	Rob Willson, Rhena Branch	22,90 €	978-2-7540-0246-2
La Psychologie	Dr Adam Cash	21,90 €	978-2-8769-1802-3

Puériculture

Titre	*Auteur*	*Prix*	*ISBN*
La 1re année de Bébé	James Gaylord, Michelle Hagen, Dr Eric Saban	22,90 €	978-2-7540-1511-0
La Grossesse, 2e édition	Dr Joëlle Bensimhon, Dr Eddleman, Dr J. Stone	22,90 €	978-2-7540-1429-8

Droit pratique

Titre	*Auteur*	*Prix*	*ISBN*
L'Assurance	Laurence de Percin	22,90 €	978-2-7540-1073-3
Le Divorce	Martine Valot-Forest	22,90 €	978-2-7540-1479-3

Préparer sa retraite	Laurence de Percin	22,90 €	978-2-7540-0792-4
L'Immobilier, 2e édition	Laurence Boccara, Catherine Sabbah	22,90 €	978-2-7540-0530-2

Finances personnelles

Titre	***Auteur***	***Prix***	***ISBN***
Payer moins d'impôts, 3e édition	Robert Matthieu	22,90 €	978-2-7540-1630-8
La Bourse	Gérard Horny	22,90 €	978-2-7540-0637-8

Titre	***Auteur***	***Prix***	***ISBN***
Les Finances personnelles	Pascale Micoleau-Marcel (sous la dir. de)	22,90 €	978-2-7540-0630-9

Maison

Titre	***Auteur***	***Prix***	***ISBN***
Un potager	Charlie Nardozzi	22,90 €	978-2-7540-1675-9
Le Bricolage, 2e édition	G. et K. Hamilton, Frank Lecor	24,90 €	978-2-7540-1426-7
Vivre écolo	Liz Barclay, Michael Grosvenor, Franck Laval	22,90 €	978-2-7540-0707-8

... En Poche

Titre	***Auteur***	***Prix***	***ISBN***
La Cuisine pas chère	Héloïse Martel, André Le Letty	11,90 €	978-2-7540-1772-5
Le Code de la route, édition 2010	DFC Production	14,90 €	978-2-7540-1563-9
L'Armagnac	Chantal Armagnac	11,90 €	978-2-7540-1613-1
Le Diabète	Dr Alan Rubin, Dr Marc Levy	11,90 €	978-2-7540-1436-6
Les Massages	Steve Capellini, Jocelyne Rolland, Michel Van Welden	11,90 €	978-2-7540-1330-7
S'arrêter de fumer	Pr B. Dautzenberg, Dr D. Brizer	11,90 €	978-2-7540-1293-5
Les Tests du Code de la route	DFC Production	14,90 €	978-2-7540-0751-1
Le Vin	Laure Liger, Yvan-Paul Cassetari	11,90 €	978-2-7540-0087-1
La Cuisine	Brian Miller, Alain Le Courtois	11,90 €	978-2-8769-1872-6
Le Sexe	Dr Ruth	11,90 €	978-2-8769-1956-3
Maigrir	Jane Kirby	11,90 €	978-2-8769-1870-2
Zen ! La Méditation	Stephan Bodian	11,90 €	978-2-7540-0000-0
Le Feng Shui	David D. Kennedy	11,90 €	978-2-8769-1871-9
Un bureau feng shui	Holly Ziegler, Jennifer Lawler	11,90 €	978-2-8769-1949-5

La Méthode Pilates	Ellie Herman	11,90 €	978-2-7540-0223-3
Le Yoga	Georg Feuerstein, Larry Pane	11,90 €	978-2-7540-0063-5
Guérir l'anxiété	Dr Martine André, Dr Charles Eliott, Dr Laura Smith	11,90 €	978-2-7540-1195-2
Les Thérapies comportementales et cognitives	Rob Willson, Rhena Branch	11,90 €	978-2-7540-1074-0
La PNL	Romilla Ready, Kate Burton	11,90 €	978-2-7540-0879-2

Titre	*Auteur*	*Prix*	*ISBN*
La Psychologie	Dr Adam Cash	11,90 €	978-2-8769-1957-0
Le Bricolage	Gene Hamilton, Katie Hamilton	11,90 €	978-2-7540-0373-5

Business

Titre	*Auteur*	*Prix*	*ISBN*
Trouver un job	Joyce Lain Kennedy, Nicolas Barrier	22,90 €	978-2-7540-1092-4
Le Marketing, 2e édition	Alexander Hiam	22,90 €	978-2-7540-0688-0
La Comptabilité	Laurence Le Gallo	22,90 €	978-2-7540-0617-0
Créer sa boîte	Laurence de Percin	22,90 €	978-2-7540-0492-3
Le Management	Bob Nelson	21,90 €	978-2-8769-1952-5
Business Plans	Paul Tifany, Steven D. Peterson	21,90 €	978-2-8769-1712-5
La Vente	Tom Hopkins	21,90 €	978-2-8769-1670-8

... en Poche

Titre	*Auteur*	*Prix*	*ISBN*
Le Marketing	Alexander Hiam	11,90 €	978-2-7540-1598-1
Le Management	Bob Nelson	11,90 €	978-2-7540-0454-1
Business Plans	Paul Tiffany, Steven D. Peterson	11,90 €	978-2-7540-0094-9
La Vente	Tom Hopkins	11,90 €	978-2-8769-1950-1

Loisirs

Sports

Titre	*Auteur*	*Prix*	*ISBN*
Le Tennis	Patrick McEnroe, Peter Bodo, Guy Tambon	22,90 €	978-2-7540-1757-2
Les Arts martiaux	Jennifer Lawler, Nicolas Dupuy, Éric Le Cam	22,90 €	978-2-7540-1052-8
Courir	Tere Stouffer Drenth, Philippe Maquat	22,90 €	978-2-7540-1044-3
Gym et Musculation	Cyndi Targosz, Jean-Pierre Clémenceau	22,90 €	978-2-7540-1059-7
L'Équitation	Audrey Pavia, Marie Martin	22,90 €	978-2-7540-0732-0

Titre	*Auteur*	*Prix*	*ISBN*
Le Golf	Gary McCord	22,90 €	978-2-7540-0078-9
La Voile	J.-J. Isler, Peter Isler	22,90 €	978-2-7540-0059-8

Musique

Titre	*Auteur*	*Prix*	*ISBN*
Exercices de piano	David Pearl, Marc Rozenbaum	19,90 €	978-2-7540-1337-6
Exercices de guitare	John Chappell, Mark Phillips, Antoine Polin	19,90 €	978-2-7540-1336-9
L'Harmonica	Winslow Yerxa, Jean-Jacques Milteau	22,90 €	978-2-7540-1210-2
DJ	John Steventon, Nicolas Dambre	22,90 €	978-2-7540-1198-3
La Batterie	Jeff Strong, Laurent Bataille	22,90 €	978-2-7540-0352-0
Le Chant	Pamela S. Phillips, Mariette Jost	22,90 €	978-2-7540-0462-6
Le Solfège	Michael Pilhofer, Jean-Clément Jollet	22,90 €	978-2-7540-0586-9
La Guitare basse	Patrick Pfeiffer	22,90 €	978-2-7540-0288-2
Claviers et Synthétiseurs	Christophe Martin de Montagu	22,90 €	978-2-7540-0118-2
La Guitare, 2e édition	Mark Phillips, Jon Chappel	22,90 €	978-2-7540-0124-3
Le Piano	Blake Neely, Marc Rozenbaum	22,90 €	978-2-7540-0102-1
La Guitare électrique	John Chappell	22,90 €	978-2-8769-1983-9

Loisirs créatifs

Titre	*Auteur*	*Prix*	*ISBN*
Dessiner des personnages	Kensuke Okabayashi	22,90 €	978-2-7540-1322-2
L'Aquarelle	Colette Pitcher	24,90 €	978-2-7540-0934-8
La Peinture à l'huile	Anita Giddings, Cherry Stone Clifton	24,90 €	978-2-7540-0935-5

Dessiner des mangas	Kensuke Okabayashi, Nobuyuki Anzai	22,90 €	978-2-7540-0494-7
La Couture	Janice Saunders Maresh	22,90 €	978-2-7540-0193-9
Le Dessin	Brenda Hoddinott	22,90 €	978-2-7540-0185-4
Le Tricot	Pam Allen	21,90 €	978-2-8769-1705-7

Nature

Titre	*Auteur*	*Prix*	*ISBN*
Un aquarium	Maddy Hargrove, Mic Hargrove	22,90 €	978-2-7540-0917-1
Le Cheval	Audrey Pavia, Marie Martin	22,90 €	978-2-7540-0367-4
Éduquer son chiot	Sarah Hodgson	22,90 €	978-2-7540-0372-8
Éduquer son chien	Jack Volahrd, Wendy Volahrd	22,90 €	978-2-7540-0152-6

Jeux

Titre	*Auteur*	*Prix*	*ISBN*
Le Scrabble	Eugénie Michel	22,90 €	978-2-7540-1698-8
Les Échecs, 2e édition	James Eade, Vincent Moret	22,90 €	978-2-7540-1870-8
Dungeons & Dragons®	Richard Baker, Bill Slavicsek	22,90 €	978-2-7540-1390-1
Le Casino	Kevin Blackwood, François Montmirel	22,90 €	978-2-7540-0447-3
Le Poker Texas Hold'em	Mark Harlan, François Montmirel	22,90 €	978-2-7540-0448-0
La Magie	David Pogue, Bernard Bilis	22,90 €	978-2-7540-0453-4
Le Bridge	Eddie Kantar, Dominique Portal, Patrice Marmion	22,90 €	978-2-7540-0276-9
Le Poker	Richard D. Harroch, Lou Krieger, François Montmirel	22,90 €	978-2-7540-0123-6

… en Poche

Titre	*Auteur*	*Prix*	*ISBN*
Le Poker en ligne	Mark Harlan, Chris Derossi, François Montmirel	11,90 €	978-2-7540-1871-5
Le Chant	Mariette Jost, Pamelia S. Philips	11,90 €	978-2-7540-1597-4
Le Poker	François Montmirel	11,90 €	978-2-7540-1548-6
La Couture	Janice Saunders Maresh	11,90 €	978-2-7540-1600-1
Un chien	Gina Spadafori, Catherine Collignon	11,90 €	978-2-7540-1320-8
Un chat	Gina Spadafori, Monique Bourdin	11,90 €	978-2-7540-1321-5
Accords de guitare	Antoine Polin	11,90 €	978-2-7540-1009-2

Le Tricot	Pam Allen	11,90 €	978-2-7540-0135-9
Le Dessin	Brenda Hoddinott	11,90 €	978-2-7540-0889-1
La Généalogie	Francis Christian	11,90 €	978-2-7540-0565-4

Langues

Méthodes de langues

Titre	*Auteur*	*Prix*	*ISBN*
Le latin	Clifford Hull, Steven Perkins, Tracy Barr, Danièle Robert	22,90 €	978-2-7540-0881-5
La Grammaire anglaise	Géraldine Woods, Claude Raimond	22,90 €	978-2-7540-0564-7

Titre	*Auteur*	*Prix*	*ISBN*
Le russe	Vincent Bénet, Oleg Chinkarouk, Serafima Gettys, Andrew Kaufman	22,90 €	978-2-7540-0813-6
Le portugais	Karen Keller, Ricardo Rodrigues	22,90 €	978-2-7540-0831-0
L'arabe	Amine Bouchentouf, Sylvie Chraibi, Aboubakar Chraibi	22,90 €	978-2-7540-0312-4
Le japonais	Eriko Sato, Vincent Grépinet	22,90 €	978-2-7540-0495-4
Le néerlandais	Margreet Kwakernaak, Michael Hofland, Annick Christiaens	22,90 €	978-2-7540-0313-1
Le chinois	Wendy Abraham, Joël Bellassen	22,90 €	978-2-7540-0212-7
L'allemand	Paulina Christensen, Claude Raimond	22,90 €	978-2-7540-0038-3
L'anglais	Gail Brenner, Claude Raimond	22,90 €	978-2-8769-1973-0
L'espagnol	Suzanna Wald, Anne-Carole Grillot	22,90 €	978-2-8769-1974-7
L'italien	Francesca Onufri, Sylvie Le Bras	22,90 €	978-2-7540-0039-0

Guides de conversation

Titre	*Auteur*	*Prix*	*ISBN*
L'alsacien	Bénédicte Keck, Léon Daul	5,90 €	978-2-7540-1848-7
Le corse	Jean Chiorboli	5,90 €	978-2-7540-1843-2
L'espagnol du voyageur	David Tarradas	5,90 €	978-2-7540-1709-1
L'anglais des affaires	Claude Raimond	5,90 €	978-2-7540-1519-6
L'anglais du voyageur	Claude Raimond	5,90 €	978-2-7540-1520-2

Le Parler québécois	Marie-Pierre Gazaille, Marie-Lou Guévin, Yannick Resch	5,90 €	978-2-7540-1476-2
Le chti	Pierre-Marie Gryson	5,90 €	978-2-7540-1475-5
Le basque	Jean-Baptiste Coyos, Jasone Salaberria	5,90 €	978-2-7540-1239-3
Le breton	Hervé Le Bihan, Gwendal Denis, Martial Ménard	5,90 €	978-2-7540-1240-9
Le japonais	Eriko Sato, Vincent Grépinet	5,90 €	978-2-7540-0653-8
L'arabe	Amine Bouchentouf, Sylvie Chraïbi, Aboubakr Chraïbi	5,90 €	978-2-7540-0839-6
Le portugais	Karen Keller, Ricardo Rodrigues	5,90 €	978-2-7540-1016-0
Le russe	Vincent Bénet, Oleg Chinkarouk, Serafima Gettys, Andrew Kaufman	5,90 €	978-2-7540-1010-8
L'allemand	Paulina Christensen, Claude Raimond	5,90 €	978-2-7540-0324-7

Titre	***Auteur***	***Prix***	***ISBN***
L'italien	Francesca Onofri, Sylvie Le Bras	5,90 €	978-2-7540-0325-4
Le chinois	Wendy Abraham, Joël Bellassen	5,90 €	978-2-7540-0485-5
Le néerlandais	Margreet Kwakernaak, Michael Hofland, Annick Christiaens	5,90 €	978-2-7540-0484-8
L'espagnol	Suzanna Wald, Anne-Carole Grillot	5,90 €	978-2-7540-0178-6
L'anglais	Gail Brenner, Claude Raimond	5,90 €	978-2-7540-0177-9

Kits audio

Titre	***Auteur***	***Prix***	***ISBN***
Le japonais	Eriko Sato, Vincent Grépinet	17,90 €	978-2-7540-1624-7
Le néerlandais	Michaël Hofland	17,90 €	978-2-7540-1623-0
L'italien	Teresa L. Picarazzi	17,90 €	978-2-7540-1328-4
Le chinois	Mengjun Liu, Mike Packevics	17,90 €	978-2-7540-1329-1
L'anglais	Gail Brenner	17,90 €	978-2-7540-0963-8
L'espagnol	Jessica Langemeier	17,90 €	978-2-7540-0964-5

… en Poche

Titre	***Auteur***	***Prix***	***ISBN***
L'anglais correct	Claude Raimond	11,90 €	978-2-8769-1923-5

Parascolaire

Collège

Titre	*Auteur*	*Prix*	*ISBN*
Maths 6e	Cédric Bertone	7,95 €	978-2-7540-1176-1
Maths 5e	Yann Gélébart	7,95 €	978-2-7540-1178-5
Maths 4e	Jean-Charles Alvado	7,95 €	978-2-7540-1180-8
Maths 3e	Yann Gélébart	7,95 €	978-2-7540-1182-2
Français 6e	Dominique Rat, Anne Lavielle	7,95 €	978-2-7540-1175-4
Français 5e	Nathalie Soihet	7,95 €	978-2-7540-1177-8
Français 4e	Hélène Papiernick	7,95 €	978-2-7540-1179-2
Français 3e	Hélène Papiernick	7,95 €	978-2-7540-1181-5

Lycée

Titre	*Auteur*	*Prix*	*ISBN*
Le Bac Philosophie, édition 2010	Christian Godin	12,90 €	978-2-7540-1633-9
Le Bac Français, édition 2010	Gilles Guilleron	12,90 €	978-2-7540-1631-5
Le Bac Histoire-Géo, édition 2010	Nicolas Arnaud, Hugues Vessemont	12,90 €	978-2-7540-1632-2
Le Bac Philosophie	Christian Godin	12,90 €	978-2-7540-1098-6
Le Bac Français	Gilles Guilleron	12,90 €	978-2-7540-1099-3
Le Bac Histoire-Géo	Nicolas Arnaud, Hugues Vessemont	12,90 €	978-2-7540-1100-6

Cahiers pour adultes

Titre	*Auteur*	*Prix*	*ISBN*
Cahier de Culture générale	Jean-Joseph Julaud	6,90 €	978-2-7540-1834-0
Cahier de Jeux d'esprit et de logique	Nicolas Conti	6,90 €	978-2-7540-1835-7